全科医学基础与实践

孙莉莉◎编著

吉林科学技术出版社

图书在版编目（CIP）数据

全科医学基础与实践 / 孙莉莉编著. -- 长春：吉林科学技术出版社，2022.5
ISBN 978-7-5578-9496-2

Ⅰ. ①全… Ⅱ. ①孙… Ⅲ. ①家庭医学 Ⅳ. ①R499

中国版本图书馆CIP数据核字(2022)第115963号

全科医学基础与实践

编　　著　孙莉莉
出 版 人　宛　霞
责任编辑　史明忠
封面设计　山东道克图文快印有限公司
制　　版　山东道克图文快印有限公司
幅面尺寸　185mm×260mm
字　　数　412 千字
印　　张　17.5
印　　数　1-1500 册
版　　次　2022年5月第1版
印　　次　2023年3月第1次印刷

出　　版　吉林科学技术出版社
发　　行　吉林科学技术出版社
地　　址　长春市福祉大路5788号
邮　　编　130118
发行部电话/传真　0431-81629529 81629530 81629531
81629532 81629533 81629534
储运部电话　0431-86059116
编辑部电话　0431-81629518
印　　刷　三河市嵩川印刷有限公司

书　　号　ISBN 978-7-5578-9496-2
定　　价　158.00元

前 言

全科医疗涉及内容广泛，从紧急的医疗问题到缓慢发展、迁延终生的慢性疾病，从人们熟悉的轻微疾病到危机生命的严重疾病都有涉猎。因此全科医生所面临的任务与其他专科医生明显不同，学科特点和其服务模式决定了他们在专业训练中所掌握的知识既要全面又要有选择性。为了给全科医生提供更有针对性、实用性和操作性的指导，我们在总结临床经验的基础上，借鉴了国内外大量相关文献资料，编写了本书。

本书主要从内科疾病、外科疾病、妇产科疾病、儿科疾病这四个大的方向展开讨论，其中内科疾病又包含呼吸内科疾病、消化内科疾病、神经内科疾病、心内科疾病、内分泌科疾病及肾内科疾病等，外科疾病又包含普通外科疾病、心胸外科疾病、神经外科疾病、泌尿外科疾病等，妇产科疾病包括阴道炎、盆腔炎、痛经、流产、难产、前置胎盘等疾病。儿科疾病包括新生儿黄疸、小儿肺炎、小儿腹泻、幼儿急疹等疾病。本书以介绍各科的常见病、多发病为主要内容，简化理论知识的阐述，力求浅显易懂，强调知识的实用性。

在编写过程中，由于时间和篇幅有限，难免存在疏漏和不足之处，望广大读者提出宝贵的意见和建议，以便日臻完善，谢谢。

编 者

目　录

第一篇　内科疾病

第二篇　外科疾病

第三篇　妇产科与儿科疾病

第一篇　内科疾病

第一章　呼吸内科疾病

第一节　肺脓肿

肺脓肿指微生物引起的肺实质坏死性病变，形成包含坏死物或液化坏死物的脓腔，常表现有气液平面。有临床学者将直径小于 2cm 的多发肺内脓腔病变定义为坏死性肺炎或肺坏疽。坏死性肺炎和肺脓肿是同一病理学过程中的表现。

肺脓肿可根据持续时间及相应的病原学特征进行分类。急性肺脓肿指发病时间小于 6 周的肺脓肿，慢性肺脓肿则持续时间长。原发性肺脓肿指健康人因吸入病原菌或肺炎而引起的原发感染。继发性肺脓肿指在某些疾病基础上继发感染所致，如肿瘤或异物阻塞支气管、存在支气管扩张和(或)机体处于免疫抑制状态，肺外病变扩散至肺(包括血源性肺脓肿)也属此类。肺脓肿可由以下病原体感染引起：化脓性细菌、分枝杆菌、真菌或寄生虫，根据不同的病原体可进一步分类，如葡萄球菌肺脓肿、厌氧菌或曲菌肺脓肿。

肺脓肿病情常较急，但有时平缓。可与肺梗死、原发性或转移性恶性肿瘤、矽肺的坏死性凝固性病变或煤炭工的尘肺相混淆。抗生素治疗后肺脓肿的预后常较好。

一、流行病学

与抗生素前时期相比，目前由化脓性细菌引起的肺脓肿已相对减少，这可能与肺炎患者早期应用有效的抗生素，避免发展至坏死有关。而且，住院昏迷或麻醉下患者的管理技术的提高，事实上减少了由于误吸引起的肺脓肿。现今所遇到的肺脓肿大多由厌氧性细菌引起。因此，误吸在厌氧菌引起肺脓肿的病理生理中占有重要地位，特别是在有牙周疾病的情况下。

因牙周疾病增多和误吸发生率增加，肺脓肿常见于老年人。目前普通人群中肺脓肿的发生率并不高。

二、病因、发病机制与病理

细菌性感染可经几种途径到达肺。最常见的为口咽内容物吸入。大多数情况下，肺脓肿是口腔厌氧菌引起的吸入性肺炎的并发症。牙龈裂缝处的细菌侵入下呼吸道，如宿主防御机制不能清除细菌，发生感染，并导致吸入性肺炎，进一步在 7～14d 后可导致组织坏死，从而导致肺脓肿形成。发生肺脓肿的高危因素包括严重牙病、癫痫发作、酗酒。其他因素包括丧失呕吐反射，如昏迷、意识不清、全身麻醉或镇静状态以及原发性肺疾病、三尖瓣心内膜炎、血管性疾病、癌性空洞、肺囊性疾病。肺大疱或肺囊肿的感染可形成脓肿。支气管阻塞可引起阻塞后肺炎，也可导致肺脓肿。其他形成肺脓肿的机制包括菌血症或三尖瓣心内膜炎，从而导致肺内菌栓形成。

1974 年 Bartlett 等报告说明，89%肺脓肿患者可培养出厌氧菌，其中 46%肺脓肿患者痰培养仅发现厌氧菌，43%患者出现厌氧菌和需氧菌的混合感染。最常见的厌氧菌是消化链球菌、类杆菌属、梭形杆菌属及微需氧链球菌。其他可引起肺脓肿的不常见的微生物,包括金黄色葡萄球菌(可形成多发脓肿)、肺炎链球菌(罕见)、肺炎克雷白菌、流感杆菌、铜绿假单胞杆菌、放线菌属、奴卡菌属和其他革兰染色阴性杆菌。非细菌性病原也可引起肺脓肿,包括寄生虫(如并殖吸虫属、阿米巴属)、真菌(如曲菌、隐球菌属、组织胞质菌、牙生菌属、球孢子菌属)、分枝杆菌。

肺脓肿从小坏死灶逐渐发展为肺组织的实变区域,这些区域可融合形成单个或多个化脓性区域,从而形成肺脓肿。如在早期抗生素干预了此过程,则病变可愈合,不遗留残余病变。当进展性感染破坏临近的支气管,脓肿内容物咳出时,表现为恶臭痰。若感染经久不愈,肺内炎症不能完全吸收,脓腔壁可发生纤维化,引起瘢痕,分隔脓腔。脓肿可再次形成,脓液溢入支气管树可致感染播散。一般病情迁延超过3个月,多形成慢性肺脓肿。

三、临床表现

症状取决于肺脓肿是由厌氧菌还是由其他细菌感染造成。单纯厌氧菌性肺脓肿患者多有吸入史,在就诊前症状可能已存在几周或几月,表现为乏力、低热、盗汗、食欲缺乏、咳嗽。以后出现明显咳嗽、咳大量痰、痰常带恶臭味以及消瘦、贫血等症状。常胸痛,可咯血或形成胸膜炎。

非厌氧菌(其他细菌)感染引起的肺脓肿的症状与急性肺炎相似,常发生于住院或免疫抑制患者。发病常急骤,发热,体温常高于38.5℃,伴畏寒,有时有寒战,咳嗽、咳黏液痰或黏液脓性痰,可伴胸痛、气促。1～2周后咳出大量脓性痰,每日可达几百毫升。咯血常见,约占80%。60%左右痰带臭味,多提示合并厌氧菌感染。

真菌、奴卡菌属和分枝杆菌引起的肺脓肿常无胸痛,病情进展较慢。

继发性肺脓肿发病前多伴原发疾病的临床表现,多起病较缓,咳脓臭痰或咯血较少。其中血源性肺脓肿常有肺外感染症状如畏寒、高热,1～2周后出现呼吸道症状,较轻。

慢性肺脓肿多由急性肺脓肿治疗不及时发展而致,表现为反复且不规则发热、咳脓性痰、咯血,消瘦、贫血等全身慢性中毒症状严重。

体征也随病原菌、病情的严重程度、患者的状态和并发症的不同而不同。在肺脓肿早期,体格检查发现与肺炎相似,可无明显阳性体征或有伴随的肺实变体征(如肺呼吸音减低、叩诊呈浊音、管状呼吸音、吸气相湿啰音)。当脓腔形成时,所累及肺可闻及空瓮音,但在现今,由于抗生素的早期应用,很少能听到空瓮音或空洞性呼吸音。可有一些并发症如胸腔积液的体征,仍存在胸膜摩擦音和脓气胸体征,包括叩诊呈浊音、纵隔向对侧移位、患侧呼吸音减低或消失。一般齿龈疾病是导致肺脓肿细菌的来源。其慢性病例可有杵状指症状。

四、实验室检查

(一)血常规

白细胞增多、中性粒细胞核左移。

(二)影像学检查

大多数肺脓肿的诊断由胸部影像学检查确定。

1.胸部X线检查

肺脓肿早期胸片为大片边缘模糊的肺实变阴影,典型的胸部平片表现为空洞里伴气液平面，周围有炎性浸润阴影，也可见多个透亮区的炎性浸润阴影而后融合成一个较大空洞或多房空洞。在后前位或侧位胸片上，肺脓肿气液平面的程度常是一致的。误吸引起的肺脓肿常发生在上叶后段或下叶背段，右侧多见，占75%，少数可发生在基底段，多紧贴胸膜或叶间裂。随着周围肺部感染的减轻，肺脓肿壁从厚到薄，从边界模糊到边界清楚，最后炎症消散可不留痕迹或仅遗留少许纤维条索状阴影。

血源性肺脓肿则为两肺周围部位多发性片状阴影，并逐渐形成含有液平的多个脓腔。慢性肺脓肿空洞壁厚，形态多不规则，内可有液平，周围有慢性炎症浸润及条索状阴影。

肺脓肿空洞壁可光滑或粗糙，但常不呈结节样，如呈结节样，应考虑癌性空洞的可能。超过1/3肺脓肿伴有脓胸。有时确定肺炎区域内的透亮区是否为脓腔比较困难。真性脓腔为肺炎区域内可见到完全包绕透亮区的壁或存在气液平面，然而，类似放射学表现也可由以前存在的囊腔或大疱内存在液体造成。脓肿可能延伸至胸膜表面，从而与胸膜形成锐角，如肺实质脓肿位于肺野周边，普通胸部X线片很难与支气管胸膜瘘引起的局限性胸腔积液鉴别。通常胸部CT对此类病变的诊断特异性高。

2.肺CT

对肺脓肿的诊断价值较胸片好。在确定是否伴有脓胸或肺梗死上更为有用。肺脓肿的CT表现常为圆形低密度区，伴有厚壁，边界模糊，不规则。肺脓肿时纵隔和气管不发生移位，而脓胸时则相反。与形成分隔的脓胸不同，肺脓肿位于肺实质内，二者在胸片上可能不易区分，而CT则较易鉴别。

(三)病原学诊断

肺脓肿的病原学诊断依赖于微生物学检查。痰标本行革兰染色、培养和药物敏感性试验，如怀疑结核，应行抗酸染色和分枝杆菌培养，如怀疑寄生虫，应行痰找虫卵及寄生虫。脓性痰液尤其有恶臭味时应怀疑厌氧菌引起的肺脓肿，其常包含大量革兰染色阳性和革兰染色阴性菌。然而，咳出的痰液培养并不能用于明确诊断。肠道的革兰染色阴性杆菌可在患者口咽部形成菌落，从而使痰培养结果并不可靠。

胸腔积液或血培养更易获得肺脓肿的病原学诊断。如血培养或胸腔积液培养阴性，要获得病原学诊断需要经有创性检查获得呼吸道样本。可应用经气管穿刺、经支气管镜保护性毛刷、经肺泡灌洗来获得气道未污染的标本进行病原的定量培养，以建立病原学诊断，但目前用上述方法诊断吸入性肺部感染的经验并不多，诊断可靠性也不确定，而且存在感染物溢出进入未感染肺组织的危险。所有获得的标本应正规地尽快地培养以获取厌氧菌病原。

(四)支气管镜检查

以前肺脓肿患者进行支气管镜检查被认为是必需的。目前多仅用于经正规治疗病情无改善或高度怀疑支气管内膜癌或存在异物时。

五、并发症

肺脓肿的并发症：破入胸腔引起脓胸、胸膜纤维化、肺塌陷、呼吸衰竭、支气管胸膜瘘、胸膜皮肤瘘。

六、诊断

发病急，高热、畏寒、咳嗽、咳大量脓臭痰，结合胸部影像发现空洞里伴气液平面，基本可诊断肺脓肿。有些早期肺脓肿患者可能无症状,胸部X线片对诊断很有帮助。对咳恶臭痰或异味痰患者应怀疑肺脓肿。在诊断肺脓肿后应区别原发性或继发性。有吸入史,存在口腔疾病,受累肺区域形成肺段性高密度实变,内有空洞形成,多提示吸入性肺脓肿,但之前应除外继发性肺脓肿。所有肺脓肿应尽量得到病原学的诊断,可行胸腔积液或血培养,必要时可行有创性检查如经支气管镜保护性毛刷或经肺泡灌洗获得呼吸道样本。痰标本对细菌性微生物的诊断意义不大,但对分枝杆菌、真菌、寄生虫或细胞学检查是必需的。

七、鉴别诊断

(一)细菌性肺炎

肺脓肿早期与细菌性肺炎在临床和X线表现上有时难以区别。如果细菌性肺炎经充分的抗生素治疗后仍高热,咳嗽加重,并咳大量脓臭痰时,应考虑肺脓肿可能。

(二)支气管肺癌

癌组织坏死形成的空洞可发生感染,应与肺脓肿区别。前者空洞周围炎性反应少,空洞多偏心,壁厚,内壁呈结节样,液平较少,可多次痰找癌细胞检查以及行支气管镜检查。一般40岁以上,中毒症状不明显时应除外支气管肺癌。

(三)其他需要鉴别的疾病

局限性脓胸、有液平的肺大疱发生感染、先天性肺疾病如支气管原性囊肿或隔离肺发生感染、肺内血肿、肺尘埃沉着病(尘肺)、食管裂孔疝、Wegener肉芽肿和其他血管炎、肺栓塞形成空洞、结节病空洞形成。可根据影像学检查(胸部平片及CT检查)和临床表现予以区别。有些肺出血引起的肺脓肿需与心内膜炎、感染性血栓性静脉炎引起的肺脓肿区别,后者发病早期的表现明显有别于肺内疾病。

八、治疗

肺脓肿的治疗应根据病原体和相应情况进行。治疗的原则是早期应用有针对性的强有力的抗生素,辅以良好的支气管引流。

(一)抗生素治疗

1.抗生素选择

对细菌性肺脓肿而言,经验性抗生素治疗应能覆盖临床怀疑的所有可能的病原体。确定病原体和药物敏感性后应予相应治疗。大多数肺脓肿继发于吸入,由厌氧菌引起。社区获得性肺炎病史或住院时肺脓肿形成病史对决定抗生素的选择是重要的。因误吸发生肺脓肿的住院患者,抗生素的抗菌谱应能覆盖克雷白菌属、肠杆菌属和假单胞菌属。

吸入性肺脓肿的标准治疗方案是克林霉素600mg静脉滴注8h,后可改为150~300mg口服。已发表的临床试验已证实此方案要好于静脉青霉素。有几种厌氧菌可能产生β-内酰胺酶如类杆菌属和梭杆菌属的各个菌类,从而对青霉素耐药。以前的方案为静脉应用青霉素C(240万U~1000万U/d)。

尽管甲硝唑是治疗厌氧菌的有效药物,但应用甲硝唑治疗肺脓肿效果不佳,因为这种感染常为混合感染。有报告说明,其治疗失败率在50%。合并厌氧菌时可加用甲硝唑。

也可选用头孢二代或三代抗生素,或其他敏感抗生素。头孢西丁是第二代头孢菌素,抗菌谱包括革兰染色阳性、阴性菌和厌氧菌,可用于怀疑肺脓肿存在混合感染时。

医院内获得性感染肺脓肿大多为革兰阴性杆菌或葡萄球菌感染，可用头孢二代或三代抗生素加氨基糖苷类抗生素，喹诺酮类抗生素也可考虑。血源性肺脓肿的致病菌多为金黄色葡萄球菌，常对青霉素耐药，可选用耐青霉素酶的半合成抗生素如苯唑西林(6～12g/d)，可加用氨基糖苷类，也可选用万古霉素。如为军团菌感染，应选用红霉素或利福平。奴卡菌感染可选用磺胺药。结核杆菌感染应正规抗结核治疗。

2.疗程

尽管未明确规定疗程，但大多数临床医师建议抗生素疗程为4～6周。目前推荐抗生素应用到X线胸片显示肺脓肿吸收或仅存在小的稳定病灶。因为短疗程方案存在复发危险，故应长疗程治疗。对厌氧菌引起的肺脓肿抗生素治疗应延长，疗程通常为6～8周。

3.治疗反应

肺脓肿患者常表现为临床上的改善，包括在抗生素治疗3～4d后体温下降，在7～10d可退热。恶臭痰在3～10d内消失。胸部X线片的消退较缓慢，往往第1周浸润阴影有扩大，甚至有新的空洞出现，一般2～3周浸润病灶边缘清楚，以后可转变为薄壁空洞或残存的索条影。如治疗超过2周后仍存在发热提示治疗失败，应进一步检查以明确治疗失败的原因。抗生素疗效差的原因包括异物或新生物阻塞支气管或耐药菌、分枝杆菌或真菌感染、空洞范围大(直径超过6cm)，常需要延长疗程。因为有气液平面的脓胸可与肺脓肿混淆，应行CT予以鉴别。以前存在的隔离液、囊肿或肺大疱的感染可能是抗生素治疗效果欠佳的原因。对抗生素治疗不敏感时也应考虑存在无菌性肺空洞如肺癌、肺栓塞或Wegener肉芽肿的可能。

4.门诊或住院治疗的选择

对肺脓肿小、临床表现不重、依从性好的患者，在诊断性检查如痰培养、血培养和血液方面检查完成后可门诊治疗。在起初的静脉应用抗生素治疗后，可门诊治疗完成整个疗程以彻底治愈。肺脓肿患者应住院治疗的原因包括评估和管理呼吸系统状态，静脉应用抗生素，需要时引流脓胸或脓肿。

(二)引流排脓

肺脓肿患者应行体位引流以促进痰液排出，从而减轻症状，改善气体交换。有时肺脓肿可出现大量分泌物，如患者不能咳嗽或咳嗽无力，通常需要经鼻气管人工吸痰。偶尔，需要气管插管。

(三)外科治疗

对非复杂的肺脓肿，虽然以前经常采用外科手术，但经过长期抗生素治疗，大多数肺脓肿均可好转，目前外科手术已大大减少。经彻底的抗生素治疗后，可能遗留无感染的空洞或纤维化。除非是反复发作肺炎或咯血的明确病灶，残余病灶无须处理。对脓胸和肺脓肿共存的患者，在继续长疗程抗生素治疗时引流脓胸是必要的。手术的常见适应证包括内科治疗无效、怀疑新生物出现或先天性肺畸形。手术途径可为肺叶切除术或全肺切除术。

九、预后

在抗生素前时期，1/3的肺脓肿患者死亡，1/3自然痊愈，1/3发展为慢性疾病如反复复发的肺脓肿、慢性脓胸、支气管扩张或其他慢性化脓性病变。目前抗生素治疗后肺脓肿的预后常较好。超过90%肺脓肿在单独内科治疗后可痊愈，除非是癌继发的支气管阻塞引起的肺脓肿。大多数原发性肺脓肿患者经抗生素治疗后病情改善，治愈率在90%～95%。但存在免疫低下状态或支气管阻塞的肺脓肿患者的病死率可高达75%。一回顾性研究报告，混合感染革兰染色阳性和阴性菌的肺脓肿整体病死率为20%。

十、预防

为减少肺脓肿的发生，预防误吸是重要的。对无咽反射的患者应早期插管和保护呼吸道。仰卧患者倾斜30度可减少误吸。呕吐患者应侧卧。老年衰弱患者的口腔卫生和牙齿护理的改善可减少吸入性肺脓肿的发生。

第二节　支气管扩张症

支气管扩张症是指由多种原因引起的支气管扩张和与之相关的咳嗽、咳痰和咯血等临床表现，其名称来源于病理解剖改变，但临床特征具有一定的共性。支气管扩张可以是局限性的，仅涉及局部气道，也可以是弥散性的，涉及更广泛的气道。临床上引起支气管扩张的疾病较多，但支气管扩张症通常指的是特发性的，多与早年的反复支气管感染有关。自从抗生素和疫苗问世以来，该病的发病率已有明显下降。在我国和其他发展中国家，特发性支气管扩张症在临床上并非少见疾病，而相关的研究却相当缺乏。

典型的特发性支气管扩张症临床表现为慢性咳嗽、咳大量痰和反复咯血。有些患者的支气管扩张并不出现大量咳痰，以咯血为主要表现，此类支气管扩张被称为“干性支气管扩张症”。

一般认为，支气管扩张是一种持久的病理过程。但有些支气管扩张可有部分、甚至是大部分的逆转，如：单纯支气管阻塞、感染、和其他可以纠正的基础疾病引起的支气管扩张。在特发性支气管扩张症中，支气管扩张是一种永久的病理改变。

一、病因

支气管扩张症可与很多疾病相关。可分为三组：与囊性肺纤维化相关、与其他肺部疾病相关和特发性支气管扩张症。在与其他肺部疾病相关的支气管扩张的病因中，各种感染、气管支气管先天或获得性的异常改变、气道纤毛功能异常、先天或获得性免疫功能低下等，均可导致支气管扩张。

二、发病机制

支气管扩张症存在含软骨的近段支气管部分异常扩张。其发病机制主要与以下因素有关：①最初的病因可能多样，在慢性期出现气道的反复感染和慢性炎症是导致支气管扩张的主要机制；②在巨噬细胞和气道上皮细胞释放细胞因子（白细胞介素－8和白三烯B_4）的作用下，中性粒细胞聚集到肺部并释放弹性蛋白酶和胶原酶等导致支气管管壁的破坏；③支气管壁破坏后周围相对正常组织收缩力将受损气道牵张导致特征性的气道扩张改变；④在病程较长的支气管扩张中，支气管周围的肺组织也会受到炎症破坏，从而导致弥散的支气管周围纤维化。

常见的受累部位与以下因素相关。①由于气管支气管是一种倒置的数形结构，因为重力引流的关系，双肺下叶的后基底段及下叶其他部位是病变最常累及的部位；②上叶支扩通常发生在后段和尖段，通常原因是支气管内膜结核、变态反应性支气管肺曲霉菌病和囊性纤维化；③根据引起支气管扩张症的原因不同，支气管扩张可以发生在肺内任何部位。支气管扩张患者气道解剖学的改变所引起的最重要的功能改变是气管支气管清除能力的下降，使细菌容易在气道内生长。而气道内的反复感染加重了原有的支气管扩张，致使病情不断反复和进展。重症患者可以出现肺动脉高压，与肺循环血容量增加和肺泡低氧等因素有关。

支气管扩张症可导致肺功能异常。大多数患者肺功能检查提示不同程度的阻塞性的改变，也可能会有轻度的限制性通气功能障碍和弥散功能可以减低。由于通气—血流失衡和肺内分流的存在，大多数患者会存在轻度的低氧血症。少数患者会发展成为肺心病。

三、病理

Reid 根据支气管扩张症的病理和支气管造影的发现，将支气管扩张症分为柱状支气管扩张、囊柱型支气管扩张和囊状支气管扩张三种基本类型。

支气管扩张症可以表现为弥散性病变，或局限性病变。支气管扩张多发生于双肺下叶，且左肺多于右肺，左下肺和左舌叶常同时发生支气管扩张。左肺上叶一般很少发生。支气管扩张症常发生于中等大小的支气管，更小的支气管则形成瘢痕而闭塞。

支气管扩张形成的过程中，受损支气管壁由于慢性炎症而遭到破坏，包括软骨、肌肉和弹性组织被破坏，纤毛细胞受损或消失，黏液分泌增多。此外，支气管壁的正常张力丧失，受累支气管向外突出，或形成囊状。黏液分泌增多有利于细菌滋生，局部感染进一步损害支气管壁。炎症亦可扩展至肺泡，引起支气管肺炎，瘢痕形成，以及正常肺组织减少。

四、临床表现

支气管扩张可发生于任何年龄，常见于青少年，在中老年也不少见。很多支气管扩张患者在幼年曾有麻疹、百日咳或支气管肺炎的病史，一些支气管扩张患者可能伴有慢性鼻窦炎或家族性免疫缺陷病史。临床表现分为 4 种类型：快速进展型、缓慢进展型、惰性无症状型和咯血型为主型。

支气管扩张症患者的症状可以分为由支气管扩张本身引起的和由原发病变引起的两组症状。支气管扩张本身可以引起的症状有：慢性咳嗽、脓痰、发热、乏力和体重下降。咳痰的量和性状取决于病情轻重及是否合并感染。咳嗽通常发生于早晨和晚上，患者晨起时由于体位变化，痰液在气道内流动而刺激气道黏膜引起咳嗽和咳痰，痰液为脓性或黏液脓性。当合并急性感染时，咳嗽和咳痰量明显增多，痰液常呈黄绿色脓性，有厌氧菌感染者，常有臭味和呼出气恶臭。收集全日痰量并静置于玻璃瓶中，数小时后痰液可分离成四层：上层为黏液泡沫，下层为脓液，中层为混浊浆液，最下层为坏死沉淀组织，此为典型支气管扩张的痰液改变，但现在已较少见。部分支气管扩张症患者中会出现呼吸困难。在支气管扩张患者中，如果反复发作者，常可出现咯血症状，通常咯血程度不重，表现为脓痰中带血丝，随病情的发展，咯血量由少到多，可出现反复大量咯血，咯血间隔时间由长到短。一些患者以咯血为首发表现，另一些患者无咳嗽和咳痰，而以咯血为唯一表现的称为干性支气管扩张症。

支气管扩张症如果反复继发感染，患者可有发热、咳嗽、咳痰、气急和咯血等症状。支气管扩张迁延不愈而反复发作者，可有食欲减退、消瘦和贫血。此外，重症支气管扩张患者由于支气管周围肺组织化脓性炎症和广泛的肺组织纤维化，可并发阻塞性肺气肿，亦可产生上述症状。极其严重者，可导致心脏负担加重，甚或右心功能衰竭而发生下肢水肿、腹腔积液形成和呼吸困难加重等。

支气管扩张患者的肺部体检可发现啰音，有时可闻及哮鸣音。部分患者有杵状指、发绀和多血质。可能会有鼻息肉或慢性鼻窦炎。体重下降和肺心病的体征多提示病情进展。

支气管扩张常见的并发症有反复的肺部感染、脓胸、气胸和肺脓肿等，小部分患者可出现肺心病。

五、辅助检查及诊断

(一)辅助检查

1.胸部X线检查

胸部X线检查对支气管扩张的敏感性较差。胸部前后位X线片在支气管扩张早期常无特殊发现。后期胸片可显示一侧或双侧下肺叶肺纹理明显粗乱增多，边缘模糊，在增多的纹理中可有管状透亮区，为管壁明显增厚的支气管影，称为“轨道征”。严重病例肺纹理可呈网状，其间有透亮区，类似蜂窝状。囊性支气管扩张时，较为特征性的改变为卷发样阴影，表现为多个圆形薄壁透亮区，直径0.5～3cm，有时囊底有小液平面。继发感染时可引起肺实质炎症，胸片显示多数小片或斑点状模糊影，或呈大片非均匀性密度增高影。炎症消散缓慢或在同一部位反复出现。

2.支气管碘油造影术

支气管碘油造影可明确支气管扩张的部位、性质和范围，为外科手术提供重要的资料。随着胸部CT，尤其是高分辨CT(HRCT)的应用的普及，支气管碘油造影的应用已逐渐被HRCT取代。因此，目前该项检查已很少应用。

3.胸部HRCT扫描

胸部HRCT诊断支气管扩张症的敏感性和特异性均达到了90%，是支气管扩张症的首选检查手段。普通胸部CT扫描也可以诊断支气管扩张，但敏感性仅有66%。支气管扩张在HRCT上的特征性的表现包括：支气管扩张，支气管管壁增厚，支气管由中心向外周逐渐变细的特点消失以及扩张气管内气液平的存在。当支气管内径大于相伴行支气管动脉时，可以考虑支气管扩张的诊断。囊状支气管扩张的临床严重程度较其他两种类型的支气管扩张高。HRCT显示的支气管扩张的程度除了与肺功能相关，也与肺动脉高压的发生有相关性。

4.肺功能检查

由于肺脏具有极大的通气储备能力，病变比较局限的支气管扩张，患者的肺功能可无明显改变。柱状支气管扩张对肺功能影响较小，囊状支气管扩张因对支气管管壁破坏严重，可并发肺纤维化和慢性阻塞性肺疾病，肺功能可有明显改变。支气管扩张的肺功能损害主要表现为阻塞性通气功能障碍、FEV_1、最大通气量、FEV_1/FVC及小气道用力呼气流速(FEE25%～75%)均降低，而残气量/肺总量比增高。支气管扩张发展至广泛性肺组织纤维化时，肺功能可出现弥散功能障碍。最近有研究证实，部分支气管扩张患者存在可逆性气流阻塞或气道高反应，主要表现为FEV_1和最大呼气流速降低。

5.支气管镜检查

支气管镜检查对支气管扩张的诊断价值不大，但可明确支气管扩张患者的支气管阻塞或出血部位。此外，经保护性刷检和冲洗检查对确定支气管扩张感染的病原学有重要价值，且经支气管冲洗可清除气道内分泌物，对支气管扩张的病情控制有一定帮助，并可帮助发现支气管肿瘤、支气管内异物等症状。

6.一氧化氮呼气测定

与支气管哮喘等其他慢性气道炎症性疾病不同，支气管扩张症患者的呼出气中一氧化氮没有明显增高，研究报告的结果不一致，提示其应用价值有限。在肺囊性纤维化患者，呼出气中一氧化氮的浓度常正常或偏低。在原发性纤毛不动症中，呼出气中一氧化氮浓度降低。

7.其他检查

周围血常规检查：白细胞计数和分类升高提示支气管扩张患者存在急性细菌感染。痰培养及药敏试验可判断致病微生物，并对抗生素的选择具有重要的指导意义。最常见的病原菌为流感嗜血杆菌和铜绿假单胞菌。非结核分枝杆菌见于2～10%的患者。血气分析可助于评价支气管扩张患者肺功能的受损程度。鼻窦片检查有助于明确支气管扩张患者是否合并鼻窦炎。汗液氯离子的测定对囊性纤维化患者具有诊断价值。疑有免疫缺陷者应进行免疫球蛋白定量测定。若怀疑纤毛不动综合征，需进行鼻和支气管黏膜活检的电镜检查以及精液检查。

诊断不应只局限于支气管扩张的诊断，应注意除外有无与支气管扩张相关的基础疾病存在。

(二)诊断

支气管扩张症的诊断来自两个线索，一是有提示性的临床表现，如反复咳痰和咯血，病变部位湿性啰音；二是胸部平片、CT或HRCT提示。胸片可显示在粗乱肺纹理中多个不规则环状透亮阴影或沿支气管的卷发状阴影。确诊支气管扩张的辅助诊断包括胸部HRCT或支气管造影显示支气管扩张改变。

支气管扩张症的诊断需要通过病史和相应的检查了解有无相关的基础疾病，同时和其他呼吸道疾病相鉴别。

六、治疗

(一)病因治疗

由于引起支气管扩张症的原因较多，发现并治疗基础疾病是很重要的环节。虽然特发性支气管扩张症的气道结构改变是不可逆的，但在一些继发性支气管扩张症，如变态反应性支气管肺曲菌病，通过有效的治疗后支气管扩张可以明显改善。对于一些相关联的疾病或症状，如鼻窦炎，需要得到有效的处理。下面的讨论主要针对特发性支气管扩张症。

(二)支持和对症治疗

一般性的支持治疗包括戒烟、营养支持、康复治疗和对有氧疗指征的患者给予氧疗。针对常见的咳痰、咯血和呼吸困难，可分别给予祛痰剂、止血药物和支气管扩张剂。

气道黏液高分泌是支气管扩张症的一个显著特征。支气管解黏剂常用于急性和慢性期支气管扩张的应用。重组人DNaseI吸入未证明对特发性支气管扩张症有帮助。甘露醇吸入是一种比较有前景的新的治疗方法。研究显示，甘露醇吸入后，黏液清除显著改善。临床常用的祛痰药均可用于治疗支气管扩张症的气道黏液高分泌,如氯化铵、溴己新、盐酸氨溴索、乙酰半胱氨酸、羧甲司坦和厄多司坦等。

尽管缺乏临床研究支持,对于有气流阻塞和气道高反应性的支气管扩张患者,常使用支气管扩张剂来帮助患者。

(三)抗生素的应用

支气管扩张症患者常继发支气管慢性感染和急性加重,不仅导致很多症状,也导致支气管结构的进一步破坏。由于支气管扩张症常发生反复呼吸道感染,抗生素使用非常普遍,各种耐药菌也比较常见。急性感染时使用抗生素有以下注意事项:①轻中度感染病原菌在治疗后可被清除,但重症感染的病原菌很难被清除,临床上有不少患者的慢性期有病原菌定植于气道;②耐药菌以铜绿假单胞菌最为常见;③选用组织通透性高的抗生素:如大环内酯类和喹诺酮类抗生素;④重症患者选用静脉制剂,轻中度可选用口服制剂;⑤通过痰培养监测痰病原学。

对于经常反复感染发作的患者,可以考虑预防性使用抗生素。常用的方法有:长时间使用口服抗生素(每个周期至少四周),雾化吸入抗生素,或定期间断使用静脉抗生素。长时间使用口服抗生素在小规模的临床观察中没有发现可以减少发作、改善肺功能或减少病死率。但确实观察到能够减少病原菌负荷、炎症指标和改善痰的颜色和量。雾化吸入的治疗方法可能更容易被医生和患者接受,文献中使用的药物有庆大霉素和妥布霉素等。总体来说,在决定是否需要在非急性期使用抗生素时,需要考虑到可能产生的耐药菌、治疗费用和潜在不良反应等。另外,可能需要更多地考虑使用非抗生素的治疗方法来预防复发。

(四)抗炎症治疗

慢性气道炎症是支气管扩张症很重要的一个致病机制。抗炎症治疗有可能减轻气道炎症,帮助受损气道黏膜和纤毛功能的修复。有三种药物有潜在研究价值:吸入皮质激素、大环内酯类药物和白三烯受体阻断剂。除了白三烯受体阻断剂,前两者已有一些临床研究报道。吸入皮质激素虽然对改善肺功能和减轻发作没有显著作用,但可以改善痰液的黏性和产生量。氟替卡松吸入剂的推荐量为500g bid。大环内酯类药物具有抗炎症的作用,同时对减轻气道黏液分泌有作用,对破坏铜绿假单胞菌的生物膜有效。小剂量红霉素在弥散性泛细支气管有效,但在特发性支气管扩张症没有作用。新一代大环内酯类药物,如阿奇霉素、克拉霉素和罗红霉素对支气管扩张症均有一定的效果。

(五)体位引流和物理治疗

综合性的物理治疗方法包括体位引流、胸部叩击和机械呼吸治疗等。体位引流是改善痰液引流的简单有效的手段,其效果与需要引流的部位所对应的体位很有关系。一般根据扩张支气管所在的部位选择不同的引流体位,其原则为将病变部位抬高,引流支气管开口向下,使痰液流入大气道而咳出,一般在饭前进行每次引流15～30min,每日2～3次。在体位引流时,辅以祛痰药物和胸部叩击则效果更佳。随机临床试验显示振荡正压呼气压力仪的有效性。对于选择性患者,也可通过纤维支气管镜帮助排痰。

对于大多数支气管扩张患者来说,体位引流不存在禁忌。尤其是坐位、半卧位和角度较小的倾斜位。但在头低脚高位和某些倾斜角度较大的体位,一些年老体弱,心血管功能不全及有明显呼吸困难者可能难以耐受,应慎重考虑。此类体位对于严重心脏病,心衰明显及呼吸困难伴发绀者不宜采用。对于体位引流后，可能会污染或危及置于低位的正常肺和支气管者也不宜采用。

体位引流的注意事项：①明确需要引流病灶的部位；②根据病变部位采取相应的引流体位：在一些危重患者，尤其是重症监护室的患者，往往仅能获得正位胸片，难以确定病变的叶段分布，如有引流的必要，可采用以下体位，如果病变在上肺，可采取坐位或半卧位；如果病变在中下肺，一般可采用角度较小的健侧卧位，在病情允许的条件下，也可健侧卧位，甚至加小角度的头低脚高位；③体位引流在早晨清醒后立即进行效果最好，头低脚高位引流时，为了预防胃食管反流、恶心和呕吐，应在饭后 1～2h 在进行，尤其是留置胃管患者；④有支气管痉挛的患者，在体位引流前可先给予支气管扩张剂，痰液干燥的患者应注意气道湿化，在引流过程中可进行叩拍，并嘱患者作深呼气，促进痰液排出，引流后应进行有意识的咳嗽或用力呼气，廓清留于大气道的分泌物；⑤体位引流：每天 2～3 次，总治疗时间 30～45min，每种体位维持 5～10min，也可根据效果调整时间长度，如果有多个体位需要引流，可先从病变严重或积痰较多的部位开始，逐一进行。

(六)手术治疗

适合于局限性的支气管扩张。对于弥散性支气管扩张的治疗价值还不清楚。

(七)肺移植

适合于呼吸功能严重下降的支气管扩张症患者。

(八)预防感染

针对麻疹和百日咳的儿童免疫有助于减少支气管扩张的发生。对于容易发生呼吸道感染的人群，通过每年的流感疫苗接种可以有效减少流感所致的继发性感染。肺炎疫苗可预防特定类型的肺炎及其严重并发症。免疫球蛋白缺乏者，应用免疫球蛋白可预防复杂的反复感染。对于已经发生支气管扩张症的患者，预防感染可以得到事半功倍的作用，必须将预防感染纳入治疗计划之中。通过规律的康复锻炼来增强体质和增加活动耐力对支气管扩张症有益。有吸烟习惯者必须戒烟。建议患者注射流感疫苗和肺炎球菌疫苗。含有多种常见呼吸道感染菌的口服疫苗(如：泛福舒)可能对支气管扩张症的感染预防也有效。

总之，支气管扩张症在临床并不少见，但相关研究和治疗状况相当的令人不满意，高质量的大样本随机对照研究严重缺乏。由于支气管扩张与支气管壁的反复感染和慢性炎症相关，急性期有效的抗感染治疗和缓解期的抗炎症治疗可能同样重要。

第三节　急性呼吸衰竭

呼吸衰竭是由于外呼吸功能严重障碍，机体不能维持足够的气体交换出现缺氧或(和)二氧化碳潴留，导致一系列生理功能和代谢紊乱的临床综合征。其诊断依赖于动脉血气分析：在海平面静息状态呼吸空气的条件下，动脉血氧分压(PaO_2)低于 60mmHg(8kPa)或伴有动脉血二氧化碳分压(PaO_2)高于 50mmHg(6.67kPa)，排除心内解剖分流和原发于心排血量降低等致的低氧因素。呼吸为气体交换过程，完整的呼吸功能包括外呼吸、内呼吸和气体运输功能。外呼吸的主要功能是保证氧合和二氧化碳的排出，包括肺通气（肺泡气与外界气体交换）和肺换气（肺泡气与血液之间气体交换）。任何引起肺通气和（或）肺换气功能障碍的因素，均可导致呼吸衰竭。呼吸衰竭系临床常见危重症之一，直接危及生命。必须做出早期诊断，并采取及时有效的抢救措施，为原发病的治疗争取时间和创造条件，才能降低病死率。

急性呼吸衰竭患者既往无呼吸道基础病，因突发因素如溺水、喉水肿、创伤、药物中毒等，在数分钟、数小时甚至数日内发生，病情发展迅速，需及时抢救。

一、病因

正常外呼吸功能的完成依赖于调节灵敏的呼吸中枢和神经传导系统、完整且扩张良好的胸廓、健全的呼吸肌、畅通的气道、正常的肺组织及与之相匹配的肺循环。按照病变的部位，临床常见以下几类。

（一）呼吸中枢驱动受抑制

镇静药中毒、酗酒、脑干受损（颅脑外伤、脑血管意外、脑肿瘤等）、代谢性脑病（缺氧、败血症、低血糖等）、中枢神经系统感染（脑炎、脑膜炎等）、一氧化碳中毒等。

（二）脊髓及神经肌肉疾患

高位颈部脊髓损伤、急性感染性多发性神经炎、重症肌无力、多发性神经病、脊髓灰质炎、破伤风、有机磷中毒、肌营养不良、肌炎、低钾周期性瘫痪等。

（三）呼吸道疾患

呼吸道烧伤、会厌炎、喉水肿、扁桃体脓肿、双侧声带麻痹或痉挛、阻塞性睡眠呼吸暂停综合征、气管异物或狭窄、溺水、支气管哮喘、急性毛细支气管炎、慢性阻塞性肺疾病（COPD）等。

（四）肺脏疾患

各种原因所致的肺炎、肺结核、肺纤维化、矽肺、肺水肿（包括心源性、非心源性如 ARDS）等，肺血管疾患如肺栓塞、肺血管炎等。

（五）胸廓疾患

胸廓畸形、胸壁外伤、手术创伤、大量胸腔积液、气胸及胸膜增厚等。

（六）其他

肥胖低通气综合征、影响膈肌功能的腹部病变如肠梗阻、大量腹腔积液等。

二、分类

根据动脉血气分析，若 PaO_2 低于 8kPa，$PaCO_2$ 正常或低于正常时即为Ⅰ型呼吸衰竭；若 PaO_2 低于 8kPa，$PaCO_2$ 大于 6.67kPa 时即为Ⅱ型呼吸衰竭。Ⅰ型呼吸衰竭提示呼吸功能的障碍是以氧合功能不全为主，有时称之为急性低氧性呼吸衰竭，以急性呼吸窘迫综合征为主要代表；Ⅱ型呼吸衰竭相当于通气功能衰竭或通气与氧合衰竭共存，在短时间发生者称之为急性通气功能衰竭。

按病变所累及的部位不同，又将呼吸衰竭分为泵衰竭和肺衰竭。

通气泵包括呼吸肌、胸廓和呼吸中枢等。泵衰竭主要因呼吸驱动力不足或呼吸运动受限制而引起，其呼吸功能障碍主要为通气量下降，常表现为缺氧和 CO_2 潴留。由脑、脊髓、神经肌肉和胸廓疾患所引起的呼吸衰竭，均属于泵衰竭。

主要因气道、肺脏、肺血管疾患引起的呼吸衰竭属肺衰竭。因上呼吸道阻塞引起的呼吸衰竭与泵衰竭相似，主要表现为通气量下降。因肺疾患本身引起的呼吸衰竭，其呼吸功能变化既有通气量下降，又有氧合功能障碍，其中通气/血流比值失调是后者的主要原因。因而，低氧血症是肺衰竭的共同表现，只有当通气量明显下降时才伴有 CO_2 潴留。

也有根据呼吸功能的障碍是偏重于氧合功能不全、还是通气功能不全，将呼吸衰竭分为氧合衰竭与通气衰竭。所有的泵衰竭均属于通气衰竭，上呼吸道阻塞引起的呼吸衰竭也属此类。肺疾患引起的呼吸衰竭主要表现为氧合衰竭，或与通气衰竭共存。

三、临床表现

急性呼吸衰竭多有突发的病史，有呼吸困难、发绀等表现。神经精神症状较慢性明显，急性严重缺氧可出现谵妄、抽搐、昏迷。如果患者缺 O_2 或和 CO_2，潴留严重或持续时间长，则可能引起机体心、肝、肾等重要脏器功能的障碍。现简要介绍下列病因所致急性呼吸衰竭的临床表现。

（一）呼吸中枢驱动受抑制引起的呼吸衰竭

多数镇静剂和催眠剂能抑制中枢呼吸驱动。全身麻醉可引起膈肌和肋间肌张力立即丧失，出现膈肌上抬、胸腔容积缩小。术后因麻醉剂的滞留效应、术后疼痛、体质虚弱等使患者不能有效咳嗽，造成呼吸道分泌物阻塞气道，容易发生肺不张，出现相应的肺部体征。麻醉所致的意识障碍、气管插管对咽喉部的刺激、药物及腹部手术对胃肠动力学影响，容易引起患者恶心、呕吐，导致胃内容物的误吸。误吸胃酸早期以化学性炎症为主，随后多数患者继发细菌性感染，严重者出现急性肺损伤。

临床常用的硝西泮和氟西泮容易引起呼吸抑制，COPD 伴轻度高碳酸血症的患者因精神兴奋而失眠，服用常规剂量的该类药物后常表现缺氧和高碳酸血症的进一步加重，出现昏迷甚至死亡。应用重复剂量或大剂量的苯唑西泮类可导致组织中的药物浓度过高，对呼吸的抑制作用可长于镇静作用，部分患者在没有意识障碍的情况下出现中枢性呼吸衰竭。过量的抗精神病药和 H_2 受体拮抗剂也可引起中枢性肺泡低通气。此外，药物性肺水肿：海洛因、水杨酸盐、苯妥英钠、氢氯噻嗪、右旋糖酐、美沙酮、氨甲蝶呤等可引起非心源性肺水肿。也有西咪替丁、可乐定和利多卡因等引起呼吸暂停的症状。

脑血管疾病导致呼吸衰竭与呼吸中枢受到直接损害、颅内压增高、神经源性肺水肿、继发肺部感染等因素有关。病变损害的部位不同，对呼吸功能的影响也各异。间脑和中脑以上的病变，可影响呼吸的频率，常出现潮式呼吸即 Cheyne－Stokes 呼吸。丘脑下部视前核病变可诱发急性肺水肿。脑桥受损时，对延髓呼吸中枢的调节作用减弱，呼吸变浅而慢。脑桥和中脑的下端损害时，出现过度通气，呈喘息样呼吸。延髓受损主要影响呼吸节律，出现间停呼吸即 Biots 呼吸，甚至呼吸暂停。

（二）脊髓及神经肌肉疾患引起的呼吸衰竭

周围神经系统病变包括脑神经核、脊髓、神经根、神经干和神经末梢疾病所致的呼吸衰竭以急性感染性多发性神经根炎为代表；神经肌肉接头部位病变所致的呼吸衰竭以重症肌无力危象和有机磷中毒为代表；肌肉本身所致的呼吸衰竭，急性起病者以周期性瘫痪为代表，慢性起病者以多发性肌炎为代表。

急性感染性多发性神经根炎主要以四肢对称性迟缓性瘫痪为主要表现，重症患者可出现呼吸衰竭。发生机制主要为呼吸肌麻痹和脑神经受累。以膈肌麻痹为主者表现为腹式呼吸减弱或消失，可出现腹式矛盾呼吸；以肋间肌麻痹为主者可表现为胸式矛盾呼吸。脑神经受累者可出现吞咽困难、呛咳、咳痰无力，分泌物在气道蓄积，诱发呼吸衰竭。

(三)呼吸道、肺及胸廓疾患引起的呼吸衰竭

患者常出现呼吸困难，辅助呼吸肌多参与呼吸运动，出现点头或提肩呼吸。有时可见鼻翼扇动、端坐呼吸。上呼吸道疾患常表现为吸气性呼吸困难，可有三凹征。呼气性呼吸困难多见于下呼吸道不完全阻塞如 COPD 等。胸廓疾患、重症肺炎等表现为混合性呼吸困难。呼吸肌疲劳时会出现呼吸浅快、腹式反常呼吸，如吸气时腹壁内陷。

不同的基础疾病常表现有特征性肺部体征，如支气管哮喘急性发作期听诊呼气延长、双肺可闻及以呼气相为主的哮鸣音。

四、诊断

动脉血气分析是反映外呼吸功能的一项重要指标，也是诊断呼吸衰竭的主要手段。由于静脉血液的气体成分随各组织、器官的代谢率、血流灌注量不同而异，通常采用动脉血气分析。血气分析仪仅能直接测定 pH、PaO_2 和 $PaCO_2$，其他指标均通过计算获得。目前仍采用 PaO_2 <60mmHg 和(或)$PaCO_2$>50mmHg 作为诊断指标。临床上应注意以下几点：

(1)正常情况下，只要呼吸平稳，$PaCO_2$ 比较稳定，而 PaO_2 则随年龄、海拔高度、体位等变化而有较大差异。

(2)对于无血气分析的基层医疗单位，可根据 PaO_2 与 SaO_2，的对应关系，通过 SaO_2，大致推算出。PaO_2 从氧解离曲线的特征，60mmHg 对应于 SaO_2 为 90%；PaO_2 为 50～60mmHg 时，SaO_2 在 85%～90%之间；在 40～50mmHg 时，SaO_2 在 75%～85%。

(3)一般认为，低氧血症是氧合功能障碍的共同表现，只有当通气量明显下降时才伴有 CO_2 潴留。由于 CO_2 的弥散能力较 O_2 强 20 倍，弥散障碍时常以低氧血症为主。故临床观察到 PaO_2 降低者 $PaCO_2$ 可降低、正常或升高，但 $PaCO_2$ 升高者常有 PaO_2 降低，仅在氧疗过程中出现 $PaCO_2$ 升高伴 PaO_2 正常。

(4)慢性高碳酸血症因肾脏的代偿，pH 常趋于正常。通常可根据 pH 值判定 $PaCO_2$ 是否为急性增加，急性呼吸衰竭时，$PaCO_2$ 每升高 10mmHg，pH 下降 0.08，慢性呼吸衰竭时，$PaCO_2$ 每升高 10mmHg，pH 下降 0.03。如无代谢性酸中毒，任何水平的高碳酸血症伴有 pH <7.30，均应考虑急性呼吸衰竭的诊断。

五、治疗

急性呼吸衰竭的病程因不同的病因而异，从数分钟、数小时至数日不等。危急者如呼吸骤停，需现场复苏抢救。肺内气体交换中断 4～5min，即可造成心、脑、肾等脏器的严重缺氧，出现不可逆性损害。急性呼吸衰竭的治疗原则：首先是保持呼吸道通畅、吸氧并维持适宜的肺泡通气，其次为明确病因、治疗原发病及严密监测病情的发展。

(一)保持呼吸道通畅

1.治疗方法

通畅的呼吸道是实施各种呼吸急救措施的必要条件。呼吸骤停患者常因体位不当、舌后

坠、口咽部肌肉松弛、呼吸道分泌物等导致上呼吸道形成阻塞。呼吸急救的要点是使患者取仰卧位，头后仰、下颌向前，迅速清除呼吸道分泌物或异物。口对口呼吸是一种简便有效的临时急救措施。若患者牙关紧闭，则可改为口对鼻呼吸。当上气道阻塞不能解除时，可行紧急环甲膜切开术开放气道。

若经上述处理，仍难以维持呼吸道通畅，或因病情需要长时间维持肺泡通气者，则需及时建立人工气道。一般有简便人工气道、气管插管、气管切开三种方法。简便人工气道主要有口咽通气道、鼻咽通气道和喉罩。气管插管和气管切开是重建呼吸道最为可靠的方法。紧急情况下多选择经口插管，其操作速度快于经鼻插管。气管插管位置正确时，双肺可闻及呼吸音（一侧肺不张等例外），而胃内无气泡声。可拍摄胸片证实导管位置。判断气管内导管位置最可靠的方法是监测呼气末 CO_2，若无法探测到 CO_2，则表明误插入食道。

2.治疗矛盾

建立人工气道的目的是保持患者气道通畅，有助于呼吸道分泌物的清除及进行机械通气。对接受机械通气治疗的患者，选择经鼻气管插管、经口气管插管还是气管切开，尚有一定的争议。经鼻气管舒适性优于经口气管插管，患者较易耐受，但管径较小不利于气道及鼻旁窦分泌物的引流，较容易发生医院获得性鼻窦炎，结果导致呼吸机相关性肺炎的发生增加。而经口气管插管对会厌的影响较明显，患者耐受性也较差，常需要使用镇静药。与气管插管比较，气管切开术所选择的管腔较大，气道阻力及通气无效腔量较小，有助于气道分泌物的清除，减少呼吸机相关性肺炎的发生率。但气管切开可引起皮肤出血和感染等相关并发症。

3.对策

目前主张机械通气患者建立人工气道可首选经口气管插管，经口气管插管的关键在于声门的暴露，在未窥见声门的情况下，容易失败或出现较多并发症。对不适于经口气管插管的患者，或操作者对经鼻气管插管技术熟练者仍可考虑先行经鼻气管插管。短期内不能撤除人工气道的患者应尽早行气管切开。尽管有研究表明早期选择气管切开术，可减少机械通气天数、ICU 住院天数及呼吸机相关性肺炎的发生率，但目前认为对气管插管超过 10～14d 者可考虑实施气管切开术。

目前使用的气管插管或气管切开内套管的气囊多为低压高容型，对气管黏膜的损伤较小，不再推荐定期气囊放气。一般认为，气囊的压力维持在 25～30cmH_2O 之间既可有效封闭气道，又不高于气管黏膜的毛细血管灌注压，可预防气道黏膜缺血性损伤及气管食管瘘等并发症。应注意气道峰压过高仍可造成气道黏膜缺血性损伤。

建立人工气道后，应注意在无菌条件下行气道内分泌物的吸引和气道的湿化。机械通气时应在管路中常规应用气道湿化装置，但不推荐在吸痰前常规进行气道内生理盐水湿化，后者可导致患者的血氧在吸痰后短期内显著下降，特别多见于肺部感染的患者。临床可参照痰液的性质调整湿化液量。若痰液黏稠结痂，提示湿化不足；痰液稀薄，容易吸出，表明湿化充分。对呼吸机的管路可每周更换一次，若有污染应及时更换，管路中冷凝水应及时清除。

（二）氧气治疗（氧疗）

1.治疗方法

氧疗是改善机体缺氧的重要手段，临床常用的方法如下。

(1)鼻导管或鼻塞给氧,为常用吸氧方法。鼻导管经鼻孔缓慢插入,直达软腭水平(离鼻孔8~10cm)。导管前段应有4~6个小孔,使氧气气流分散,减少气流对黏膜的刺激,并可避免分泌物堵塞。鼻塞一端与输氧管连接,另端塞入鼻前庭约1cm即可,该法较鼻导管舒服。吸入氧浓度(FiO_2)的计算可参照经验公式:FiO_2(%)=21+4×氧流量(L/min)。该法简便实用,无重复呼吸,无碍咳嗽、咳痰、进食等,患者易接受。其缺点是:①FiO_2不稳定,随着患者呼吸深度和频率的变化而异;②易于堵塞,需经常检查;③对局部有刺激性,可致鼻黏膜干燥、痰液黏稠。

(2)面罩给氧:适用于PaO_2明显降低,对氧流量需求较大的患者。①普通面罩:固定在鼻或口部的面罩有多种规格,一般借管道连接储气囊和氧源(中心供氧或氧气筒)。有部分是重复呼吸面罩、无重复呼吸面罩、带T型管的面罩几种。一般吸入氧浓度达40%以上,适用于缺氧严重且无CO_2潴留的患者。②空气稀释面罩(Venturi面罩):据Venturi原理制成,氧气以喷射状进入面罩,而空气从面罩侧面开口进入面罩。因输送氧的喷嘴有一定的口径,以致从面罩侧孔进入空气与氧混合后可保持固定比例,比例大小决定吸入氧浓度的高低。因高流速气体不断冲洗面罩内部,呼出气中的CO_2,难以在面罩中滞留,故基本为无重复呼吸。Venturi面罩适用于Ⅱ型呼吸衰竭患者。该法的缺点为影响患者饮食、咳痰,体位变换时面罩容易移位或脱落。

(3)正压给氧:适用于主要因肺内分流量增加引起的缺氧患者。通过间歇正压通气(IPPV)、呼气末正压通气(PEEP)或持续气道正压通气(CPAP)给氧。此法不仅限于提高吸入氧浓度,而且有维持一定的肺泡通气量及改善肺换气功能的作用。

(4)氧帐:用于儿童或不能合作的患者。患者头部置于氧帐内,氧帐内氧浓度、温度、湿度和气体滤过等可根据需要调整。吸入气为无尘的滤过空气和纯氧混合气。通常氧流量设定为12~15L/min,使帐内最大氧浓度维持在45%~50%。

(5)高压氧治疗:系指在超过1atm的高压情况下给氧,利用氧分压与血液氧溶解度呈正比的关系以增加血氧含量,最终达到缓解组织缺氧的目的。通常需将患者送入高压氧舱内,在1.2~3.0atm下吸氧。高压氧适用于急性一氧化碳及其他有毒气体中毒、急性减压病、急性气体栓塞等。

2.治疗矛盾

人体内氧的储备极少,仅有1.5L左右,机体每分钟耗氧量却在250mL以上。因此,缺氧可给机体造成严重危害,其程度超过CO_2潴留。但长时间吸高浓度氧可致呼吸系统、中枢神经系统、视网膜的毒性作用。研究表明,患者吸纯氧持续6h以上或FiO_2大于60%持续48h,即可出现呼吸道黏膜及肺损伤。氧中毒也是ARDS的诱因之一。早产儿吸入高浓度氧,可发生视网膜病变,严重者甚至出现失明。

3.对策

吸氧初始阶段,可给高浓度(100%)以迅速纠正严重缺氧,一般认为,FiO_2越高,纠正缺氧的效果越好。一旦病情缓解,即应及时降低FiO_2在50%以下,使SaO_2在90%以上。必要时通过调整呼吸机参数如提高PEEP、增加平均气道压等维持目标PaO_2。在常压下FiO_2为25%~40%的长期氧疗较为安全。由于氧解离曲线的S状特点,PaO_2>80mmHg后不会再显著增加血氧含量，故应选择能保持合适 PaO_2 的最低 FiO_2。

氧疗对不同原因所致低氧血症的效果有所差异，单纯因通气不足引起的缺氧对氧疗较敏感；其次为轻、中度通气血流比例失调和弥散障碍所致缺氧；效果最差的为重度肺换气功能障碍如肺内分流所致缺氧。氧疗的最终目的是通过提高 PaO_2 改善组织缺氧。若循环功能不全，即使 PaO_2 正常，因氧运输障碍也可能出现组织缺氧。此外，氧的运输主要以氧与血红蛋白结合的方式进行，严重贫血患者也会出现氧运输障碍。故一般要求血红蛋白的水平不低于100～120g/L。

(三)机械通气

机械通气不仅用于治疗不同病因所致的呼吸衰竭，而且也用于预防呼吸衰竭的发生或加重。对心胸大手术后和严重胸部创伤患者，利用呼吸机帮助患者度过呼吸负荷加重阶段。关于机械通气治疗适应证选择的标准，目前尚无严格的规定。临床上需要综合考虑疾病的种类、患者的具体情况、对保守治疗的反应等。

1.无创通气

无创正压通气(NPPV)是通过鼻/面罩等方法连接患者与呼吸机的正压通气。它可减少急性呼吸衰竭的气管插管或气管切开的需要，由于无须建立人工气道，NPPV 可以避免相应的并发症如气道损伤、呼吸机相关性肺炎等，同时减少患者的痛苦和医疗费用，提高生活质量，改善预后。近 20 年来，随着临床应用经验的积累和鼻/面罩制作技术的改进，NPPV 已成为治疗呼吸衰竭的常规手段。

(1)治疗方法：患者经常规氧疗后 SaO_2 仍低于 90％时，应当考虑使用 NPPV。通常选择可提供较高流量、人一机同步和漏气补偿功能较好、专用于 NPPV 的无创呼吸机。由于 NPPV 的局限性，它不适用于呼吸或心跳停止、自主呼吸微弱、昏迷、无力排痰、严重的脏器功能不全(血流动力学不稳定、上消化道大出血等)、上气道或颌面部损伤、术后、畸形等。

临床常用持续气道正压和双水平正压通气两种通气模式。开始使用较低的压力，待患者耐受后再逐渐上调，尽量达到满意的通气和氧合水平，或调至患者可能耐受的最高水平。在 NPPV 的初始阶段，可首先选用口鼻面罩，患者病情改善后若还需较长时间应用则可换为鼻罩。

(2)治疗矛盾：自 NPPV 应用于临床后，最大的争议是对呼吸衰竭患者首选 NPPV 治疗是否一定优于有创正压通气。实践证明，不同的基础疾病显著影响着 NPPV 的疗效。目前仅证实 NPPV 治疗 COPD 急性加重和急性心源性肺水肿并发呼吸衰竭的疗效，大量的证据表明 NPPV 可用于前者的一线治疗，能降低气管插管率，减少住院时间和病死率。对重症哮喘和肺炎并发的呼吸衰竭，有部分报道使用 NPPV 有效，但其有效性和安全性尚缺乏循证医学依据。

(3)对策：于呼吸衰竭患者，若无使用 NPPV 的禁忌证可首先试用 NPPV，但在使用过程中应注意及时、准确地判断 NPPV 的疗效。后者对于是继续应用 NPPV，还是转换为有创通气具有重要意义，既可提高 NPPV 的有效性，又可避免延迟气管插管，从而提高 NPPV 的安全性。如使用 NPPV 后患者经皮血氧饱和度能明显改善，呼吸频率下降，辅助呼吸肌收缩减轻或消失，胸腹矛盾运动消失，血气指标提示氧合改善、二氧化碳潴留减轻，则表明治疗有效。反之，应用 NPPV 1～4h 病情不能改善者，应及时转为有创通气。应用 NPPV 可能失败的相关因素为:基础疾病较重、意识障碍或昏迷、初始治疗反应不明显、呼吸道分泌物多、高龄、营养不良等。

2.有创通气

传统机械通气强调维持正常的动脉血气,因而常需要较高的通气压力和较大的潮气量,容易出现呼吸机相关性肺损伤。为克服传统机械通气的局限性,近年来提倡应用一些新的机械通气策略,如压力限制通气、容许性高碳酸血症等。前者指呼吸机按照设置的气道压力目标输送气体,其特点一是吸气早期肺泡迅速充盈,有利于气体交换;二是人－机协调性好,表现为吸气流速或压力上升时间可根据患者的需要加以调整。

容许性高碳酸血症是指采用小潮气量(5～7ml/kg)通气,容许 $PaCO_2$ 有一定程度升高。一般要求 $PaCO_2$ 上升的速度应小于 10mmHg/h,以便细胞内 pH 得到适当调整,关于 $PaCO_2$,可以升高到何种水平,目前尚无统一标准,有认为机体可以耐受 $PaCO_2$ 在 80～90mmHg 范围内。文献报道容许性高碳酸血症可应用于 ARDS、支气管哮喘及 COPD 患者,因 CO_2 升高可扩张脑血管、增加交感神经兴奋性,故慎用于颅内压升高及心功能不全患者。应当指出,容许性高碳酸血症并不是机械通气治疗的目的,而是为了减少呼吸机相关性肺损伤采用小潮气量通气后所出现的后果。

对于大多数接受气管插管、机械通气的患者,均主张给予低水平的 PEEP(3～5cmH_2O),以补偿因仰卧体位和经喉插管引起的容量下降。对于氧合不满意的患者,可提高 PEEP 水平。调节 PEEP 的水平应在最合适的吸入氧浓度(小于 0.6)条件下达到较好地动脉血氧合,通常不超过 15cmH_2O。有条件者根据 P－V 曲线选择,PEEP 应高于低拐点 2cmH_2O。

以下介绍对不同基础疾病所致呼吸衰竭实施机械通气治疗的特点。

(1)外科手术后的机械通气治疗:外科手术特别是胸腹部手术后,对此类患者可积极行机械通气治疗,帮助患者顺利度过手术后数日内呼吸功能明显下降这一关键阶段。因胸腹部手术切口对呼吸运动有一定影响,机械通气时,可设置相对较小潮气量及较快通气频率。一般可选用 PSV 或 CPAP 等通气模式,采用 3～5cmH_2O 的 PEEP,有助于防治肺不张和低氧血症。

(2)神经肌肉性疾病的机械通气治疗:神经肌肉疾病导致的呼吸衰竭特点是通气泵衰竭,由呼吸肌无力所致,患者的中枢呼吸驱动及肺换气功能基本正常。由于呼吸肌无力使肺不能充分膨胀,易发生肺不张,机械通气时可采用较大的潮气量(12～15ml/kg),必要时加用呼气末正压(5～10cmH_2O)或叹息(sigh)功能,以防止肺不张。一般根据患者自主呼吸力量的强弱,选择通气模式。若患者尚有部分自主呼吸能力,则选用辅助或支持通气模式;如果患者的呼吸肌已无力触发通气机,则选用控制或辅助－控制通气模式。估计短期内有可能脱离机械通气者,可行气管插管,若机械通气超过 2 周以上者,则应考虑行气管切开。

(3)中枢神经病变的机械通气治疗:临床常见由脑血管意外、颅脑外伤、脑炎等所致的中枢性呼吸衰竭。该类患者接受机械通气时,原则上与神经肌肉性疾病的机械通气治疗类似。当伴有颅内高压时,在纠正缺氧的前提下,可采用控制性过度通气,使 $PaCO_2$ 保持在 3.3～4.0kPa 范围内,使脑血管处于轻度收缩状态,以利于降低颅内压。颅内高压改善后,应逐渐减低分钟通气量,使 $PaCO_2$ 恢复正常。部分患者的咳嗽反射减弱甚至消失,容易并发下呼吸道感染,应注意人工气道的护理。

(四)病因治疗

急性呼吸衰竭多有突发的病因,通常根据病史、体检、胸片及动脉血气即可做出诊断。针对不同病因,采取相应的措施是治疗急性呼吸衰竭的根本所在。上述各种治疗的目的也在于为原发病的治疗争取时间和创造条件。

(五)一般治疗

呼吸道感染既可诱发或加重呼吸衰竭,同时也是呼吸衰竭的常见并发症。应根据病情选用适宜的抗生素控制感染。使用抗生素的同时应注意及时清除呼吸道的分泌物。

急性呼吸衰竭患者多数有酸碱失衡,应予以及时纠正。还需要注意维护心血管、脑、肾等重要脏器的功能。

第四节　急性间质性肺炎

肺间质主要包括结缔组织、血管和淋巴管。因为结缔组织的密度稀疏,所以在其间存在有一定的间隙或腔隙。这种间隙从其解剖学分布看可被分为:①脉管周围的间质间隙:主要为围绕于血管、神经、淋巴管以及支气管囊周围的结缔组织,与血管等组织共同形成了X线中的肺纹理;②肺实质周围的间质间隙:又称间质腔,是指肺泡壁内的存在于肺泡上皮细胞基底膜和肺泡毛细血管内皮细胞基底膜之间的结缔组织腔隙。后者也正是人们通常所说的间质性肺病的发生部位。正常情况下,间质由少量的间质巨噬细胞、成纤维细胞、肌成纤维细胞以及肺基质、胶原、大分子物质、非胶原蛋白等组成。当肺间质发生病变时,上述成分的数量和性质都会发生改变一炎症细胞的激活和参与、组织结构的破坏、成纤维细胞的增生、胶原纤维的沉积和修复等共同构成了间质性肺病的组织病理学特性。需要指出的是,炎症的浸润和纤维的修复绝不仅限于间质,在肺泡、肺泡管、呼吸性和终末性细支气管气道内也可见到。

一、病因及发病机制

虽然目前已将AIP归入ⅡP范畴,但由于其临床表现及病理表现与ARDS几乎一致,而其发病时又无明确病因。有人认为,AIP的发病与病毒急性感染密切相关,只是限于目前的检测技术尚无法测定病毒而已。病毒与ⅡP的关系一直是该病病因学研究的热点之一,其中研究最多的是腺病毒和EB病毒。现在初步认为病毒在AIP发生、发展中所起的作用可能有3种情况:①病毒感染的人体细胞所表达的病毒蛋白可以促进慢性炎症和修复过程,如EB病毒的隐性膜蛋白可以提高β一淋巴细胞的Ⅱ类抗原的表达。②病毒的感染可以激活肺泡上皮细胞的Ⅰ型胶原基因。③病毒基因是一种转活化因子,可以与DNA结合或接触,以调节RNA蛋白转录和修改细胞的生物特性。然而遗憾的是,这些研究结果均来自ⅡP的慢性类型;也许是由于病例数偏少,至今尚未有AIP与病毒关系的研究报告。

有研究报道,部分患者肺周边淋巴细胞、淋巴滤泡及浆细胞中有自身抗体,肺泡壁上有免疫复合物沉积。而诸如血沉,部分患者丙种球蛋白高,抗核抗体效价上升,类风湿因子、免疫球蛋白、狼疮细胞阳性,补体水平降低都表明该病可能与炎症免疫过程有关。也有报道称本病可能具有遗传因素。

AIP 的急性肺损伤是一种大范围的、病理表现单一的肺实质性变化，这与已知的 ARDS 的表现并无二致；但与其他ⅡP 类型中所见的急性损伤－反复数年的多灶性损伤迥然不同。这种不同造成了二者在组织病理和临床表现上各具特色；并就此推测二者的发病机制亦有差别。虽然目前的研究已深入到蛋白甚至基因水平，人们已知诸如促炎症因子、抗炎症因子、金属蛋白酶及抑制因子和凋亡等在ⅡP 中的相应作用，但 AIP 的确切发病机制目前尚不清。

二、病理表现

病理显示，肺大体标本呈暗红色，重量增加，外观饱满，质实变硬，触压不萎陷。肺切面为暗红色斑点与灰白色相间，并有交错分布的灰白纤维组织条索和小灶性瘢痕组织。光镜检查：早（渗出）期病变（肺损伤后约 1 周内）时，肺泡间隔因血管扩张、基质水肿和炎性细胞浸润而弥散增厚；其中以淋巴细胞浸润为主，亦有浆细胞、单核（或巨噬细胞）、中性粒细胞和嗜酸性粒细胞及少许成纤维细胞；肺泡上皮增生和化生形成柱状，加宽了肺泡间隔；肺泡腔内则正常或有少许蛋白性物质及细胞渗出。此时的肺泡间隔相对较薄、肺泡结构尚正常，对治疗反应良好。随着病情的进展，血管内皮及肺泡上皮细胞受损、坏死和脱落；肺泡腔内形成均匀粉染的嗜酸性物质透明膜。约 2 周时，DAD 进入晚（增生或机化）期；肺泡间隔出现广泛增生的成纤维细胞和肌成纤维细胞，而胶原沉积却较少，这使得肺泡间隔明显增宽。毛细血管被纤维组织替代而数量减少；肺小动脉内膜增生、管壁增厚；有时在中小肺动脉内可见机化的栓子。肺泡因纤维化和闭锁而减少，残存的肺泡形状不规则，大小不一，或呈裂隙状或异常扩张。由于Ⅰ型肺泡上皮细胞的坏死，Ⅱ型上皮细胞增生，呈柱状或鞋钉样排列，衬于肺泡表面；这与 UIP 中有相当数量的细支气管上皮细胞参与分布于肺泡表面的情况有所不同。另外，呼吸性细支气管上皮可出现鳞状化生。数周后，蜂窝肺即可出现。

电镜检查：Ⅰ型肺泡上皮细胞丧失，局部乃至大面积的肺泡上皮细胞基底膜剥脱，Ⅱ型肺泡上皮细胞及毛细血管内皮细胞的胞质水肿和坏死脱落。细胞碎片与纤维蛋白、红细胞及表面活性类物质的混合物沿肺泡表面分布，这尤其见于镜下的透明膜形成区。散在的炎性细胞，尤其是巨噬细胞、淋巴细胞和浆细胞存在于肺泡腔中；而间质中水肿的基质及不同数量的胶原和弹性纤维周围分布着大量成纤维细胞、少量炎症细胞及散在的原始实质细胞。进一步的研究发现，间质中大量成纤维细胞及少量胶原的存在并不是造成间质增厚的唯一原因。由于肺泡上皮细胞基底层的剥脱，使得大部分肺泡均有不同程度的塌陷。此种塌陷的另一特征是塌陷的肺泡部分中，有许多邻近的上皮细胞基底层相互重叠和对折。这种由二层基底层组成的结构以匍行的方式插入肺泡壁，在间隔内部形成深的裂隙。当Ⅱ型肺泡上皮细胞沿剥脱的基底层增重新上皮化时，细胞并不深入裂隙之间，而是沿裂隙的两个外侧面覆盖。而若肺泡全部塌陷，相互分离的肺泡间隔此时也会发生对折。Ⅱ型肺泡上皮细胞重新生长时，它并不是全部直接生长在脱落的基底层表面，有部分的上皮细胞与基底层之间存在有一层残留的炎症初期时的肺泡腔内渗出物。这两种现象的结果是，当Ⅱ型肺泡上皮细胞增生重新覆盖脱落的上皮基底层时，细胞所覆盖的是塌陷部分，而不是沿完整的基底层重新呈线样排布和重新扩张肺泡；由于一层部分重叠的肺泡壁结合进了单一增厚的肺泡间隔，再加上部分区域肺泡腔内渗出物的“渗入间隔”，这就与其他因素一起造成了镜下所见的间质纤维化。

三、临床表现及诊断

AIP 起病突然、进展迅速、迅速出现呼吸功能衰竭、多需要机械通气维持、存活时间很短，大部分在 1～2 个月内死亡。

AIP 的发病无性别差异，文献中的发病年龄范围是 7～83 岁，平均 49 岁。大多数患者既往体健、发病突然；绝大部分患者在起病初期有类似上呼吸道病毒感染的症状，可持续 1 天至几周，虽经广泛研究仍无病毒感染的证据。半数以上的患者突然发热，干咳，继发感染时可有脓痰；有胸闷、乏力、伴进行性加重的呼吸困难，可有发绀、喘鸣、胸部紧迫或束带感；很快出现杵状指(趾)。双肺底可闻及散在的细捻发音。部分患者可发生自发性气胸。抗生素治疗无效，多于 2 周至半年内死于急性呼吸衰竭和有心功能衰竭。如早期足量应用糖皮质激素，病情可缓解甚至痊愈。实验室检查不具有特异性；外周血 WBC 可增多，少数有嗜酸性粒细胞轻度增多，RBC 和 Hb 因缺氧而继发增高。血沉多加快，可达 60mm/h，血清蛋白电泳示 α 或 γ 球蛋白增高，IgG 和 IgM 常增高，IgA 较少增高；血气分析为呼吸衰竭Ⅰ型，偶见Ⅱ型。

本病并没有特异性的临床诊断指标，所以最重要的是考虑到该病存在的可能。之后应在 AIP 和 ARDS 之间做出鉴别。AIP 缺乏明确的病因和系统性的损伤、无原先也已存在的可引起弥散性肺泡损伤的疾病；而后者往往都有比较明确的诱因。若要明确诊断，必须依赖临床诊断和肺组织活检，尤其是开胸肺活检。

绝大部分的ⅡP 患者为慢性类型，表现为进行性加重的肺部受损，其平均存活期为 4 年。但有些患者也会在慢性病程的任何阶段出现病情的急性加重，而这又往往被误诊为肺部感染。其中的原因尚不清楚。

Kondoh 曾报道了 3 例急性加重的ⅡP 病例，持续时间为 3～20d，于慢性病程发生 6～24 个月后出现。病情可以定义为：①突然恶化的呼吸困难达数周。②X 线胸片出现新近的弥散性肺部浸润影。③持续恶化的低氧血症($PaO_2/FiO_2<225$)。④无感染的依据。患者起病时可表现为流感样症状或咳嗽伴发热；3 个病例均有血白细胞增多和 C－反应蛋白升高；随经多种检测均无感染存在的证据；BALF 示中性粒细胞和清蛋白含量升高；加重后 2 周所做的开胸肺活检示无透明膜形成的 DAD 伴 UIP 的表现。经糖皮质激素治疗，3 位患者均病情转而稳定。

Akira 也报道了 17 例类似的病例，其中 9 例有系统的 HRCT 和病理资料，并将 HRCT 的表现分为外周型、多发灶型和弥散型肺实质浸润 3 种情况，发现：①全部的外周型患者(6 人)和一半的多发灶型患者(3/6)对糖皮质激素治疗有反应。②弥散型患者全部(5/5)死亡，50% 的多发灶型病例死亡，而外周型的患者则全部存活。③在病理中，多发灶型和弥散型肺实质浸润的病理符合急性 DAD，而外周型则为活跃的成纤维细胞灶。

在一部分系统性疾病，特别是结缔组织病和血管炎中，也可出现与 AIP 的临床和病理表现相同的病例。通过对文献的复习以及临床经验来看，有人认为，尚不应将这两种类似于 AIP 的疾病划入 AIP 范畴。因为这类疾病的确切病因尚不清；AIP 只见于既往无肺部疾患的患者，而后二者均已有肺部损伤；这两大类疾病在对治疗的反应和预后上的确存在差异。

四、影像学表现

AIP 的影像学表现并不具备特异性，与 ARDS 差别不大。在早期，部分患者的胸部 X 线片可正常；多数则为双肺中下野散在或广泛的点片状、斑片状阴影，此时与支气管肺炎不易鉴别。随着病情的进行性加重，双肺出现不对称的弥散性网状、条索状及斑点状浸润性阴影，并逐渐扩展至中上肺野，尤以外带明显；但肺尖部病变少见，肺门淋巴结不大；偶见气胸、胸腔积液及胸膜增厚。胸部CT多为双肺纹理增厚、结构紊乱、小片状阴影并可见支气管扩张征；也有双侧边缘模糊的磨玻璃样改变，或为双侧广泛分布的线状、网状、小结节状甚或实变阴影，偶见细小蜂窝样影像。

Ichikado等总结了14例AIP(3例开胸肺活检，11例尸检)的病理结果与HRCT的关系。他首先将肺部的病理表现分为急性渗出、亚急性增生和慢性纤维化三期，其分别代表如下表现的存在：透明膜、肺泡内的水肿、渗出或出血；Ⅱ型肺泡上皮细胞增生、成纤维细胞在间质及肺泡腔中增生；大量成纤维细胞和胶原结缔组织增生和肺内蜂窝样改变。随后通过HRCT技术，比较病理分期与影像学所见之间的相互关系。发现：①渗出期：会有部分残存的正常肺组织影像接近阴影区[指磨玻璃样变和(或)实变区]或存在于阴影区之中；不论是何种阴影表现，均不伴有支气管扩张影像的出现。②增生期：磨玻璃样变和实变区内支气管扩张影像的出现概率近乎相同。③纤维化期：近乎全部肺阴影区均伴有支气管扩张影像的出现，并发现有1例患者有小蜂窝样改变。从这一结果的分析中我们可以看出，HRCT对AIP的诊断不具有特异性，影像学的表现也无法做到像病理表现那样划界分明；支气管牵拉性扩张影像的出现预示着渗出期将尽而某种程度的机化也已出现。但无论怎样，对疑为AIP的患者及时进行HRCT检查，至少对于指导开胸肺活检的取样部位、尽早取得相应的正确诊断和采取适时的治疗措施仍是有益的。

Akira对AIP和ⅡP急性加重期的CT改变做了比较，发现AIP患者从不出现胸膜下玻璃样变的影像学表现，只有在7d后才会逐渐出现支气管的牵拉性扩张和蜂窝肺；而在IP的急性加重期，却可以见到双侧的弥散或多发灶性玻璃样变和胸膜下的蜂窝样变同时存在。

五、病理诊断

能够产生DAD表现的疾病很多，诸如各种类型的感染、药物性DAD、吸入有毒气体、急性放射性肺炎、结缔组织病和血管炎等。所以，除了临床鉴别之外，必须进行病理学方面的鉴别诊断。

1.慢性间质性肺炎

包括UIP、DIP和NSIP，其共同特点是起病多隐匿、病程较长，一般存活时间为4～5年。患者多表现为进行性的胸闷、气短。胸部CT可见蜂窝影或网状影，胸膜下弓形线状影及支气管扩张；田山雅行曾报道，这些患者全部有影像学上的蜂窝影。其组织学的共同特点是纤维化区域内多为成熟的胶原纤维束，而活化的成纤维细胞很少出现，甚至没有。这与AIP的表现正好相反。对于具体的某种类型的病理表现分述如下。

(1)UIP最大的特点：当转换低倍镜视野时，正常肺组织、间质纤维化、炎症细胞浸润和蜂窝样改变尽显微镜察。大部分纤维组织由大量嗜酸性胶原及少许相应的炎症或基质细胞组成。胶原的沉积增厚了肺泡壁并形成片状痕迹或伴有蜂窝样改变。在蜂窝状扩大的气腔中，支气管上皮细胞或增生的Ⅱ型肺泡上皮细胞覆盖于气腔表面；气腔中多含有浓缩的黏液组织、中性粒细胞及其他炎症细胞。肺泡之间有由胶原和不同数量的慢性炎症细胞所致的增厚的肺泡壁分隔。虽然大部分的纤维化区域是由无细胞成分的胶原组织构成的,它揭示出纤维化的"陈旧性";但也有些区域会出现活化的成纤维细胞的聚集,它体现出纤维化尚处于活动期;此种"新旧"纤维化同时出现于标本中的表现是诊断 UIP 的关键。整个标本中,炎症反应通常只呈中等程度,主要以小淋巴细胞为主,其次是巨噬细胞及中性粒细胞。这些炎症细胞主要出现在胶原沉积区域或蜂窝样变化的区域,这与人们所推测的不明原因的慢性炎症引起慢性纤维修复是 UIP,尤其是 UIP 发病机制的假设相吻合。对偶尔出现的急性加重的 UIP 病例,除病理表现外,临床表现也是有力的鉴别手段。

(2)DIP 最大的特点是大量巨噬细胞聚集于肺泡腔,宛如肺泡上皮细胞大量脱落,故而得名。实际上,这些细胞多为单个核细胞,也有少量分散的多核巨细胞存在。肺泡壁上的肺泡上皮细胞呈增生形态。肺泡间隔因胶原的沉积和少量炎性细胞的浸润而呈轻度到中度增宽。在低倍镜下,DIP 的表现很单一,不仅不存在成纤维细胞聚集区,而且蜂窝样改变也很少出现;这与 UIP 的组织学特点形成了鲜明的对照。

(3)NSIP 肺泡壁中的炎症和纤维化的程度变化较大,缺乏诊断 UIP、DIP 和 AIP 的特异性指征,自然也就无法纳入上述的任何一种类型。近一半的 NSIP 标本以间质炎症为主,纤维化的程度较轻甚至缺如。浸润于肺泡间质中的慢性炎症细胞包括淋巴细胞和大量浆细胞;这些细胞的浸润密度在所有类型的ⅡP 中被认为是最高的。所以,这种表现在组织学上极易识别,也被认为是 NSIP 的特异表现。另外 40%的 NSIP 病例,其炎症细胞的浸润和纤维化的程度基本相近; 但有时,这种表现也不易与 UIP 区分。鉴别的要点是标本的总体变化相当一致,没有明显的蜂窝样变,成纤维细胞聚集区也很少见。另外,所剩的 10%以间质胶原沉积为主,它可局限或弥散存在;但是沉积区中很少见到活跃的成纤维细胞,而多为成熟的胶原束;所以与 AIP 也很易鉴别。

2.ARDS

其组织学特征为肺间质水肿和 DAD。而 AIP 的病理表现就是 DAD 的增生或机化期的表现,所以二者在临床表现和组织上均难以鉴别。但 ARDS 多有原发病及明确的病因,如感染、外伤等,故 ARDS 的诊断不应依赖肺活检,通过结合临床对典型病例往往不难诊断。有部分学者仍推测 AIP 源于某些病毒的感染且属于 ARDS 范畴;遗憾的是至今也无任何证据。所以 ASH 认为,对二者的鉴别有时需做大量工作来寻找 ARDS 的病因。可以理解为何某些文献将 AIP 称为特发性 ARDS 以及临床上会将 AIP 误认为是 ARDS。但目前看来,这二者是有区别的。一方面是病因方面的差异;另一方面是在应用糖皮质激素后,AIP 的预后可望改善,而 ARDS 对糖皮质激素的治疗反应常属无效。

3.闭塞性细支气管炎伴机化性肺炎(BOOP)

发病较急,但进展缓慢。X 线胸片上双肺多发性斑片影在病程中常有明显的游走现象。胸部 CT 可见层状或结节状分布的较强的密度增高区,不见血管影像,其边缘区域有"气状征"。病理特点是阻塞性细支气管炎,有肉芽组织堵塞于扩大的小气道内,有时延伸至肺泡管;肺泡壁及间隔有以单核细胞为主的浸润;这些改变多局限于次小叶范围。影像及病理学的病变区和正常区界限分明,通常不会与 AIP 混淆。

因为 DAD 具有机化期,所以在极少见的情况下会出现 BOOP 和 NSIP 的病理表现与 AIP

无法区分的情况。此时，病史的表现就成了鉴别诊断的要点。

六、治疗和预后

因为对病因和发病机制尚知之甚少，所以对本病并无特异性的治疗手段。综合有限的文献资料，可以认为，AIP是一种具有潜在逆转可能的急性肺损伤性疾病，如在病变早期及时治疗可完全康复而不遗留肺部阴影或仅有少许条索状阴影。本病对肾上腺皮质激素反应尚好，而且应该早期、大量和长期地运用。用法：泼尼松40～80mg/d，持续3个月，病情稳定后方逐渐减量，维持时间当视病情发展而定，但疗程不宜短于1年。如果减量过程中病情复发加重，应当重新加大剂量以控制病情。如果病情凶险，可使用冲击疗法：静脉注射甲基泼尼松龙500～1 000mg/d，持续3～5d；病情稳定后再改为口服。此外，还有联合应用免疫抑制剂，如甲基泼尼松龙250mg/d＋环磷酰胺1 500mg/d＋长春新碱2mg并取得满意疗效的情况。

既然将AIP划归IIP范畴，那么间质成纤维细胞的增生活化作用应视为极为重要的发病机制。从病理学的电镜所见看，部分区域肺泡腔内渗出物的“渗入间隔”也必然会伴有纤维化的发生。所以，糖皮质激素的应用应该对抑制纤维化的发生起重要作用。当然，单纯的药物治疗是远远不够的，急速恶化的呼吸功能衰竭往往是主要的致命因素；所以，机械通气通常是必需的。

如果肺泡的塌陷可以明显促进纤维化的发生、发展并且加重肺泡间隔的增厚，那么在机械通气时加用一定水平的PEEP就显得尤为重要；甚至有人认为，人工合成的表面活性物质也具有一定的应用价值。这充分表明了AIP与ARDS的相似性。

应用大剂量糖皮质激素治疗ARDS一直未能取得令人满意的疗效。从病理学角度看，ARDS可分为渗出期和纤维增生期两大阶段；但在临床中尚无法区分。我们以ARDS的最常见病因败血病为例，纤维增生期的ARDS患者也会有发热、白细胞增多、气道脓性分泌物以及X线胸片上新出现浸润灶或原有浸润灶的进一步加重。这就使得在临床上对何时运用糖皮质激素无法明确掌握。从现有资料看，绝大部分治疗无效的报道都集中在病变的早期(＜48h)应用糖皮质激素时。但是Keal等人将31例至少已使用呼吸机7d的ARDS患者分成两组，再行大剂量糖皮质激素治疗研究。发现治疗组的病死率是38％(5/13)，而对照组为67％(12/18)。

更为有意义的是，5例患者在糖皮质激素应用后的48h，其PaO_2/FiO_2值较用前的48h明显改善($P<0.05$)，另有3例则在用药后5～6d内也出现了PaO_2/FiO_2比值的改善。其原因是在ARDS的早期，死亡率主要取决于原发疾病的类型及其严重程度；而在之后则直接或间接地决定于肺纤维增生过程的影响，进一步加重气血交换的障碍。也就是说，大剂量糖皮质激素的作用在纤维增生期更为重要也更为合理。很显然，这种看法的提出说明了AIP和ARDS这两种疾病在发病机制上可能还是存在差异的。

AIP的平均病死率为78％(60％～100％)，平均存活期为33d。虽然尚无法预示存活率的组织病理指征，但存活者多有严重的肺实质损害，而死亡者则少有之。现在ARDS的病死率因治疗手段的不断改进已降至50％以下；而AIP的病死率却一直居高不下。总之，医学界应进一步加强对AIP的研究。

第二章　消化内科疾病

第一节　消化性溃疡

消化性溃疡主要指发生在胃和十二指肠的慢性溃疡，即胃溃疡(GU)和十二指肠溃疡(DU)，因溃疡形成与胃酸/胃蛋白酶的消化作用有关而得名。溃疡的黏膜缺损超过黏膜肌层，不同于糜烂。

一、流行病学

消化性溃疡是全球性常见病。西方国家资料显示，自20世纪50年代以后，消化性溃疡发病率呈下降趋势。我国临床统计资料提示，消化性溃疡患病率在近10多年来亦开始呈下降趋势。本病可发生于任何年龄，但中年最为常见，DU多见于青壮年，而GU多见于中老年，后者发病高峰比前者约迟10年。男性患病比女性较多。临床上DU比GU多见，两者之比为(2～3)∶1，但有地区差异，在胃癌高发区GU所占的比例有增加。

二、病因和发病机制

在正常生理情况下，胃十二指肠黏膜经常接触有强侵蚀力的胃酸和在酸性环境下被激活、能水解蛋白质的胃蛋白酶，此外，还经常受摄入的各种有害物质的侵袭，但却能抵御这些侵袭因素的损害，维持黏膜的完整性，这是因为胃十二指肠黏膜具有一系列防御和修复机制。目前认为，胃十二指肠黏膜的这一完善而有效的防御和修复机制，足以抵抗胃酸/胃蛋白酶的侵蚀。一般而言，只有当某些因素损害了这一机制才可能发生胃酸/胃蛋白酶侵蚀黏膜而导致溃疡形成。近年的研究已经明确，幽门螺杆菌和非类固醇类抗炎药是损害胃十二指肠黏膜屏障从而导致消化性溃疡发病的最常见病因。当过度胃酸分泌远远超过黏膜的防御和修复作用也可能导致消化性溃疡发生。现将这些病因及其导致溃疡发生的机制分述如下。

(一)幽门螺杆菌

确认幽门螺杆菌为消化性溃疡的重要病因主要基于两方面的证据：①消化性溃疡患者的幽门螺杆菌检出率显著高于对照组的普通人群，在DU的检出率约为90%、GU为70%～80%(幽门螺杆菌阴性的消化性溃疡患者往往能找到NSAID服用史等其他原因)。②大量临床研究肯定，成功根除幽门螺杆菌后溃疡复发率明显下降，用常规抑酸治疗后愈合的溃疡年复发率为50%～70%，而根除幽门螺杆菌可使溃疡复发率降至5%以下，这就表明去除病因后消化性溃疡可获治愈。至于何以在感染幽门螺杆菌的人群中仅有少部分人(约15%)发生消化性溃疡，一般认为，这是幽门螺杆菌、宿主和环境因素三者相互作用的不同结果。

幽门螺杆菌感染导致消化性溃疡发病的确切机制尚未阐明，目前比较普遍接受的一种假说试图将幽门螺杆菌、宿主和环境3个因素在DU发病中的作用统一起来。该假说认为，胆酸对幽门螺杆菌生长具有强烈的抑制作用，因此正常情况下幽门螺杆菌无法在十二指肠生存，十二指肠球部酸负荷增加是DU发病的重要环节,因为酸可使结合胆酸沉淀,从而有利于幽门螺杆菌在十二指肠球部生长。幽门螺杆菌只能在胃上皮组织定植,因此在十二指肠球部存活的幽门螺杆菌只有当十二指肠球部发生胃上皮化生才能定植下来,而十二指肠球部的胃上皮化生是十二指肠对酸负荷的一种代偿反应。十二指肠球部酸负荷增加的原因,一方面,与幽门螺杆菌感染引起的慢性胃窦炎有关,幽门螺杆菌感染直接或间接作用于胃窦D、G细胞,削弱了胃酸分泌的负反馈调节,从而导致餐后胃酸分泌增加;另一方面,吸烟、应激和遗传等因素均与胃酸分泌增加有关。定植在十二指肠球部的幽门螺杆菌引起十二指肠炎症,炎症削弱了十二指肠黏膜的防御和修复功能,在胃酸/胃蛋白酶的侵蚀下最终导致DU发生。十二指肠炎症同时导致十二指肠黏膜分泌碳酸氢盐减少,间接增加十二指肠的酸负荷,进一步促进DU的发生和发展过程。

对幽门螺杆菌引起GU的发病机制研究较少,一般认为是幽门螺杆菌感染引起的胃黏膜炎症削弱了胃黏膜的屏障功能。胃溃疡好发于非泌酸区与泌酸区交界处的非泌酸区侧,反映了胃酸对屏障受损的胃黏膜的侵蚀作用。

(二)非类固醇类抗炎药(NSAID)

NSAID是引起消化性溃疡的另一个常见病因。大量研究资料显示,服用NSAID的患者,发生消化性溃疡及其并发症的危险性显著高于普通人群。临床研究报道,在长期服用NSAID的患者中,10%~25%可发现胃或十二指肠溃疡,有1%~4%的患者发生出血、穿孔等溃疡并发症。NSAID引起的溃疡以GU较DU多见。溃疡形成及其并发症发生的危险性除与服用NSAID种类、剂量、疗程有关外,也与高龄、同时服用抗凝血药、糖皮质激素等因素有关。

NSAID通过削弱黏膜的防御和修复功能导致消化性溃疡发病,损害作用包括局部作用和系统作用两方面,系统作用是主要致溃疡机制,主要是通过抑制环氧合酶(COX)而起作用。COX是花生四烯酸合成前列腺素的关键限速酶,COX有两种异构体,即结构型COX-1和诱生型COX-2。COX-1在组织细胞中恒量表达,催化生理性前列腺素合成而参与机体生理功能调节;COX-2主要在病理情况下由炎症刺激诱导产生,促进炎症部位前列腺素的合成。传统的NSAID如阿司匹林、吲哚美辛等旨在抑制COX-2而减轻炎症反应,但特异性差,同时抑制了COX-1,导致胃肠黏膜生理性前列腺素E合成不足。后者通过增加黏液和碳酸氢盐分泌、促进黏膜血流增加、细胞保护等作用在维持黏膜防御和修复功能中起重要作用。

NSAID和幽门螺杆菌是引起消化性溃疡发病的2个独立因素,至于两者是否有协同作用尚无定论。

(三)胃酸和胃蛋白酶

消化性溃疡的最终形成是由于胃酸/胃蛋白酶对黏膜自身消化所致。因胃蛋白酶活性是pH依赖性的,在pH>4时便失去活性,因此在探讨消化性溃疡发病机制和治疗措施时主要考虑胃酸。无酸情况下罕有溃疡发生及抑制胃酸分泌药物能促进溃疡愈合的事实均确证,胃酸在溃疡形成过程中的决定性作用,是溃疡形成的直接原因。胃酸的这一损害作用一般只有在正常黏膜防御和修复功能遭受破坏时才能发生。

DU患者中约有1/3存在五肽胃泌素刺激的最大酸排量(MAO)增高,其余患者MAO多在正常高值,DU患者胃酸分泌增高的可能因素及其在DU发病中的间接及直接作用已如前述。GU 患者基础酸排量(BAO)及 MAO 多属正常或偏低，对此，可能解释为 GU 患者多伴多灶萎缩性胃炎，因而胃体壁细胞泌酸功能已受影响，而 DU 患者多为慢性胃窦炎，胃体黏膜未受损或受损轻微因而仍能保持旺盛的泌酸能力。少见的特殊情况如胃泌素瘤患者，极度增加的胃酸分泌的攻击作用远远超过黏膜的防御作用，而成为溃疡形成的起始因素。近年来，非幽门螺杆菌、非 NSAID(也非胃泌素瘤)相关的消化性溃疡报道有所增加，这类患者病因未明，是否与高酸分泌有关尚有待研究。

(四)其他因素

下列因素与消化性溃疡发病有不同程度的关系。①吸烟：吸烟者消化性溃疡发生率比不吸烟者高，吸烟影响溃疡愈合和促进溃疡复发。吸烟影响溃疡形成和愈合的确切机制未明，可能与吸烟增加胃酸分泌、减少十二指肠及胰腺碳酸氢盐分泌、影响胃十二指肠协调运动、黏膜损害性氧自由基增加等因素有关。②遗传：遗传因素曾一度被认为是消化性溃疡发病的重要因素，但随着幽门螺杆菌在消化性溃疡发病中的重要作用得到认识，遗传因素的重要性受到挑战。例如，消化性溃疡的家族史可能是幽门螺杆菌感染的"家庭聚集"现象；O 型血胃上皮细胞表面表达更多黏附受体而有利于幽门螺杆菌定植。因此，遗传因素的作用尚有待进一步研究。③急性应激可引起应激性溃疡已是共识。但在慢性溃疡患者，情绪应激和心理障碍的致病作用却无定论。临床观察发现，长期精神紧张、过劳，确实易使溃疡发作或加重，但这多在慢性溃疡已经存在时发生，因此情绪应激可能主要起诱因作用，可能通过神经内分泌途径影响胃十二指肠分泌、运动和黏膜血流的调节。④胃十二指肠运动异常：研究发现部分 DU 患者胃排空增快，这可使十二指肠球部酸负荷增大；部分 GU 患者有胃排空延迟，这可增加十二指肠液反流入胃，加重胃黏膜屏障损害。目前认为，胃肠运动障碍不大可能是原发病因，但可加重幽门螺杆菌或 NSAID 对黏膜的损害。

概言之，消化性溃疡是一种多因素疾病，其中幽门螺杆菌感染和服用 NSAID 是已知的主要病因，溃疡发生是黏膜侵袭因素和防御因素失衡的结果，胃酸在溃疡形成中起关键作用。

三、病理

DU 发生在球部，前壁比较常见；GU 多在胃角和胃窦小弯。组织学上，GU 大多发生在幽门腺区(胃窦)与泌酸腺区(胃体)交界处的幽门腺区一侧。幽门腺区黏膜可随年龄增长而扩大[假幽门腺化生和(或)肠化生]，使其与泌酸腺区之交界线上移，故老年患者 GU 的部位多较高。溃疡一般为单个，也可为多个，呈圆形或椭圆形。DU 直径多小于 10mm，GU 要比 DU 稍大。亦可见到直径大于 2cm 的巨大溃疡。溃疡边缘光整、底部洁净，由肉芽组织构成，上面覆盖有灰白色或灰黄色纤维渗出物。活动性溃疡周围黏膜常有炎症水肿。溃疡浅者累及黏膜肌层，深者达肌层甚至浆膜层，溃破血管时引起出血，穿破浆膜层时引起穿孔。溃疡愈合时周围黏膜炎症、水肿消退，边缘上皮细胞增生覆盖溃疡面，其下的肉芽组织纤维转化，变为瘢痕，瘢痕收缩使周围黏膜皱襞向其集中。

四、临床表现

上腹痛是消化性溃疡的主要症状，但部分患者可无症状或症状较轻以至不为患者所注意，而以出血、穿孔等并发症为首发症状。典型的消化性溃疡有如下临床特点：①慢性过程，病史可达数年至数十年；②周期性发作，发作与自发缓解相交替，发作期可为数周或数月，缓解期亦长短不一，短者数周、长者数年；发作常有季节性，多在秋冬或冬春之交发病，可因精神情绪不良或过劳而诱发；③发作时上腹痛呈节律性，表现为空腹痛即餐后2～4h或(及)午夜痛，腹痛多为进食或服用抗酸药所缓解，典型节律性表现在DU多见。

(一)症状

上腹痛为主要症状，性质多为灼痛，亦可为钝痛、胀痛、剧痛或饥饿样不适感。多位于中上腹，可偏右或偏左。一般为轻至中度持续性痛。疼痛常有典型的节律性如上述。腹痛多在进食或服用抗酸药后缓解。

部分患者无上述典型表现的疼痛，而仅表现为无规律性的上腹隐痛或不适。具或不具典型疼痛者均可伴有反酸、嗳气、上腹胀等症状。

(二)体征

溃疡活动时上腹部可有局限性轻压痛，缓解期无明显体征。

五、实验室和其他检查

(一)胃镜检查

胃镜检查是确诊消化性溃疡首选的检查方法。胃镜检查不仅可对胃十二指肠黏膜直接观察、摄像，还可在直视下取活组织作病理学检查及幽门螺杆菌检测，对消化性溃疡的诊断及胃良、恶性溃疡鉴别诊断的准确性高于X线钡餐检查。例如，在溃疡较小或较浅时钡餐检查有可能漏诊；钡餐检查发现十二指肠球部畸形可有多种解释；活动性上消化道出血是钡餐检查的禁忌证；胃的良、恶性溃疡鉴别必须由活组织检查来确定。

内镜下消化性溃疡多呈圆形或椭圆形，也有呈线形，边缘光整，底部覆有灰黄色或灰白色渗出物，周围黏膜可有充血、水肿，可见皱襞向溃疡集中。内镜下溃疡可分为活动期(A)、愈合期(H)和瘢痕期(S)3个病期，其中每个病期又可分为1期和2期两个阶段。

(二)X线钡餐检查

适用于对胃镜检查有禁忌或不愿接受胃镜检查者。溃疡的X线征象有直接和间接两种：龛影是直接征象，对溃疡有确诊价值；局部压痛、十二指肠球部激惹和球部畸形、胃大弯侧痉挛性切迹均为间接征象，仅提示可能有溃疡。

(三)幽门螺杆菌检测

幽门螺杆菌检测应被列为消化性溃疡诊断的常规检查项目，因为有无幽门螺杆菌感染决定治疗方案的选择。检测方法分为侵入性和非侵入性两大类。前者需通过胃镜检查取胃黏膜活组织进行检测，主要包括快速尿素酶试验、组织学检查和幽门螺杆菌培养；后者主要有^{13}C或^{14}C尿素呼气试验、粪便幽门螺杆菌抗原检测及血清学检查(定性检测血清抗幽门螺杆菌IgG抗体)。

快速尿素酶试验是侵入性检查的首选方法，操作简便、费用低。组织学检查可直接观察幽门螺杆菌，与快速尿素酶试验结合，可提高诊断准确率。幽门螺杆菌培养技术要求高，主要用于科研。^{13}C或^{14}C尿素呼气试验检测幽门螺杆菌敏感性及特异性高而无须胃镜检查，可作为根除治疗后复查的首选方法。

应注意，近期应用抗生素、质子泵抑制剂、铋剂等药物，因有暂时抑制幽门螺杆菌的作用，会使上述检查(血清学检查除外)呈假阴性。

(四)胃液分析和血清胃泌素测定

一般仅在疑有胃泌素瘤时作鉴别诊断之用。

六、诊断和鉴别诊断

慢性病程、周期性发作的节律性上腹疼痛,且上腹痛可为进食或抗酸药所缓解的临床表现是诊断消化性溃疡的重要临床线索。但应注意,一方面,有典型溃疡样上腹痛症状者不一定是消化性溃疡;另一方面,部分消化性溃疡患者症状可不典型甚至无症状,因此单纯依靠病史难以做出可靠诊断。确诊有赖于胃镜检查。X线钡餐检查发现龛影亦有确诊价值。

鉴别诊断本病主要临床表现为慢性上腹痛,当仅有病史和体检资料时,需与其他有上腹痛症状的疾病,如肝、胆、胰、肠疾病和胃的其他疾病相鉴别。功能性消化不良临床常见且临床表现与消化性溃疡相似,应注意鉴别。如做胃镜检查,可确定有无胃、十二指肠溃疡存在。

胃镜检查如见胃、十二指肠溃疡,应注意与引起胃、十二指肠溃疡的少见特殊病因或以溃疡为主要表现的胃、十二指肠肿瘤鉴别。其中,与胃癌、胃泌素瘤的鉴别要点如下。

(一)胃癌

内镜或X线检查见到胃的溃疡,必须进行良性溃疡(胃溃疡)与恶性溃疡(胃癌)的鉴别。Ⅲ型(溃疡型)早期胃癌单凭内镜所见与良性溃疡鉴别有困难,放大内镜和染色内镜对鉴别有帮助,但最终必须依靠直视下取活组织检查鉴别。恶性溃疡的内镜特点为:①溃疡形状不规则,一般较大。2底凹凸不平,苔污秽。③边缘呈结节状隆起。④周围皱襞中断。⑤胃壁僵硬、蠕动减弱(X线钡餐检查亦可见上述相应的X线征)。活组织检查可以确诊,但必须强调,对于怀疑胃癌而一次活检阴性者,必须在短期内复查胃镜进行再次活检;即使内镜下诊断为良性溃疡且活检阴性,仍有漏诊胃癌的可能,因此对初诊为胃溃疡者,必须在完成正规治疗的疗程后进行胃镜复查。胃镜复查溃疡缩小或愈合不是鉴别良、恶性溃疡的最终依据,必须重复活检加以证实。

(二)胃泌素瘤

胃泌素瘤也称 Zollinger－Ellison 综合征,是胰腺非β细胞瘤分泌大量促胃液素(胃泌素)所致。肿瘤往往很小(直径<1cm),生长缓慢,半数为恶性。大量胃泌素可刺激壁细胞增生,分泌大量胃酸,使上消化道经常处于高酸环境,导致胃十二指肠球部和不典型部位(十二指肠降段、横段,甚或空肠近端)发生多发性溃疡。促胃液素(胃泌素)瘤与普通消化性溃疡的鉴别要点是该病溃疡发生于不典型部位,具难治性特点,有过高胃酸分泌(BAO和MAO均明显升高,且BAO/MAO>60%)及高空腹血清促胃液素(≥200pg/mL,常>500pg/mL)。

七、治疗

治疗的目的是消除病因、缓解症状、愈合溃疡、防止复发和防治并发症。针对病因的治疗如根除幽门螺杆菌,有可能彻底治愈溃疡病,是近年来消化性溃疡治疗的一大进展。

(一)一般治疗

生活要有规律,避免过度劳累和精神紧张。注意饮食规律,戒烟、酒。服用NSAID者尽可能停用,即使未用亦要告诫患者今后慎用。

(二)治疗消化性溃疡的药物及其应用

治疗消化性溃疡的药物可分为抑制胃酸分泌的药物和保护胃黏膜的药物两大类,主要起缓解症状和促进溃疡愈合的作用，常与根除幽门螺杆菌治疗配合使用。现就这些药物的作用机制及临床应用分别简述如下。

1.抑制胃酸药物

溃疡的愈合与抑酸治疗的强度和时间成正比。抗酸药具中和胃酸作用，可迅速缓解疼痛症状，但一般剂量难以促进溃疡愈合，故目前多作为加强止痛的辅助治疗。H_2受体拮抗剂(H_2RA)可抑制基础及刺激的胃酸分泌，以前一作用为主，而后一作用不如PPI充分。使用推荐剂量各种HRA溃疡愈合率相近，不良反应发生率均低。西咪替丁可通过血一脑屏障，偶有精神异常不良反应；与雄性激素受体结合而影响性功能；经肝细胞色素P450代谢而延长华法林、苯妥英钠、茶碱等药物的肝内代谢。雷尼替丁、法莫替丁和尼扎替丁上述不良反应较少。已证明，H_2RA全日剂量于睡前顿服的疗效与1d 2次分服相仿。由于该类药物价格较PPI便宜，临床上特别适用于根除幽门螺杆菌疗程完成后的后续治疗，及某些情况下预防溃疡复发的长程维持治疗。质子泵抑制剂(PPI)作用于壁细胞胃酸分泌终末步骤中的关键酶H^+，K^+－ATP酶，使其不可逆失活，因此抑酸作用比H_2RA更强且作用持久。与H_2RA相比，PPI促进溃疡愈合的速度较快、溃疡愈合率较高，特别适用于难治性溃疡或NSAID溃疡患者不能停用NSAID时的治疗。对根除幽门螺杆菌治疗，PPI与抗生素的协同作用较H_2RA好，是根除幽门螺杆菌治疗方案中最常用的基础药物。使用推荐剂量的各种PPI，对消化性溃疡的疗效相仿，不良反应均少。

2.保护胃黏膜药物

硫糖铝和胶体铋目前已少用作治疗消化性溃疡的一线药物。

枸橼酸铋钾(胶体次枸橼酸铋)因兼有较强抑制幽门螺杆菌作用，可作为根除幽门螺杆菌联合治疗方案的组分，但要注意此药不能长期服用，否则会因过量蓄积而引起神经毒性。米索前列醇具有抑制胃酸分泌、增加胃十二指肠黏膜的黏液及碳酸氢盐分泌和增加黏膜血流等作用，主要用于NSAID溃疡的预防，腹泻是常见不良反应，会引起子宫收缩故孕妇忌服。

(三)根除幽门螺杆菌治疗

对幽门螺杆菌感染引起的消化性溃疡，根除幽门螺杆菌不但可促进溃疡愈合，而且可预防溃疡复发，从而彻底治愈溃疡。凡有幽门螺杆菌感染的消化性溃疡，无论初发或复发、活动或静止、有无并发症，均应予以根除幽门螺杆菌治疗。

1.根除幽门螺杆菌的治疗方案

已证明，在体内具有杀灭幽门螺杆菌作用的抗生素有克拉霉素、阿莫西林、甲硝唑(或替硝唑)、四环素、呋喃唑酮、某些喹诺酮类如左氧氟沙星等。PPI及胶体铋体内能抑制幽门螺杆菌，与上述抗生素有协同杀菌作用。目前尚无单一药物可有效根除幽门螺杆菌，因此必须联合用药。应选择幽门螺杆菌根除率高的治疗方案力求一次根除成功。研究证明，以PPI或胶体铋为基础加上两种抗生素的三联治疗方案有较高根除率。这些方案中，以PPI为基础的方案所含PPI能通过抑制胃酸分泌提高口服抗生素的抗菌活性从而提高根除率，再者PPI本身具有快速缓解症状和促进溃疡愈合的作用，因此是临床中最常用的方案。而其中，又以PPI加克拉霉素再加阿莫西林或甲硝唑的方案根除率最高。幽门螺杆菌根除失败的主要原因是患者的服药依从性问题和幽门螺杆菌对治疗方案中抗生素的耐药性。因此，在选择治疗方案时要了解所在地区的耐药情况。近年世界不少国家和我国一些地区幽门螺杆菌对甲硝唑和克拉霉素的耐药率在增加，应引起注意。呋喃唑酮(200mg/d，分2次)耐药性少见、价廉，国内报道用呋喃唑酮代替克拉霉素或甲硝唑的三联疗法亦可取得较高的根除率，但要注意呋喃唑酮引起的周围神经炎和溶血性贫血等不良反应。治疗失败后的再治疗比较困难，可换用另外两种抗生素(阿莫西林原发和继发耐药均极少见，可以不换)，如PPI加左氧氟沙星(500mg/d，每天1次)和阿莫西林，或采用PPI和胶体铋合用再加四环素(1500mg/d，每天2次)和甲硝唑的四联疗法。

2.根除幽门螺杆菌治疗结束后的抗溃疡治疗

在根除幽门螺杆菌疗程结束后，继续给予一个常规疗程的抗溃疡治疗(如DU患者予PPI常规剂量，每日1次，总疗程2～4周；或H_2RA常规剂量疗程4～6周。GU患者PPI常规剂量每日1次，总疗程4～6周；或H_2RA常规剂量，总疗程6～8周)是最理想的。这在有并发症或溃疡面积大的患者尤为必要，但对无并发症且根除治疗结束时症状已得到完全缓解者，也可考虑停药以节省药物费用。

3.根除幽门螺杆菌治疗后复查

治疗后应常规复查幽门螺杆菌是否已被根除。复查应在根除幽门螺杆菌治疗结束至少4周后进行，且在检查前应停用PPI或铋剂2周，否则会出现假阴性。可采用非侵入性的^{13}C或^{14}C尿素呼气试验，也可通过胃镜在检查溃疡是否愈合的同时取活检做尿素酶及(或)组织学检查。对未排除胃恶性溃疡或有并发症的消化性溃疡应常规进行胃镜复查。

(四)NSAID溃疡的治疗、复发预防及初始预防

对服用NSAID后出现的溃疡，如情况允许应立即停用NSAID，如病情不允许可换用对黏膜损伤少的NSAID如特异性COX－2抑制剂(如塞来昔布)。对停用NSAID者，可给予常规剂量常规疗程的HRA或PPI治疗；对不能停用NSAID者，应选用PPI治疗(HRA疗效差)。因幽门螺杆菌和NSAID是引起溃疡的2个独立因素，因此应同时检测幽门螺杆菌，如有幽门螺杆菌感染应同时根除幽门螺杆菌。溃疡愈合后，如不能停用NSAID，无论幽门螺杆菌是阳性还是阴性都必须继续PPI或米索前列醇长程维持治疗以预防溃疡复发。对初始使用NSAID的患者是否应常规给药预防溃疡的发生仍有争论。已明确的是，对于发生NSAID溃疡并发症的高危患者，如既往有溃疡病史、高龄、同时应用抗凝血药(包括低剂量的阿司匹林)或糖皮质激素者，应常规用抗溃疡药物预防。目前认为，PPI或米索前列醇预防效果较好。

(五)溃疡复发的预防

有效根除幽门螺杆菌及彻底停服NSAID，可消除消化性溃疡的两大常见病因，大大减少溃疡复发。对溃疡复发同时伴有幽门螺杆菌感染复发(再感染或复燃)者，可根除幽门螺杆菌再治疗。下列情况则需用长程维持治疗来预防溃疡复发：①不能停用NSAID的溃疡患者，无论幽门螺杆菌是阳性还是阴性。②幽门螺杆菌相关溃疡，幽门螺杆菌感染未能被根除。③幽门螺杆菌阴性的溃疡(非幽门螺杆菌、非NSAID溃疡)。④幽门螺杆菌相关溃疡，幽门螺杆菌虽已被根除，但曾有严重并发症的高龄或有严重伴随病患者。长程维持治疗一般以H_2RA或PPI常规剂量的半量维持，而NSAID溃疡复发的预防多用PPI或米索前列醇(如前述)。

(六)外科手术指征

由于内科治疗的进展,目前外科手术主要限于少数且有并发症者,包括:①大量出血经内科治疗无效;②急性穿孔;③瘢痕性幽门梗阻;④胃溃疡癌变;⑤严格内科治疗无效的顽固性溃疡。

第二节 急性胃炎

急性胃炎是由多种不同的病因引起的急性胃黏膜炎症,包括急性单纯性胃炎、急性糜烂出血性胃炎和吞服腐蚀物引起的急性腐蚀性胃炎与胃壁细菌感染所致的急性化脓性胃炎。其中,临床意义最大和发病率最高的是以胃黏膜糜烂、出血为主要表现的急性糜烂出血性胃炎。

一、流行病学

迄今为止,国内外尚缺乏有关急性胃炎的流行病学调查。

二、病因

急性胃炎的病因众多,大致有外源和内源两大类,包括急性应激、化学性损伤(如药物、乙醇、胆汁、胰液)和急性细菌感染等。

(一)外源因素

1.药物

各种非类固醇类抗炎药(NSAIDs),包括阿司匹林、吲哚美辛、吡罗昔康和多种含有该类成分复方药物。另外,常见的糖皮质激素和某些抗生素及氯化钾等均可导致胃黏膜损伤。

2.乙醇

主要是大量酗酒致胃黏膜糜烂甚至出血。

3.生物性因素

沙门菌、嗜盐菌和葡萄球菌等细菌或其毒素可使胃黏膜充血水肿和糜烂。HP 感染可引起急、慢性胃炎(发病机制类似,将在“慢性胃炎”节中叙述)。

4.其他

某些机械性损伤(包括胃内异物或胃柿石等)可损伤胃黏膜,放射疗法可致胃黏膜受损,偶可见因吞服腐蚀性化学物质(强酸、强碱或来苏尔及氯化汞、砷、磷等)引起的腐蚀性胃炎。

(二)内源因素

1.应激因素

多种严重疾病如严重创伤、烧伤或大手术及颅脑病变和重要脏器衰竭等可导致胃黏膜缺血缺氧而损伤,通常称为应激性胃炎。如果系脑血管病变、头颅部外伤和脑手术后引起的胃十二指肠急性溃疡称为 Cushing 溃疡,而大面积烧灼伤所致溃疡称为 Curling 溃疡。

2.局部血供缺乏

局部血供缺乏主要是腹腔动脉栓塞治疗后或少数因动脉硬化导致胃动脉的血栓形成或栓塞引起供血不足。另外还可见于肝硬化门静脉高压并发上消化道出血者。

3.急性蜂窝织炎或化脓性胃炎

此两者甚少见。

三、病理生理学和病理组织学

(一)病理生理学

胃黏膜防御机制包括黏膜屏障、黏液屏障、黏膜上皮修复、黏膜和黏膜下层丰富的血流、前列腺素和肽类物质(表皮生长因子等)和自由基清除系统。上述屏障破坏或保护因素减少,使胃腔中的 H^+ 弥散至胃壁,肥大细胞释放组胺,则血管充血甚至出血、黏膜水肿及间质液渗出,同时可刺激壁细胞分泌盐酸、主细胞分泌胃蛋白酶原。若致病因子损及腺颈部细胞,则胃黏膜修复延迟、更新受阻而出现糜烂。

严重创伤、大手术、大面积烧伤、脑血管意外和严重脏器衰竭及休克或者败血症等所致的急性应激的发生机制为,急性应激→皮质－垂体前叶－肾上腺皮质轴活动亢进、交感－副交感神经系统失衡→机体的代偿功能不足→不能维持胃黏膜微循环的正常运行→黏膜缺血、缺氧→黏液和碳酸氢盐分泌减少及内源性前列腺素合成不足→黏膜屏障破坏和氢离子反弥散→降低黏膜内 pH→进一步损伤血管与黏膜→糜烂和出血。

NSAID 引起者为抑制环氧合酶(COX)致使前列腺素产生减少,黏膜缺血缺氧;氯化钾和某些抗生素或抗肿瘤药等则可直接刺激胃黏膜引起浅表损伤。

乙醇可致上皮细胞损伤和破坏,黏膜水肿、糜烂和出血。另外,幽门关闭不全、胃切除(主要是 Billroth Ⅱ式)术后可引起十二指肠－胃反流,此时由胆汁和胰液等组成的碱性肠液中的胆盐、溶血磷脂酰胆碱、磷脂酶 A 和其他胰酶可破坏胃黏膜屏障,引起急性炎症。

门静脉高压可致胃黏膜毛细血管和小静脉扩张及黏膜水肿,组织学表现为只有轻度或无炎症细胞浸润,可有显性或非显性出血。

(二)病理学改变

急性胃炎主要病理和组织学表现以胃黏膜充血水肿,表面有片状渗出物或黏液覆盖为主。黏膜皱襞上可见局限性或弥散性陈旧性或新鲜出血与糜烂,糜烂加深可累及胃腺体。

显微镜下则可见黏膜固有层多少不等的中性粒细胞、淋巴细胞、浆细胞和少量嗜酸性粒细胞浸润,可有水肿,表面的单层柱状上皮细胞和固有腺体细胞出现变性与坏死。重者黏膜下层亦有水肿和充血。

对于腐蚀性胃炎若接触了高浓度的腐蚀物质且时间长,则胃黏膜出现凝固性坏死,糜烂和溃疡,重者穿孔或出血甚至引起腹膜炎。

另外,少见的化脓性胃炎可表现为整个胃壁(主要是黏膜下层)炎性增厚,大量中性粒细胞浸润,黏膜坏死,可有胃壁脓性蜂窝织炎或胃壁脓肿。

四、临床表现

(一)症状

部分患者可有上腹痛、腹胀、恶心、呕吐和嗳气及食欲缺乏等。如伴胃黏膜糜烂出血,则有呕血和(或)黑便,大量出血可引起出血性休克。有时上腹胀气明显。细菌感染者可出现腹泻等,并有疼痛、吞咽困难和呼吸困难(由于喉头水肿)。腐蚀性胃炎可吐出血性黏液,严重者可发生食管或胃穿孔,引起胸膜炎或弥散性腹膜炎。化脓性胃炎起病常较急,有上腹剧痛、恶心和呕吐、寒战和高热，血压可下降，出现中毒性休克。

(二)体征

上腹部压痛是常见体征，尤其多见于严重疾病引起的急性胃炎出血者。腐蚀性胃炎因口腔黏膜、食管黏膜和胃黏膜都有损害，口腔、咽喉黏膜充血，水肿和糜烂。化脓性胃炎有时体征与急腹症相似。

五、辅助检查

急性糜烂出血性胃炎的确诊有赖于急诊胃镜检查，一般应在出血后24～48h内进行，可见到以多发性糜烂、浅表溃疡和出血灶为特征的急性胃黏膜病损，黏液糊或者可有新鲜或陈旧血液。一般急性应激所致的胃黏膜病损以胃体、胃底部为主，而NSAID或乙醇所致的则以胃窦部为主。注意，X线钡剂检查并无诊断价值。出血者做呕吐物或大便隐血试验、红细胞计数和血红蛋白测定。感染因素引起者做白细胞计数和分类检查、大便常规和培养。

六、诊断和鉴别诊断

主要由病史和症状做出拟诊，而经胃镜检查得以确诊。但吞服腐蚀物质者禁忌胃镜检查。有长期服NSAID、酗酒及临床重危患者，均应想到急性胃炎可能。对于鉴别诊断，腹痛为主者，应通过反复询问病史而与急性胰腺炎，胆囊炎和急性阑尾炎等急腹症甚至急性心肌梗死相鉴别。

七、治疗

(一)基础治疗

基础治疗包括给予镇静、禁食、补液、解痉、止吐等对症支持治疗，以后给予流质或半流质饮食。

(二)针对病因治疗

针对病因治疗包括根除HP、去除NSAID或乙醇等诱因。

(三)对症处理

表现为反酸、上腹隐痛、烧灼感和嘈杂者，给予H_2受体拮抗药或质子泵抑制药；以恶心、呕吐或上腹胀闷为主者可选用甲氧氯普胺、多潘立酮或莫沙必利等促动力药；以痉挛性疼痛为主者，可给予莨菪碱等药物进行对症处理。

有胃黏膜糜烂、出血者，除可用抑制胃酸分泌的H_2受体拮抗药或质子泵抑制药外，还可同时应用胃黏膜保护药如硫糖铝或铝碳酸镁等。

对于较大量的出血则应采取综合措施进行抢救。当并发大量出血时，可以冰水洗胃或在冰水中加去甲肾上腺素(每200mL冰水中加8mL)，或同管内滴注碳酸氢钠，浓度为1000mmol/L，24h滴1L，使胃内pH保持在5以上。凝血酶是有效的局部止血药，并有促进创面愈合作用，大剂量使用时止血作用显著。常规的止血药，如卡巴克络、抗血栓溶芳酸和酚磺乙胺等可通过静脉应用，但效果一般。内镜下观察止血往往可收到较好效果。

第三节　急性胃扩张

急性胃扩张是指胃和十二指肠内由于大量气体、液体或食物潴留而引起胃和十二指肠上段的高度扩张。Rokitansky 于 1842 年首先描述，Fagge 于 1873 年简述了急性胃扩张的临床特征及治疗。儿童及成人均可发病，男性多见，发病年龄大多在 21～40 岁。

一、病因及发病机制

该病多发生于腹部手术后、某些慢性消耗性疾病及长期卧床的患者，国内报道该病多因暴饮暴食所致。常见病因可分为以下几种。

(一)胃及肠壁神经肌肉麻痹

其主要见于：①麻醉和外科手术后。②中枢神经损伤。③腹腔及腹膜后的严重感染。④慢性消耗性疾病，如慢性肺源性心脏病、尿毒症、肝性脑病时的毒血症。⑤代谢性疾病及电解质紊乱，如糖尿病合并神经病变、低血钾症等。⑥药物，如抗胆碱药物过量。⑦暴饮暴食。⑧其他，如自主神经功能紊乱等。

(二)机械性梗阻

其主要见于：①脊柱前凸性畸形。②肠系膜上动脉压迫综合征。③胃幽门区良性狭窄及恶性肿瘤。④十二指肠肿瘤及其周围良性狭窄和恶性肿瘤等。

在前述某一或多个病因存在下，胃排空障碍而使胃扩张，达到一定程度时，胃壁肌肉张力降低，使胃和十二指肠交界处角度变成锐角，胃内容物排出受阻，胃腔膨大，进而可压迫十二指肠，并将系膜和小肠挤向盆腔，造成幽门远端的梗阻。而当胃和十二指肠麻痹后，其所分泌的液体如胃液、胆汁、胰液及十二指肠液因不能被吸收而潴留在胃和(或)十二指肠内，加上吞咽的气体及发酵产生的气体，使胃和十二指肠进一步扩张，形成恶性循环。大量液体潴留在胃和十二指肠内，造成反应性呕吐，大量频繁地呕吐，除了导致水分的大量丢失造成脱水外，同时造成电解质成分的丢失，引起酸碱平衡紊乱。在胃扩张后，扩张胃机械性地压迫门静脉、下腔静脉，使血液潴留在腹腔内脏，回心血量减少，加之水分的丢失使有效血容量减少，最后导致休克。

二、诊断要点

根据病史、查体及腹部 X 线检查一般可以明确诊断。基本要点如下。

(一)病史

病前有相关外科手术史、慢性疾患史或暴饮暴食史存在。

(二)症状

1.腹痛、腹胀

病初有上腹部饱胀，上腹部或脐周持续性胀痛，可有阵发性加重，但多不剧烈。

2.恶性、呕吐

伴随腹胀、腹痛的加重而出现，并且逐渐加重。呕吐物初为胃内容物，反复频繁呕吐后转为棕褐色酸性液体。

3.排气排便停止

在后期易于出现。

4.脱水、休克

主要因失水及电解质丢失所致。表现有口渴、精神萎靡、嗜睡、半昏迷、呼吸急促、少尿或无尿和血压下降等。

(三)查体

可有脱水貌。腹部高度膨隆,可见“巨胃窦征”,可有腹部压痛和肌紧张,但反跳痛不明显。胃区振水音阳性,肠鸣音减弱或消失。

(四)辅助检查

1.胃管吸液

插入胃肠减压管吸出大量胃内液体(3～4L)则可确诊。

2.腹部X线检查

立位透视或平片,可见大胃泡伴液气平。在肠穿孔时,可有膈下游离气体出现。

3.B超波

可见胃高度扩张,胃壁变薄,大量潴留物;气体较多时,界限不易与肠胀气区别。

4.实验室检查

白细胞计数多且不增高,但有穿孔等并发症存在时,可有细胞计数增高甚至出现核左移。在明显脱水时,可见红细胞计数及血红蛋白数量增高。尿液检查,可见尿比重增高、蛋白尿、管形尿。血生化检查可见低钾、低钠、低氯,尿素氮和二氧化碳结合力升高等。

三、鉴别诊断

(一)胃扭转

亦有腹胀、腹痛和呕吐。但其起病急,腹痛较剧烈,呕吐频繁而量少,胃内容液无胆汁,查体见上腹部膨胀呈半球状而脐下平坦,胃管不能插入胃内,X线透视或腹部平片可见胃腔扩大,出现1个或2个液气平。钡剂造影钡剂不能进入胃内而在食管下段受阻,梗阻端呈尖削阴影等有助于鉴别。

(二)原发或继发性腹膜炎

腹部亦膨胀,肠鸣音减弱或消失。但其常有脏器穿孔或(和)腹腔感染史,腹部呈弥散性膨隆伴腹膜刺激征,腹腔积液征阳性,腹穿呈渗出性改变,胃肠减压不能使症状缓解有助于鉴别。

(三)高位机械性肠梗阻

亦可有腹痛和呕吐,腹胀满可见肠胃型,X线腹部立位透视或平片照相检查可见胃肠腔扩大。但其多有消化性溃疡、手术后局部粘连、胃肠及腹腔肿瘤等病史存在,腹痛多为急性发作性腹部绞痛,常伴高亢的肠鸣音,X线腹部立位透视或平片照相检查可见肠管呈多个梯形液气平,胃肠减压症状不能缓解可有助于鉴别其病症的出现。

(四)急性胃炎

急性胃炎在饱餐之后亦可出现呕吐和上腹部疼痛,有时较明显,但在呕吐后腹痛可减轻,且无明显胀满或扩大的胃型等有助于鉴别是否出现该病的症状。

四、治疗

(一)一般治疗

(1)禁食、禁水:一经确诊,应予禁食禁水,以免使胃的扩张加重。

(2)洗胃:可用等渗温盐水洗胃,直至胃内容物清除干净,吸出正常胃液为止。

(3)持续胃肠减压:清除胃内容物后,应继续给予持续胃肠减压,直至恶心、呕吐、腹痛、腹胀症状消失,肠鸣音恢复为止。

(4)病情容许时可采取治疗性体位,即俯卧位或膝胸卧位。在腹胀减轻、肠鸣音恢复后,可进少量流食,如症状无反复,可逐渐增加进食量,并逐步过渡到半流食,普食。

(二)药物治疗

(1)输液、补充足够的水分、热卡和电解质,维持有效血容量和能量需要。常用液体有5%～10%葡萄糖、5%葡萄糖生理盐水、平衡盐、复合氨基酸、脂肪乳、维生素及钾盐等。在禁食患者,输液量一般需3000～4000mL;具体入液量可根据体重、体液丢失量计算,同时应注意心肺功能情况,供应热卡应不少于26kJ/(kg·d)。

(2)抗感染:在合并穿孔时,应给予积极抗感染治疗。常用的有氨苄西林、哌拉西林、环丙沙星、甲硝唑等。感染较重时,可给予输新鲜血及血浆,以便加强支持治疗和提高抗病能力。

(三)治疗并发症

1.抗休克

在并发休克时,应积极抗休克治疗。

2.纠正酸碱平衡和电解质紊乱

由于呕吐导致大量酸性胃液丢失及电解质丢失,前者易于引起代谢性碱中毒,后者容易导致钠、钾、氯等离子的丢失,对此可给予0.1%～0.2%氯化氢或氯化铵静脉滴注。注意,前者必须选用大静脉,否则可能导致严重的周围静脉炎;亦可给予精氨酸静脉滴注,并注意补充钾盐。

3.穿孔

合并穿孔时,应及时给予手术治疗。

(四)外科治疗

1.手术指征

(1)餐后极度胃扩张而胃内容物无法吸出者。

(2)内科治疗8～12h病情不能缓解者。

(3)有胃十二指肠机械梗阻情况存在者。

(4)合并穿孔或胃大出血者。

(5)胃功能长期不能恢复而无法进食者。

2.手术方法

力求简单有效,术后处理与其他胃疾病相同。方法有:①胃壁切开术。②胃壁内翻缝合术。③胃部分切除术。④十二指肠—空肠吻合术。

第四节　溃疡性结肠炎

一、病因和发病机制

(一)病因

本病病因尚不十分明确,可能与基因因素心理因素、自身免疫因素、感染因素等有关。

(二)发病机制

肠道菌群失调后,一些肠道有害菌或致病菌分泌的毒素、脂多糖等激活了肠黏膜免疫和肠道产酪酸菌减少,引起易感患者肠免疫功能紊乱从而造成肠黏膜损伤。

二、临床表现

(一)临床症状

本病多发病缓慢,偶有急性发作者,病程多呈迁延发作与缓解期交替发作。

1.消化系统表现

腹泻、腹痛和便血为最常见症状。初期症状较轻,粪便表面有黏液,以后大便次数增多,粪中常混有脓血和黏液,可呈糊状软便。重者腹胀、食欲缺乏、恶心、呕吐,体检可发现左下腹压痛,可有腹肌紧张、反跳痛等。

2.全身表现

全身表现可有发热、贫血、消瘦和低蛋白血症、精神焦虑等。急性暴发型重症患者,出现发热、水电解质失衡、维生素和蛋白质从肠道丢失、贫血、体重下降等。

3.肠外表现

肠外表现可有关节炎、结节性红斑、口腔黏膜复发性溃疡、巩膜外层炎、前葡萄膜炎等,这些肠外表现在结肠炎控制或结肠切除后可以缓解和恢复;强直性脊柱炎、原发性硬化性胆管炎及少见的淀粉样变性等可与溃疡性结肠炎共存,但与溃疡性结肠炎本身的病情变化无关。

(二)体征

轻型患者除左下腹有轻压痛外,无其他阳性体征。重症和暴发型患者,可有明显鼓肠、腹肌紧张、腹部压痛和反跳痛。有些患者可触及痉挛或肠壁增厚的乙状结肠和降结肠,肠鸣音亢进,肝脏可因脂肪浸润或并发慢性肝炎而肿大。直肠指检常有触痛,肛门括约肌常痉挛,但在急性中毒症状较重的患者可松弛,指套染血。

(三)并发症

并发症主要包括中毒性巨结肠、大出血、穿孔、癌变等。

三、诊断要点

(一)症状

有持续或反复发作的腹痛、腹泻,排黏液血便,伴里急后重,重者伴有恶心、呕吐等症状,病程多在 4～6 周。可有关节、皮肤、眼、口及肝胆等肠外表现。需再根据全身表现来综合判断。

(二)体征

轻型患者常有左下腹或全腹压痛伴肠鸣音亢进。重型和暴发型患者可有腹肌紧张、反跳痛，或可触及痉挛或肠壁增厚的乙状结肠和降结肠。直肠指检常有压痛。

(三)实验室检查

血常规示小细胞性贫血，中性粒细胞增高，血沉增快，血清蛋白降低，球蛋白升高。严重者可出现电解质紊乱、低血钾。大便外观有黏液脓血，镜下见红、白细胞及脓细胞。

(四)放射学钡剂检查

急性期一般不宜做钡剂检查。特别注意的是，重度溃疡性结肠炎在做钡灌肠时，有诱发肠扩张与穿孔的可能性。钡灌肠对本病的诊断和鉴别诊断有重要价值，尤其是对克罗恩病、结肠恶变有意义。临床静止期可做钡灌肠检查，以判断近端结肠病变，排除克罗恩病者宜再做全消化道钡餐检查。钡剂灌肠检查可见黏膜粗糙水肿、多发性细小充盈缺损、肠管短缩、袋囊变浅或消失呈铅管状等。

(五)内镜检查

临床上，多数病变在直肠和乙状结肠，采用乙状结肠镜检查很有价值，对于慢性或疑为全结肠患者，宜行纤维结肠镜检查。内镜检查有确诊价值，通过直视下反复观察结肠的肉眼变化及组织学改变，既能了解炎症的性质和动态变化，又可早期发现恶变前病变，能在镜下准确地采集病变组织和分泌物以利于排除特异性肠道感染性疾病。检查可见病变，病变多从直肠开始呈连续性、弥散性分布，黏膜血管纹理模糊、紊乱或消失、充血、水肿、质脆、出血、脓性分泌物附着，亦常见黏膜粗糙，呈细颗粒状等炎症表现。病变明显处可见弥散性、多发性糜烂或溃疡。重者有多发性糜烂或溃疡，缓解期患者结肠袋囊变浅或消失，可有假息肉或桥形黏膜等。

(六)黏膜活检和手术取标本

1.黏膜组织学检查

本病活动期和缓解期有不同表现。

(1)活动期表现：①固有膜内有弥散性慢性炎性细胞、中性粒细胞、嗜酸性粒细胞浸润。②隐窝有急性炎性细胞浸润，尤其是上皮细胞间有中性粒细胞浸润及隐窝炎，甚至形成隐窝脓肿，脓肿可溃入固有膜。③隐窝上皮增生，杯状细胞减少。④可见黏膜表层糜烂、溃疡形成和肉芽组织增生。

(2)缓解期表现：①中性粒细胞消失，慢性炎性细胞减少。②隐窝大小，形态不规则，排列紊乱。③腺上皮与黏膜肌层间隙增宽。④潘氏细胞化生。

2.手术切除标本病理检查

手术切除标本病理检查可根据黏膜组织学特点进行。

(七)诊断方法

在排除细菌性痢疾、阿米巴痢疾、慢性血吸虫病、肠结核等感染性结肠炎及结肠 CD、缺血性结肠炎、放射性结肠炎等疾病的基础上，具体诊断方法如下。

(1)具有临床表现、肠镜检查及放射学钡剂检查 1/3 者可拟诊。

(2)加上黏膜活检或手术取标本做病理者可确诊。

(3)初发病例、临床表现和结肠镜改变均不典型者，暂不诊断为 UC，但须随访 3～6 个月，观察发作情况。

(4)结肠镜检查发现的轻度慢性直、乙状结肠炎不能与 UC 等同，应观察病情变化，认真寻找病因。

四、治疗原则

UC 的治疗应掌握好分级、分期、分段治疗的原则。分级指按疾病的严重度，采用不同药物和不同治疗方法；分期指疾病分为活动期和缓解期，活动期以控制炎症及缓解症状为主要目标，缓解期应继续维持缓解，预防复发；分段治疗指确定病变范围以选择不同给药方法，远段结肠炎可采用局部治疗，广泛性结肠炎或有肠外症状者则以系统性治疗为主。溃疡性直肠炎治疗原则和方法与远段结肠炎相同，局部治疗更为重要，优于口服用药。

（一）一般治疗

多休息，进柔软、易消化、富营养的食物，补充多种维生素。贫血严重者可输血，腹泻严重者应补液，纠正电解质紊乱。

（二）药物治疗

1.活动期的治疗

（1）轻度 UC：可选用柳氮磺吡啶（SASP）制剂，每日 3～4g，分次口服；或用相当剂量的 5－氨基水杨酸（5－ASA）制剂。病变分布于远端结肠者可酌用 SASP 栓剂 0.5～1.0g，每天 2 次。氢化可的松琥珀酸钠盐 100～200mg 保留灌肠，每晚 1 次。也可用中药保留灌肠治疗。

（2）中度 UC：可用上述剂量水杨酸类制剂治疗，疗效不佳者，适当加量或改口服类固醇皮质激素，常用泼尼松 30～40mg/d，分次口服。

（3）重度 UC：①如患者尚未用过口服类固醇激素，可用口服泼尼松龙 40～60mg/d，观察 7～10d。亦可直接静脉给药。已使用者应静脉滴注氢化可的松 300mg/d 或甲泼尼龙 48mg/d。②肠外应用广谱抗生素控制肠道继发感染，如氨苄西林、硝基咪唑及喹诺酮类制剂。③应嘱患者卧床休息，适当补液，补充电解质，防止电解质紊乱。便血量大者应考虑输血。营养不良病情较重者应注意饮食，必要时可给予肠外营养。④类固醇激素使用 7～10d 后无效者可考虑应用环孢素静脉滴注，每天 2～4mg/kg。应注意监测血药浓度。⑤慎用解痉剂及止泻剂，避免诱发中毒性巨结肠。如上述药物治疗效果不佳时，应及时予内外科会诊，确定结肠切除手术的时机与方式。

2.缓解期的治疗

症状缓解后，维持治疗的时间至少为 1 年，一般认为类固醇类无维持治疗效果，在症状缓解后逐渐减量，应尽可能过渡到用 SASP 维持治疗。维持治疗剂量一般为口服每日 1.0～3.0g，亦可用相当剂量的 5－氨基水杨酸类药物。6－硫基嘌呤（6－MP）或疏唑嘌呤等用于对上述药物不能维持或对类固醇激素依赖者。

第三章 神经内科疾病

第一节 脑梗死

一、概述

脑梗死又称缺血性脑卒中或中风，指因动脉管腔狭窄或者堵塞形成脑血栓，引起局部脑组织血液供应障碍，继而发生缺血缺氧性病变后局部脑组织坏死和脑软化，最终导致相应的神经功能缺失的脑血管疾病。脑梗死的发病率高，病死率高，致残率高，复发率高。

二、病因

脑梗死是临床常见的脑血管疾病之一，主要是由于供应脑部血液的动脉出现粥样硬化和血栓形成，使管腔狭窄甚至闭塞，导致局灶性急性脑供血不足而发病；也有因异常物体（固体、液体、气体）沿血液循环进入脑动脉或供应脑血液循环的颈部动脉，造成血流阻断或血流量骤减而产生相应支配区域脑组织软化坏死者。

无症状脑梗死发生的比较少，但是死亡率较高，它是由于脑供血障碍引起的脑组织缺血、缺氧而引起的脑软化，引起这类脑梗死发生的原因主要有以下几方面：①患者年龄较大，兼有动脉硬化性等疾病，一旦精神高度紧张或抑郁可能导致发病。②在脑部缺血部位或血肿较小，仅有轻微的或偶发的麻木感或疼痛感，未引起重视。③原来就有脑部疾病，如脑血肿或血管瘤等，随着运动或饮食不当（如饮酒、吸烟）病情逐渐加重。

外伤性脑梗死一般是在外伤 24h 后经头颅 CT 检查时出现的一种并发症。发生的原因主要有：①蛛网膜下隙出血，它占颅脑外伤患者 40%以上，而这类患者可以出现脑血管痉挛、脑缺氧或循环障碍，最后导致脑梗死。②有些患者年龄较大，多为 50 岁以上，再伴有高血压、高血脂病史，本来血管已经老化，若又遭受外伤后，可导致脑内血肿或脑水肿，结果颅内血压增高，最后产生脑梗死，可见外伤是这类患者脑梗死的重要诱因。③外伤引起内源性脑损伤因子积聚从而引起脑梗死，部分患者在遭受外伤后，使神经递质的含量发生变化，体内的自由基或代谢废物积累增加，而这些物质都可增加脑梗死的概率。

三、临床表现

根据部位可以分为颈内动脉系统（前循环）脑梗死和椎基底动脉系统（后循环）脑梗死。

颈内动脉系统（前循环）脑梗死可以分为颈内动脉血栓形成、大脑中动脉血栓形成、大脑前动脉血栓形成。椎基底动脉系统（后循环）脑梗死可以分为大脑后动脉血栓形成、椎动脉血栓形成、基底动脉血栓形成。

颈内动脉血栓形成，临床表现复杂多样。大脑中动脉血栓形成、大脑中动脉主干闭塞可出现对侧偏瘫、偏身感觉障碍和同向性偏盲，可伴有双眼向病灶侧凝视，优势半球受累可出现失语，非优势半球病变可有体像障碍。大脑前动脉血栓形成、大脑前动脉阻塞时由于前交通动脉的代偿，可全无症状。

大脑后动脉血栓形成、大脑后动脉闭塞引起的临床症状变异很大，动脉的闭塞位置和Willis环的构成在很大程度上决定了梗死的范围和严重程度。椎动脉血栓形成，若两侧椎动脉的粗细差别不大，当一侧闭塞时，通过对侧椎动脉的代偿作用，可以无明显症状。在小脑后下动脉或椎动脉供应延髓外侧的分支闭塞时发生延髓背外侧综合征。基底动脉血栓形成、基底动脉主干闭塞，表现为眩晕、恶心、呕吐、眼球震颤、复视、构音障碍、吞咽困难及共济失调等，病情进展迅速而出现延髓性麻痹、四肢瘫、昏迷，并导致死亡。基底动脉的短旋支闭塞，表现为同侧面神经和外展神经麻痹，对侧瘫痪，即为脑桥腹外侧综合征。脑桥基底部双侧梗死时，表现为双侧面瘫、延髓性麻痹、四肢瘫、不能讲话，但因脑干网状结构未受累，患者意识清楚，能随意睁闭眼，可通过睁闭眼或眼球垂直运动来表达自己的意愿，即为闭锁综合征。基底动脉尖端分出两对动脉，即大脑后动脉和小脑上动脉，供血区域包括中脑、丘脑、小脑上部、颞叶内侧和枕叶，其供血障碍。临床表现为眼球运动障碍、瞳孔异常、觉醒和行为障碍，可伴有记忆丧失，对侧偏盲或皮质盲，少数患者可出现大脑脚幻觉，这是基底动脉尖综合征。

四、诊断

1.CT血管成像

通过静脉注射碘化造影剂后，经螺旋CT扫描进行血管重建成像，它可检测到颅外颈动脉的狭窄程度及是否形成血液斑块，还可检测到颅内血管狭窄的程度、血栓的大小或有无动脉瘤；可直观地看到脑血液循环情况，非常有利于脑梗死的早期诊断。

2.CT灌注成像

这项技术是通过注射碘对比剂显示毛细血管的变化动态，从而观察脑组织密度有无改变，该技术可用于发病早期的检测，特别是发病2～4h的超早期，如果发现脑部的低密度病灶，可判断形成了缺血性脑梗死。

3.核磁共振(MRI)检测

核磁共振成像(MRI)技术是目前最重要的辅助检查之一，特别是超早期检测(如脑梗死数分钟后)发现异常，就可确定病情，对症治疗。该技术主要有以下几类。

(1)磁共振弥散加权成像(DWI)技术：这种检测方法对早期缺血改变非常敏感，如果脑血管缺血发生仅1～5min都能收集高信号，它能反映细胞是否发生了水肿，所以在脑梗死发生早期，利用DWI检测可特异性观察到病情的严重程度。

(2)磁共振灌注成像(PWI)技术：利用灌注对比剂追踪技术可观察到血流灌注情况，从成像上可直接看到脑部血流的变化，一旦发现脑部缺血，就非常敏感地观察到各种信息。

(3)磁共振血管成像(MRA)技术：这是一项血流依赖性技术，由于血流信号消失的因素是多方面的，不一定是血管完全闭塞，因此，必须细致区分血流缓慢、无血流形成的原因，再加上其他技术的联合应用，以免误诊。

(4)磁共振频谱(MRS)技术：该技术可判断特定脑区的代谢活动是否正常，脑部某些代谢产物的含量是否超标，最大限度地进行早期诊断，对脑梗死的严重程度做出判断。

4.诊断依据

中老年患者，有动脉粥样硬化及高血压等脑卒中的危险因素，安静状态下活动起病，并前可有反复的短暂性脑缺血发作发作，症状常在数小时或数天内达高峰。出现局灶性神经功能缺损，梗死的范围与某一脑动脉的供应区域相一致。一般意识清楚。头部CT在早期多正常，24～48h内出现低密度病灶。脑脊液正常，SPECT、DWI和PWI有助于早期诊断，血管造影可发现狭窄或闭塞的动脉。

五、治疗

(一)对症支持治疗

1.一般支持

卧床休息，注意对皮肤、口腔及尿道的护理，按时翻身，避免出现压疮和尿路感染等。

2.调控血压

如收缩压小于180mmHg或舒张压小于110mmHg，不需降血压治疗，以免加重脑缺血；如收缩压在185～210mmHg或舒张压在115～120mmHg，也不需降血压治疗，应严密观察血压变化；如收缩压大于220mmHg，舒张压大于120mmHg，则应给予缓慢降血压治疗，应严密观察血压变化，防止血压降得过低。

3.控制血糖

脑卒中急性期血糖增高可以是原有糖尿病的表现或应激反应。当患者血糖增高超过11.1mmol/L时，应立即给予胰岛素治疗，将血糖控制在8.3mmol/L以下。

4.吞咽困难的处理

有30%～65%的急性卒中患者会出现吞咽困难，吞咽困难治疗的目的时预防吸入性肺炎，避免因饮食摄取不足从而导致的体液缺失和营养不良。尤其是水、茶等稀薄液体最易导致误吸。

5.肺炎的处理

约5.6%卒中患者合并肺炎，误吸时卒中合并肺炎的主要原因，肺炎时患者死亡的一个主要原因，急性脑卒中还可以并发急性神经源性肺水肿。治疗主要包括呼吸治疗(如氧疗)和抗生素治疗，药敏实验有助于抗生素的选择。

6.上消化道出血的处理

是脑卒中患者急性期临床上较常见的严重并发症，病死率较高，是由于胃、十二指肠黏膜出血性糜烂和急性溃疡所所致。主要采用胃内灌洗和使用制酸止血药物进行治疗。

7.水电解质紊乱的处理

由于神经内分泌功能的紊乱、意识障碍、进食减少、呕吐、中枢性高热等原因，尤其是脱水治疗时，常并发水电解质紊乱，进一步加重脑组织的损害，严重时可危及生命。

8.心脏损伤的处理

主要包括急性心肌缺血、心肌梗死、心律失常及心力衰竭等，失急性期脑血管病的主要死亡原因之一。早期密切观察心电图情况，必要时行动态心电监测及心肌酶谱测查，及时发现心脏损伤。

(二)溶栓治疗

主要是在缺血脑组织出现坏死之前，迅速重建缺血脑组织的血供循环，挽救受损脑细胞，尽可能地缩小因缺血缺氧对脑组织造成的不可逆性损伤，改善脑梗死的预后。溶栓治疗因受梗死脑组织生理特性差异以及脑梗死患者个体差异的限制，具有不确定性，因而临床应用时有其相应的适应证和禁忌证。一般认为，18～80岁；脑功能损害的体征比较严重，持续存在超过1h；颅内无出血，无早期大面积脑梗死影像学改变；红细胞、血红蛋白、血小板、凝血功能正常的患者在6h内溶栓是安全有效的。主要包括静脉溶栓、动脉溶栓和药物溶栓。

1.静脉溶栓

一般采用静脉滴注或静脉推注的方法，设备简单，操作便捷，创伤较小，耗时较短，费用较低，患者易于接受，但该溶栓方法用药剂量较大，对纤溶系统影响较大，出血较多见，对大血管的血栓再通率较低，因而适用于弥散性微血栓的溶栓。

2.动脉溶栓

一般采用经皮穿刺技术（又称 Seldinger 技术）穿刺股动脉或颈动脉，根据血管数字减影的图像示踪，将微导管插入血栓部位，注入溶栓药物，进行选择性动脉内溶栓治疗。动脉溶栓法对设备要求高，操作复杂，用药量小，耗时长，溶栓效率高，对纤溶系统影响小，适用于大血管内单一或少量血栓栓塞的患者。

3.药物溶栓

常用药物包括尿激酶、链激酶、重组组织型纤溶酶原激活物。

(1)尿激酶：非选择性的纤维蛋白溶解剂，直接将纤溶酶原激活转化为纤溶酶，裂解血栓表面和游离于血液中的纤维蛋白，在血栓内外发挥纤溶作用，抗原性小，安全有效，较为常用。

(2)链激酶：非选择性纤维蛋白溶解剂，可经血浆及血清中的蛋白激活，提高体内纤维蛋白溶解系统的活力，将纤溶酶原激活转化为纤溶酶，溶解血栓，有一定抗原性，给药前应在静脉内推注地塞米松。

(3)重组组织型纤溶酶原激活物：是目前公认的最有效的溶栓药，特异性地降解血栓部位的纤维蛋白原，不产生自身纤溶作用，脑梗死发作3h内静脉输入该药有较好的预后。

(三)抗凝药物治疗

抗凝药物治疗是为了防止脑梗死患者因血栓扩展引发再梗死，神经功能缺失加重。适用于心源性脑梗死和进展型脑血栓患者。主要治疗药物有阿司匹林、肝素、低分子肝素钙和奥扎格雷钠等。

1.阿司匹林

抗血小板聚积，广泛地应用于缺血性脑血管病的治疗，服用后有效降低脑梗死的复发率和病死率。研究显示，阿司匹林联合氯吡格雷效果可能优于阿司匹林单用。

2.肝素

通过阻止凝血酶原转变为凝血酶，抑制纤维蛋白原转变为纤维蛋白，阻止血小板的凝聚。

3.低分子肝素钙

通过结合抗凝血酶Ⅲ及其复合物，抑制Ⅹa因子和凝血酶，同时还可促进血浆纤溶酶原激活物释放，发挥纤溶作用。临床使用时无须监测凝血指标，使用方便，治疗急性脑梗死安全有效。

4.奥扎格雷钠

血栓烷（TX）合酶抑制剂，抑制前列腺素 H_2（PGH_2）生成血栓烷 A_2（TXA_2），促进血小板

所衍生的 PGH_2 转向内皮细胞后合成前列腺素（PGI_2），改善 TXA_2 与 PGI_2 的平衡异常，发挥抑制血小板聚集和扩血管的作用，改善缺血区微循环。

（四）脑神经保护剂

脑梗死患者局部脑组织的神经元损伤，同时神经元的蛋白合成停止，膜离子转运停止，神经元发生去极化，钙离子内流促进氨基酸——谷氨酸的释放，进一步加强钙离子的内流和神经元的去极化，加重神经元损伤。因此，及时使用脑神经保护剂一方面可以阻断神经细胞损伤及凋亡的病理生理过程，另一方面可以增强脑细胞对缺血缺氧的耐受性，从而保护神经细胞，促进脑梗死局部组织的恢复。主要治疗药物包括钙拮抗剂、NO 合酶抑制剂、自由基清除剂、神经营养药物。

1.钙拮抗剂

代表性药物为尼莫地平，易通过血脑屏障而选择性地作用于脑血管平滑肌，有效阻止 Ca^{2+} 进入细胞内，抑制血管平滑肌收缩，减轻血管痉挛，扩张脑血管，改善病灶区血液循环；另有降低血浆黏稠性、抑制血小板聚集并防止微血栓形成的作用。

2.NO 合酶抑制剂

代表性药物为 NG 位硝基左型精氨酸（INNA）。NO 是一种血管、神经活性物质，而一氧化氮合酶（NOS）是合成 NO 的关键酶，包括神经元型 NOS（nNOS）、内皮细胞型 NOS（eNOS）和诱导型 NOS（iNOS），其中 nNOS 和 iNOS 过度表达释放的 NO 具有神经毒性，损伤神经元。NO 合酶抑制剂可以缓解 NO 的神经毒性作用，减轻脑损伤。

3.神经营养药

物代表性药物为脑神经生长素、吡拉西坦、尼麦角林、脑活素等，此类药物能促进脑细胞对葡萄糖的利用和能量的储存，促进脑组织的新陈代谢，增加脑血流量，刺激神经传导，兴奋受抑的中枢神经，促进损伤神经元的修复再生。

4.自由基清除剂

代表性药物为维生素 C、维生素 E、超氧化物歧化酶（SOD）、甘露醇、糖皮质激素、依达拉奉等，此类药物通过清除自由基，抑制脑细胞的脂质过氧化，延迟神经细胞死亡，减小梗死面积。

（五）亚低温疗法

该方法是将人体体温降至 32～35℃而保护人体组织，特别是可保护脑组织。其机制是通过降低脑组织内葡萄糖的利用率和耗氧量而减缓脑代谢，在脑梗死发病 2～5d 用亚低温疗法治疗，并持续 72h，能减轻脑水肿高发期的脑损伤。

（六）高压氧疗法

将患者置于高压氧舱中吸纯氧或高浓度氧，提高患者体内的氧含量，改善梗死病变组织氧气供应量，使受损的神经细胞得以修复，促进毛细血管的再生，提高循环系统的快速运转，缩小缺血脑组织。同时，由于血液中氧气含量增加，促使血管内皮生成因子的表达，尽量减少脑梗死的体积。

第二节　脑出血

一、概述

脑出血1个月内病死率超过40%，大多数幸存者常遗留严重的神经功能缺损，是常见的临床重症之一。在我国，脑出血占全部卒中的20%～30%，急性期病死率为30%～40%。高血压是卒中的独立危险因素，由高血压所致的脑出血占全部脑出血的60%～70%。

目前研究显示，高血压、淀粉样血管变性、动一静脉畸形连接、颅内动脉瘤、凝血机制障碍、饮酒、吸烟可能与脑出血有关。脑出血最初的损伤由血肿扩大的机械性压迫所致，血肿形成后，凝血酶引发的凝血连锁反应，红细胞溶解后血红蛋白、铁诱导的毒性反应，炎症反应等机制引起脑组织的继发性损害，最终导致神经元坏死、灰质损害、血管损伤、血脑屏障破坏和脑水肿。

二、临床表现

脑出血的好发年龄为50～70岁。男性稍多于女性，冬春两季发病率较高，多有病史。多在情绪激动或活动中突然发病。发病后病情常于数分钟至数小时内达到高峰。

脑出血患者发病后多有血压明显升高。由于颅内压升高，常有头痛、呕吐和不同程度的意识障碍，如嗜睡或昏迷等，大约10%脑出血病例有抽搐发作。

(一)基底节区出血

1.壳核出血

最常见，约占脑出血病例的60%，系豆纹动脉尤其是其外侧支破裂所致，可分为局限型(血肿仅局限于壳核内)和扩延型。常有病灶对侧偏瘫、偏身感觉缺失和同向性偏盲，还可出现双眼球向病灶对侧同向凝视不能，优势半球受累可有失语。

2.丘脑出血

占脑出血病例的10%～15%，系丘脑膝状体动脉和丘脑穿通动脉破裂所致，可分为局限型(血肿仅局限于丘脑)和扩延型。常有对侧偏瘫、偏身感觉障碍，通常感觉障碍重于运动障碍。深浅感觉均受累，而深感觉障碍更明显。可有特征性眼征，如上视不能或凝视鼻尖、眼球偏斜或分离性斜视、眼球会聚障碍和无反应性小瞳孔等。小量丘脑出血致丘脑中间腹侧核受累可出现运动性震颤和帕金森综合征样表现；累及丘脑底核或纹状体可呈偏身舞蹈投掷样运动；优势侧丘脑出血可出现丘脑性失语、精神障碍、认知障碍和人格改变等。

3.尾状核头出血

较少见。多由高血压动脉硬化和血管畸形破裂所致，一般出血量不大，多经侧脑室前角破入脑室。常有头痛、呕吐、颈项强直、精神症状，神经系统功能缺损症状并不多见，故临床酷似蛛网膜下隙出血。

(二)脑叶出血

脑叶出血占脑出血的5%～10%，常由脑动静脉畸形、血管淀粉样病变、血液病等所致。

出血以顶叶最常见，其次为颞叶、枕叶、额叶，也有多发脑叶出血的病例。额叶出血可有偏瘫、尿便障碍、运动性失语、摸索和强握反射等；颞叶出血可有感觉性失语、精神症状、对侧上象限盲、癫痫；枕叶出血可有视野缺损；顶叶出血可有偏身感觉障碍、轻偏瘫、对侧下象限盲，非优势半球受累可有构象障碍。

(三)脑干出血

1.脑桥出血

约占脑出血的10%，多由基底动脉脑桥支破裂所致，出血灶多位于脑桥基底部与被盖部之间。大量出血(血肿＞5mL)累及双侧被盖部和基底部，常破入第四脑室，患者迅速出现昏迷、双侧针尖样瞳孔、呕吐咖啡样胃内容物、中枢性高热、中枢性呼吸障碍、眼球浮动、四肢瘫痪和去大脑强直发作等症状。小量出血可无意识障碍，表现为交叉性瘫痪和共济失调性偏瘫，两眼向病灶侧凝视麻痹或核间性眼肌麻痹。

2.中脑出血

少见，常有头痛、呕吐和意识障碍，轻症表现为一侧或双侧动眼神经不全麻痹、眼球不同轴、同侧肢体共济失调，也可表现为Weber或Benedikt综合征；重症表现为深昏迷，四肢弛缓性瘫痪，可迅速死亡。

3.延髓出血

更为少见，临床表现为突然意识障碍，影响生命体征，如呼吸、心律、血压改变，继而死亡。轻症患者可表现不典型的延髓背外侧综合征(Wallenberg综合征)。

(四)小脑出血

小脑出血约占脑出血的10%，多由小脑上动脉分支破裂所致。常有头痛、呕吐，眩晕和共济失调明显，起病突然，可伴有枕部疼痛。出血量较少者，主要表现为小脑受损症状，如患侧共济失调、眼震和小脑语言等，多无瘫痪；出血量较多者，尤其是小脑蚓部出血，病情迅速进展，发病时或病后12～24h出现昏迷及脑干受压征象，双侧瞳孔缩小至针尖样、呼吸不规则等。暴发型则常突然昏迷，在数小时内迅速死亡。

(五)脑室出血

脑室出血占脑出血的3%～5%，分为原发性和继发性脑室出血。原发性脑室出血多由脉络丛血管或室管膜下动脉破裂出血所致，继发性脑室出血是指脑实质出血破入脑室。常有头痛、呕吐，严重者出现意识障碍，如深昏迷、脑膜刺激征、针尖样瞳孔、眼球分离斜视或浮动、四肢弛缓性瘫痪及去脑强直发作、高热、呼吸不规则、脉搏和血压不稳定等症状。临床上易误诊为蛛网膜下隙出血。

三、诊断措施

1.CT检查

颅脑CT扫描是诊断脑出血首选的重要方法，可清楚显示出血部位、破入量、血肿形态、是否破入脑室以及血肿周围有无低密度水肿带和占位效应等。病灶多呈圆形或卵圆形均匀高密度区，边界清楚，脑室大量积血时多呈高密度铸型，脑室扩大。1周后血肿周围有环形增强，血肿吸收后呈低密度或囊性变。动态CT检查还可评价出血的进展情况。

2.MRI和MRA检查

对发现结构异常，明确脑破入的病因很有帮助。对检出脑干和小脑的出血灶和监测脑出血的演进过程优于CT扫描,对急性脑出血诊断不及CT。

3.脑脊液检查

脑出血患者一般无须进行腰椎穿刺检查,以免诱发脑疝形成,如需排除颅内感染和蛛网膜下隙出血,可谨慎进行。

4.DSA

脑出血患者一般不需要进行DSA检查,除非疑有血管畸形、血管炎,又需外科手术或血管介入治疗时才考虑进行。DSA可清楚显示异常血管和造影剂外漏的破裂血管及部位。

5.其他检查

包括血常规、血液生化、凝血功能、心电图检查和胸部X线摄片检查。外周白细胞可暂时增多,血糖和尿素氮水平也可暂时升高,凝血活酶时间和部分凝血活酶时间异常提示有凝血功能障碍。

四、治疗

治疗时间的概念,国内争议尚大。超早期为3～6h,急性期为2～7d,亚急性期为8～30d;防止急性脑出血后血肿扩大的治疗时间窗一般认为血肿扩大多发生在6h内,少数发生在6～24h内,24h后几乎血肿不再扩大。

(一)止血药和降血压

无论对凝血功能正常或异常者,都肯定重组因子VHa有止血作用,是急性脑出血内科治疗最有前途的药物,许多国家临床对照试验都证实其可显著降低急性脑出血的病死率和致残率。重组因子VHa是一种维生素K依赖糖蛋白,是止血的始动因子。降血压不要过于积极,一般应维持在血压＜180/105mmHg。

(二)脑水肿

脑出血早期病情恶化主要是血肿增大的结果,而48h后则主要是脑水肿所致。当颅内压＞20mmHg持续5min,降压目标:颅内压＜20mmHg,脑灌注压＞70mmHg。病初24h内不主张预防使用甘露醇,除非病情危重有脑疝或脑疝危险者用。剂量0.25～0.5g/kg,每4～6h可同时用呋塞米10mg,每2～8h,时间＜5d,使血浆渗透压≤310mmol/L。清蛋白可提高胶体渗透压,反跳少,有神经保护作用,100mL/d,3～5d。亚低温疗法(32～35℃)一直被认为是减轻脑水肿降低颅内压最有效的措施,国内外亚低温治疗时间窗:开始时间越早越好,最好在12h内开始实施;持续时间应在脑出血后,出现颅内高压降至正常后再维持24h,如无颅内高压,亚低温持续24h,即可复温。七叶皂苷钠可稳定血管内皮细胞,改善微循环,抗炎性介质,抗自由基损伤,与甘露醇联用效果更好。

(三)早期血压管理

2003年欧洲卒中促进会指南指出:不建议在急性期降低血压,除非血压特别高(出血性卒中＞180/105mmHg)。脑出血急性期血压控制方案(＜24h)。①间隔5min以上的2次血压,如SBP＞230mmHg或DBP＞140mmHg,应用硝普钠0.5～1.0μg/(kg·min),静脉滴注,将血压控制在平均动脉压130mmHg左右,脑灌注压＞70mmHg。②间隔20min以上2次血压,SBP180～230mmHg或DBP105～140mmHg,平均动脉压＞130mmHg,可在静脉内给拉贝洛尔、艾司洛尔、依那普利或其他易于调整剂量的药物,将血压控制在上述标准。③如SBP

<180mmHg、DBP<105mmHg,可暂不降压。④对 SBP<180mmHg、DBP105mmHg,何时将血压降到正常水平无统一意见,一般情况下脑出血后 2 周开始用温和长效降压药物,用 1～2 个月将血压降到正常。

(四)防止细胞凋亡治疗

在脑出血发病后 24h 内血肿周围组织中即可出现细胞凋亡,持续 5d。水蛭素可减轻凝血酶诱导的脑水肿和神经细胞凋亡,水蛭素可与凝血酶的活性中心形成高度稳定的非共键化合物从而抑制凝血酶活力,一般脑出血发生后 24～72h 给予使用水蛭素。牛磺酸熊去氧胆酸理论上可通过调控细胞凋亡的经典途径减少细胞凋亡,是治疗脑出血及其他与凋亡相关急性神经系统损伤极有潜力的药物,但目前还在临床试验阶段。

(五)血肿周围缺血半暗带治疗

由于少数患者 48h 内仍有活动性出血,所以治疗脑缺血定在 48h 后进行较为安全,尼莫地平以 2～5mg/d 缓慢静脉滴注。只要血压稳定,无明显凝血机制障碍,可进行活血化瘀,如川芎嗪、复方丹参、灯盏花等。

(六)神经保护剂治疗

目前证实有一定神经保护作用的药物有尼莫地平、硫酸镁、银杏制剂、丹参制剂;突触前谷氨酸释放抑制剂有苯妥英、拉莫三嗪衍生物,二者均为钠通道阻滞剂,正在进行Ⅲ期临床试验;r 氨基酸受体激动剂;自由基清除剂(维生素 E、维生素 C、20%甘露醇)。

抗感染治疗,认为白细胞造成继发性脑损伤为缺血性脑损伤提供了“第二治疗时间窗”,可以使用单核巨噬细胞拮抗剂、IL—1 受体拮抗剂等。胞磷胆碱:抗自由基,抗氧化,清除有害因子,稳定细胞膜,有双重神经保护作用,改善认知功能障碍(已经进入Ⅲ期临床试验),0.5～1.5g/d×6 周。吡拉西坦:具有神经保护作用,可以增加受损伤区血流,降低梗死灶及其附近葡萄糖代谢,增加 ATP 的产量,改善神经传导等功能,12g/d×4 周,静脉滴注,继之口服 4.8g/d×8 周。

(七)控制癫痫

大多数发生在脑出血后最初 24h 内,首选大伦丁,如 1 个月无再次发作可逐渐停药,如果出血 2 周后发作,再次发作风险性很高,应长期预防用抗癫痫药物。

(八)胰岛素

脑出血急性期由于应激高血糖反应,可常规应用胰岛素以降低高血糖,并注意钾的补充。另外,胰岛素对出血周围的缺血脑组织有保护作用,其作用机制可能是:纠正缺血引起的细胞内酸中毒,改善细胞代谢;清除自由基;调节神经递质的释放。胰岛素疗效确切、价格便宜,可在临床上广泛应用。

第三节　脑栓塞

一、概述

脑栓塞是指脑动脉被进入血液循环的栓子堵塞所引起的急性脑血管疾病,是一种常见的缺血性脑血管病。它是指血液中的各种栓子,如心脏的附壁血栓、动脉硬化斑块、脂肪、肿瘤细胞、空气等随血流进入脑动脉而阻塞血管,当侧支循环不能代偿时,引起该动脉供血区脑组织缺血性坏死,出现局灶性神经功能缺损,占脑卒中的12%～20%。按栓子来源分为心源性脑栓塞、非心源性脑栓塞和来源不明的脑栓塞,其中以心源性脑栓塞最常见。其起病急骤,常在数秒或数分钟内症状达高峰,少数呈进行性恶化,如未能及时诊治,常导致严重后果。

二、病因

1995年第4届全国脑血管病会上将脑栓塞分为心源性、动脉源性、脂肪性和其他等类型。以心源性脑栓塞较为多见。由于抗生素的广泛应用,风湿热发病率大为减少,而老年性、非风湿性心脏病患者的脑栓塞发病率有上升趋势,60.3%的老年非风湿性房颤患者曾发生脑缺血症状,其中2/3是由于心源性栓子所致脑栓塞。心脏手术引起的脑栓塞中,发生于术后24h内者占79%,大多表现为多发性脑栓塞,部位以大脑后部、小脑多见。严重的主动脉粥样硬化所形成的附壁血栓或斑块脱落也可成为脑梗死的病因。脂肪栓塞多见于长骨骨折后,脂肪的残片通过颈内动脉分支逆行,引起眼和脑的栓塞。研究显示,因子V(Leiden/G1691A)、凝血酶原(G20210A)和亚甲基四氢叶酸还原酶(C677T)与脑栓塞相关。

三、临床表现

患者发病前曾有肢体发麻、运动不灵、言语不清、眩晕、视物模糊等征象。常于睡眠中或晨起发病,患肢活动无力或不能活动,说话含混不清或失语,喝水发呛。多数患者意识消除或轻度障碍。面神经及舌下神经麻痹,眼球震颤,肌张力和腹反射减弱或增强,病理反射阳性,腹壁及提睾反射减弱或消失。

脑血栓轻微者表现为一侧肢体活动不灵活、感觉迟钝、失语,严重者可出现昏迷、大小便失禁甚至死亡。但由于发生的部位不一样,脑血栓的症状也不一样。

病变发生在颈内动脉时,脑血栓的症状在临床上表现为“三偏症”即偏瘫、偏身感觉障碍、偏盲。同时有可能伴有精神症状,主侧半球病变尚有不同程度的失语、失用和失认,还出现特征性的病侧眼失明伴对侧偏瘫称黑蒙交叉性麻痹,动眼神经麻痹,视网膜动脉压下降。

病变发生在大脑前动脉时,由于前交通动脉提供侧支循环,近端阻塞时可无症状;周围支受累时,常侵犯额叶内侧面,常出现下肢瘫痪,并可伴有下肢的皮质性感觉障碍及排尿障碍;深穿支阻塞,影响内囊前支,常出现对侧中枢性面舌瘫及上肢轻瘫。双侧大脑前动脉闭塞时可出现精神症状伴有双侧瘫痪。

病变发生在大脑中动脉时,主干闭塞时有三偏征,主侧半球病变时尚有失语。这种部位血栓最为常见。

当病变出现在小脑前下动脉时,脑血栓的症状为眩晕、眼球震颤,两眼球向病灶对侧凝视,病灶侧耳鸣、耳聋,Horner征及小脑性共济失调,病灶侧面部和对侧肢体感觉减退或消失。

当病变出现在小脑后下动脉时,引起延髓背外侧部梗死,出现眩晕、眼球震颤,病灶侧舌咽、迷走神经麻痹,小脑性共济失调及Horner征,病灶侧面部对侧躯体、肢体感觉减退或消失。

四、诊断措施

1.经颅多普勒

能追踪脑血管血流中的微栓子;有助于发现无症状性脑栓塞,能发现脑栓塞的危险因素之一:颅内和颈部大动脉狭窄,尤其是狭窄程度在70%以上者,经颅多普勒超声(TCD)诊断的阳性率高达95%以上。

2.经食管超声心动图

能发现心房附壁血栓、大动脉斑块等,心源性脑栓塞患者早期应用经食管超声心动图能探测左房栓子并预报并发栓塞的危险度。

3.单光子发射断层扫描

利用单光子发射断层扫描半定量地测量不对称性的脑血流灌注,得以评估栓塞后脑组织损害程度和残存脑组织的功能。还可利用单光子发射断层扫描研究脑缺血的病理生理变化。

4.磁共振影像

脂肪性脑栓塞中,头部CT未发现异常,MRI则显示 T_2 加权像上分散的、高信号的脑梗死灶,单光子发射断层扫描和经颅多普勒也在急性期显示出脑部血流量降低。MRI在诊断脂肪性栓塞方面比头部CT敏感性高,应作为此类栓塞影像学检查的首选方法。还有一些新型MRI如弥散加权磁共振影像(DWI)、灌注加权磁共振影像(PWI)等,目前多用来监测溶栓治疗过程及评价溶栓效果。

5.D-二聚体检测

D-二聚体是测定纤溶系统主要因子,对于诊断与治疗纤溶系统疾病(如各种血栓)及与纤溶系统有关疾病(如肿瘤、妊娠综合征),以及溶栓治疗监测,有着重要的意义。纤维蛋白降解产物D的水平升高,表明体内存在着频繁的纤维蛋白降解过程。因此,纤维D-二聚体是深静脉血栓、肺栓塞、弥散性血管内凝血的关键指标。D-二聚体的敏感性为93.9%,特异度为89.7%。

五、治疗

脑栓塞的治疗应包括对于原发病即栓子来源器官病变的治疗和脑栓塞的治疗两部分。

脑栓塞的治疗主要在于改善脑循环,减轻缺血缺氧所致的脑损害。各种治疗措施与脑梗死大致相同,由于脑栓塞极易发生梗死后出血,故抗凝治疗必须慎重。

(一)一般处理

卧床及镇静处理;保持呼吸道通畅和心脏功能;注意营养状况,保持水和电解质的平衡;加强护理防止肺炎、泌尿系感染和压疮等并发症的发生。

(二)脱水降颅压

治疗脑栓塞的主要措施之一,目的在于减轻脑水肿,防止脑疝形成,以降低病死率。常用的是高渗脱水药、利尿药和肾上腺皮质激素。

(三)血管扩张药

若有意识障碍、颅内压增高或脑脊液有红细胞,禁忌使用血管扩张药;病程已超过24h或心功能不全者,也不宜使用。常用的有罂粟碱、烟酸、碳酸氢钠或山莨菪碱(654-2)静脉滴注,二氧化碳气体间断吸入和口服桂利嗪、双氢麦角碱等,以促进侧支循环,增加缺血区的局部血容量。

(四)抗血小板聚集药

阻止血小板的聚集,有助于预防心内新血栓的形成,防止血管内血栓继续增生扩展,故在脑栓塞发病后就必须重视使用抗血小板聚集药。通常可选用阿司匹林、双嘧达莫(潘生丁)、磺吡酮(苯磺唑酮)等。

(五)抗凝及溶栓治疗

应用抗凝及溶栓疗法,比动脉粥样硬化性脑梗死的适应证更严格,考虑溶栓剂易发生出血的并发症,应特别慎用。由于临床上心源性脑栓塞最多见,为预防心内形成新血栓以杜绝栓子的来源,同时防止脑血管内的栓子或母血栓继续增大,以避免脑梗死范围扩大,多采用抗凝治疗。炎症性病变所致的脑栓塞,如亚急性感染性心内膜炎等,禁忌应用。通常在严格观察出、凝血时间,凝血酶原活动度和时间的条件下,先给予肝素钙(低分子肝素)治疗,也可选用新双豆素,剂量应随时调整。

(六)颈星状交感神经节封闭

颈星状交感神经节封闭能减轻脑栓塞的症状。操作简易,无须特殊的器械和药物,故常被采用。但是治疗应早期进行,开始越早,疗效就越佳,临床常见在起病 24h 内封闭可明显好转。一般每天 1 次,约 10d 为 1 疗程。通常应注意先行普鲁卡因皮试以排除过敏,穿刺部位不能过低,以防刺入脊髓蛛网膜下隙、颈动脉或椎动脉、颈静脉、肺尖等。严重肺气肿者禁用,如患者已开始抗凝治疗也不宜使用。

(七)神经保护剂

缺血超早期,神经元膜离子转运停止,神经元去极化,钙离子内流导致兴奋性氨基酸增多,加剧钙离子内流和神经元去极化,致细胞的结构破坏。常用的神经保护剂有钙拮抗药、兴奋性氨基酸受体拮抗药、自由基清除剂、神经营养因子、神经节苷脂等。

(八)亚低温治疗

在急性期,如条件允许可考虑适当早期给予亚低温治疗。亚低温对缺血性的脑损伤亦有肯定意义,不但减轻梗死后的病理损害程度,而且能促进神经功能恢复,并不产生严重的并发症。尽量在发病 6h 内给予。

(九)康复治疗

宜早期开始,病情稳定后,积极进行康复知识和一般训练方法的教育,鼓励患者树立恢复生活自理的信心,配合医疗和康复工作,争取早日恢复,同时辅以针灸、按摩、理疗等,以减轻病残率提高生存质量。

第四节　病毒性脑膜炎

一、概述

病毒性脑膜炎是由各种特异性病毒感染软脑膜(软膜和蛛网膜)后引起弥散性炎症的一组临床综合征。不同病毒所引起的临床表现无显著差异,临床主要表现发热、头痛、呕吐、倦怠和脑膜刺激征。通常病程短而呈自限经过。引起中枢神经系统病毒感染的病原主要有肠道病毒、疱疹病毒、黏液病毒、虫媒病毒等。随着组织培养技术的发展和聚合酶链反应技术的应用,使病毒性脑膜炎的诊断阳性率逐步提高。病毒性脑膜炎主要传播途径为经粪口传染，常在晚春和夏季时有流行倾向，各年龄组都有发病，较多见于儿童。随着腮腺炎、风疹、麻疹和脊髓灰质炎病毒疫苗的预防接种，引起中枢神经系统感染的常见病毒也逐渐发生了变化。

二、病因

目前，已明确 80%～85%病毒性脑膜炎为肠道病毒感染，该病毒属于微小核糖核酸病毒科，有 70 多个不同的亚型，包括脊髓灰质炎病毒（Ⅰ～Ⅱ型）（Coxsacke，A 组 23 个型，B 组 6 个型），埃可病毒（31 个型），以及未分类的肠道病毒（5 个型）。肠道病毒呈世界性分布，人类是肠道病毒的天然宿主，我国多为夏秋季流行，散发病例全年可见。肠道病毒感染无年龄组区别，侵入门户首先为胃肠道，其次为呼吸道，罕有经结合膜感染者。流行性腮腺炎病毒在病毒性脑膜炎病原中居第二位。流行性腮腺炎病毒是一种 DNA 病毒，经呼吸道飞沫传播，只有一个血清型。全年均可发病，夏季为高峰。单纯疱疹病毒和虫媒病毒也是引起本病的较常见病原体。但腮腺炎病毒流感病毒及淋巴细胞性脉络丛脑膜炎病毒少见。由于肠道病毒是最主要的病原体，因而大部分学者认为病毒性脑膜炎的流行病学、病因学和临床表现主要为肠道病毒感染的特性。

三、发病机制

引起脑膜炎的病毒经胃肠道（肠道病毒）、呼吸道（流行性腮腺炎病毒、肠道病毒、腺病毒）、皮肤（虫媒病毒、疱疹病毒）或结合膜（某些肠道病毒）进入人体。首先在侵入部位和局部淋巴结内复制，在病毒血症的初期经血源性途径播散至中枢神经系统以外的组织（如皮肤、肝脏、心内膜、腮腺等），偶尔进入中枢神经系统。中枢神经系统的感染发生在病毒血症的后期，即病毒在中枢神经系统以外部位多次复制后，经脉络丛进入脑脊液。

四、临床表现

典型病例呈突然起病，几小时内病情发展至高峰。表现为额部或眶后较剧烈的疼痛，并出现发热，体温可达 38～40℃。此外，常伴周身不适、颈痛、肌痛、眼运动时疼痛、畏光、食欲缺乏、恶心和呕吐等病毒感染造成的非特异性的全身症状和体征。可出现嗜睡、昏睡或易激惹，很少出现精神障碍。查体时可见有颈项强直，但较细菌性脑膜炎轻。Kernig 征和 Brudzinski 征既可以阳性也可以阴性。但若出现严重意识障碍、神经系统局限性体征或癫痫发作则意味着脑实质受侵犯，应考虑为病毒性脑膜脑炎。

病毒性脑膜炎中枢神经系统以外的表现常提示与所感染的病毒种类有关，某些症状和体征见于特定病毒，有助于病原学诊断。例如，皮疹多为肠道病毒（尤其见于埃可病毒和水痘一带状疱疹病毒），阵发性肋间神经痛、心内膜炎、心肌炎和睾丸炎（B 组柯萨奇病毒）、疱疹性咽峡炎（A 组柯萨奇病毒）、腮腺炎（流行性腮腺炎病毒）和生殖器疱疹（HSV－2）。

病毒性脑膜炎一般症状轻微，发病数日后开始恢复，多数在 2 周内完全恢复。少数患者可出现持续数周的头晕、疲乏、头痛和肌痛等不适症状，个别可持续数月至数年。

五、辅助检查

病毒性脑膜炎的脑脊液外观清亮，压力多正常。早期以多形核中性粒细胞占优势，尤其是肠道病毒脑膜炎。8～48h 后转为淋巴细胞占优势，淋巴细胞明显增多，达 90%～100%，计数一般在$(50\sim500)\times10^6$/L。流行性腮腺炎病毒性脑膜炎的初期以单核细胞为主。脑脊液中蛋白含量常有轻度升高。脑脊液中糖和氯化物含量大多正常,偶在流行性腮腺炎病毒、HSV－2、带状疱疹病毒性脑膜炎中可出现糖含量轻度减少。

从脑脊液中分离出病毒是确诊病毒性脑膜炎的金标准。所有引起脑膜炎的病毒大部分可从脑脊液中发现,但从脑脊液中分离病毒的成功与否因致病病毒的性质而变化很大,如流行性腮腺炎病毒、单纯疱疹病毒分离容易,而脊髓灰质炎病毒则分离困难。另外,病毒分离需时较长,一般用作回顾性研究,临床应用价值不大。由于病毒血症出现在脑膜炎起病之前,因而从血液中分离出病毒的可能性极小。

脑电图检查基本正常,部分见散在慢波,当病情好转时脑电图也逐渐恢复。

六、诊断及鉴别诊断

病毒性脑膜炎的诊断主要依靠临床表现和脑脊液化验检查,患者多呈急性起病,出现以脑膜刺激症状为主的临床表现,脑脊液检查淋巴细胞轻至中度增多,排除其他疾病后可做出本病的临床诊断。确诊须从脑脊液中分离出病毒或 PCR 检查的阳性结果。绝大多数病毒性脑膜炎实际上没有必要做出确切病原诊断,因为大多为良性自限性病程,治疗上只需对症治疗,不需要应用抗生素。如果需要明确病原学诊断,可以从脑脊液分离病毒或检出 IgM 抗体或病毒抗原。

病毒性脑膜炎必须鉴别的情况有细菌性脑膜炎的早期,治疗不完全的细菌性脑膜炎、蛛网膜下隙出血、其他原因的无菌性脑膜炎、结核性脑膜炎、真菌性脑膜炎、寄生虫脑膜炎、结缔组织疾病等。

七、治疗

病毒性脑膜炎是一种良性、自限性疾病,多于病后数日内开始恢复,数周内完全康复,一般不需特殊抗病毒制剂治疗。大多病毒引起的脑膜炎缺乏特异性治疗,主要针对病情改变给予相应营养支持及对症治疗。包括:①维持水电解质酸碱平衡和提供均衡营养。②控制体温。③防止高热,若出现过度兴奋、躁动及惊厥者可予镇静剂及安神药物。④对于高度怀疑单纯疱疹病毒和水痘带状疱疹病毒感染者,可以应用阿昔洛韦治疗。前者剂量为 15mg/(kg·d),后者为 30mg/(kg·d),分 3 次给药,间隔 8h 静脉滴注,疗程 10～14d。

第四章　心内科疾病

第一节　心绞痛

一、稳定型心绞痛

稳定型心绞痛是在冠状动脉狭窄的基础上，冠状动脉供血不足引起的心肌急剧的、暂时的缺血缺氧综合征。临床特点为阵发性胸骨后或心前区压榨性疼痛，常发生于劳力性心肌负荷增加时，持续数分钟，休息或用硝酸酯制剂后消失，其临床表现在1～3个月内相对稳定。

(一)病因与发病机制

最常见的病因为冠状动脉粥样硬化。其他病因最常见为重度主动脉瓣狭窄或关闭不全，肥厚型心肌病、先天性冠状动脉畸形等亦可是本病病因。

心肌能量的产生依赖大量的氧气供应。心肌对氧的依赖性最强，耗氧量为9mL/(min·100g)，高居人体其他器官之首。生理条件下，心肌细胞从冠状动脉血中摄取氧的能力也最强，可摄取血氧含量的65%～75%，接近于最大摄取量，因此，当心肌需氧量增加时，心肌细胞很难再从血液中摄取更多的氧，而只能依靠增加冠状动脉血流储备来满足心肌需氧量的增加。正常情况下，冠状循环储备能力很强，如剧烈体力活动时，冠状动脉扩张可通过使其血流量增加到静息时的6～7倍，即使在缺氧状态下，也能使血流量增加4～5倍。然而在病理条件下(如冠状动脉狭窄)，冠状循环储备能力下降，冠状动脉供血与心肌需血之间就会发生矛盾，即冠状动脉血流量不能满足心肌的代谢需要，此时就会引起心肌缺血缺氧，诱发心绞痛。

动脉粥样硬化斑块导致冠状动脉狭窄，冠状动脉扩张性减弱，血流量减少。当冠状动脉管腔狭窄＜50%时，心肌血供基本不受影响，即血液供应尚能满足心肌平时的需要，则无心肌缺血症状，各种心脏负荷试验也无阳性表现。然而当至少一支主要冠状动脉管腔狭窄＞75%时，静息时尚可代偿，但当心脏负荷突然增加(如劳累、激动、左心衰竭等)时，则心肌氧耗量增加，而病变的冠状动脉不能充分扩张以供应足够的血液和氧气，即可引起心绞痛发作。此种心肌缺血为“需氧增加性心肌缺血”，而且粥样硬化斑块稳定，冠状动脉对心肌的供血量相对比较恒定。这是大多数稳定型心绞痛的发病机制。

疼痛产生的原因：产生疼痛的直接原因可能是在缺血缺氧的情况下，心肌内积聚过多的代谢产物，如乳酸、丙酮酸、磷酸等酸性物质或类激肽多肽类物质，刺激心脏内自主神经的传入纤维末梢，经胸1～5交感神经节和相应的脊髓段，传至大脑，即可产生疼痛感觉。这种痛觉可反映在与自主神经进入水平相同脊髓段的脊神经所分布的区域　胸骨后和两臂的前内侧与小指，尤其是在左侧，而多不在心脏部位。有人认为，在缺血区内富有神经分布的冠状血管的异常牵拉或收缩，也可直接产生疼痛冲动。

(二)病理生理和病理解剖

患者在心绞痛发作之前,常有血压增高、心率增快、肺动脉压和肺毛细血管压增高的变化,反映心脏和肺的顺应性减低。发作时可有左心室收缩力和收缩速度降低、射血速度减慢、左心室收缩压下降、心搏量和心排出量降低、左心室舒张末期压和血容量增加等左心室收缩和舒张功能障碍的病理生理变化。左心室壁可呈收缩不协调或部分心室壁有收缩减弱的现象。

粥样硬化可累及冠状动脉任何一支,其中以左前降支受累最为多见,病变也最为严重,其次是右冠状动脉、左回旋支和左主干。血管近端的病变较远端为重,主支病变较分支为重。粥样硬化斑块多分部在分支血管开口处,且常为偏心性,呈新月形。

冠状动脉造影显示,稳定型心绞痛患者中,有 1 支、2 支或 3 支冠状动脉腔径减少＞70%者各占 25%左右,左主干狭窄占 5%～10%,无显著狭窄者约占 15%;而在不稳定型心绞痛患者中,单支血管病变约占 10%,2 支血管病变占 20%,3 支血管病变占 40%,左主干病变约占 20%,无明显血管梗阻者占 10%,而且病变常呈高度狭窄、偏心性狭窄、表面毛糙或充盈缺损等。

冠状动脉造影未发现异常的心绞痛患者,可能是因为冠状动脉痉挛、冠状动脉内血栓自发性溶解、微循环灌注障碍或造影检查时未识别,也可能与血红蛋白与氧的离解异常、交感神经过度活动、儿茶酚胺分泌过多或心肌代谢异常等有关。

(三)临床表现

1.症状

心绞痛以发作性胸痛为主要临床表现,疼痛的特点如下。

(1)部位:典型心绞痛的部位是在胸骨体上中段之后或左前胸,范围有手掌大小甚至横贯前胸,界限不是很清楚;可以放射到颈部、咽部、颌部、上腹部、肩背部、左臂及左手指,也可以放射至其他部位。非典型者可以表现在胸部以外的其他部位如上腹部、咽部、颈部等。疼痛每次发作的部位往往是相似的。

(2)性质:常呈紧缩感、绞榨感、压迫感、烧灼感、胸闷或窒息感、沉重感,有的只表现为胸部不适、乏力或气短,主观感觉个体差异较大,但一般不会是针刺样疼痛。疼痛发作时,患者往往被迫停止原来的活动,直至症状缓解。

(3)持续时间;疼痛呈阵发性发作,持续数分钟,一般不会超过 10min,也不会转瞬即逝或持续数小时。疼痛可数天或数周发作一次,亦可一日内发作多次。

(4)诱因:疼痛常由体力劳动(如快步行走、爬坡等)或情绪激动(如愤怒焦急、过度兴奋等)所诱发,饱食、寒冷、吸烟、贫血、心动过速和休克等亦可诱发。疼痛多发生于劳力或激动当时而不在其之后。典型的心绞痛常在相似的条件下发生,但有时同样的劳力只在早晨出现,而不在下午引起心绞痛,可能与晨间疼痛阈值较低有关。

(5)缓解方式:一般停止诱发活动后疼痛即可缓解,舌下含硝酸甘油也能在 2～5min 内(很少超过 5min)使之缓解。

2.体征

体检常无明显异常。心绞痛发作时可有心率增快、血压升高、焦虑、出汗等;有时可闻及第四心音、第三心音或奔马律,心尖部收缩期杂音(系乳头肌缺血性功能失调引起二尖瓣关闭不全所致)，第二心音逆分裂；偶闻双肺底湿啰音。

3.分级

参照加拿大心血管学会(CCS)分级标准，将稳定型心绞痛严重程度分为四级。

Ⅰ级：一般体力活动如行走和上楼等不引起心绞痛，但紧张、剧烈或持续用力可引起心绞痛发作。

Ⅱ级：日常体力活动稍受限制，快步行走或上楼、登高、饭后行走或上楼、寒冷或风中行走、情绪激动等可发作心绞痛，或仅在睡醒后数小时内发作，在正常情况下以一般速度平地步行200m以上或登一层以上的楼梯受限。

Ⅲ级：日常体力活动明显受限，在正常情况下以一般速度平地步行100～200m或登一层楼梯时可发作心绞痛。

Ⅳ级：轻微活动或休息时即可出现心绞痛症状。

(四)辅助检查

1.实验室检查

基本检查包括空腹血糖(必要时查糖耐量试验)、血脂和血红蛋白等；胸痛较明显者需查心肌坏死标志物；冠状动脉造影前还需查尿常规、肝肾功能、电解质、肝炎相关抗原、人类免疫缺陷病毒(HIV)及梅毒血清试验等；必要时检查甲状腺功能。

2.心电图检查

(1)静息心电图约半数心绞痛患者的心电图在正常范围。可有陈旧性心肌梗死或非特异性ST-T改变，有时出现房室或束支传导阻滞或室性、房性期前收缩等心律失常。不常见的隐匿性的心电图表现为U波倒置。与既往心电图做比较，可提高心电图的诊断准确率。

(2)心绞痛发作时心电图95%的患者于心绞痛时出现暂时的缺血性ST段移位。因心内膜下心肌更容易发生缺血，故常见反映心内膜下心肌缺血的导联ST段压低>0.1mV，发作缓解后恢复；有时出现T波倒置。平时有T波持续倒置者，心绞痛发作时可变为直立(称为"假性正常化")。T波改变反映心肌缺血的特异性不如ST段，但与平时心电图比较则有助于诊断。

(3)心电图负荷试验运动负荷试验最为常用，运动可增加心脏负荷以激发心肌缺血。运动方式主要有分级踏板或蹬车。

(4)心电图连续监测常用方法是让患者佩带慢速转动的记录装置，以两个双极胸导联(现可同步12导联)连续记录并自动分析24h心电图(动态心电图)，然后在显示屏上快速回放并进行人机对话选段记录，最后打印综合报告。动态心电图可发现ST-T改变和各种心律失常，出现时间可与患者的活动情况和症状相对照。胸痛发作时心电图显示缺血性ST-T改变有助于心绞痛的诊断。

3.超声心动图

超声心动图可以观察心腔大小、心脏结构、室壁厚度和心肌功能状态，根据室壁运动异常，可判断心肌缺血和陈旧性梗死区域。稳定型心绞痛患者的静息超声心动图大都无异常表现，负荷超声心动图有助于识别心肌缺血的范围和程度。

4.血管内超声和冠状动脉内多普勒血流描记

血管内超声是近年来应用于临床的一种高分辨率检查手段,可作为冠状动脉造影更进一步的确诊手段。

5.多层螺旋X线计算机断层显像

多层螺旋X线计算机断层显像可进行冠状动脉三维重建,能较好应用于冠心病的诊断。

(五)内科治疗

1.一般治疗

心绞痛发作时应立刻休息,症状一般在停止活动后即可消除。平时应尽量避免各种诱发因素,如过度体力活动、情绪激动、饱餐、便秘等。调节饮食,特别是进食不宜过饱,避免油腻饮食,忌烟酒;调整日常生活与工作量;减轻精神负担;治疗高血压、糖尿病、贫血、甲状腺功能亢进症等相关疾病。

2.硝酸酯类

该类药物可扩张冠状动脉降低血流阻力、增加冠状循环血流量,同时能扩张周围血管,减少静脉回流,降低心室容量、心腔内压力、心排出量和血压,减低心脏前后负荷和心肌需氧量,从而缓解心绞痛。患有青光眼、颅内压增高、低血压者不宜应用本类药物。硝酸甘油:心绞痛发作时使用,0.3～0.6mg舌下含化,可迅速被唾液溶解而吸收,1～2min开始起效,作用持续约30min。其对约92%的患者有效,其中76%在3min内见效。

3.β受体阻滞剂(美托洛尔)

阻断拟交感胺类的刺激作用,减慢心率、降低血压,减弱心肌收缩力和降低心肌氧耗量,从而缓解心绞痛发作。

4.钙离子拮抗剂

本类药物能抑制 Ca^{2+} 进入细胞和心肌细胞兴奋-收缩耦联中 Ca^{2+} 的作用,因而可抑制心肌收缩,减少心肌氧耗;扩张冠状动脉,解除冠状动脉痉挛,改善心肌供血。

5.抗血小板药物

若无特殊禁忌,所有患者均应服用阿司匹林。

6.调脂药物

调脂药物在治疗冠状动脉粥样硬化中起重要作用,他汀类制剂可使动脉粥样硬化斑块消退,并可改善血管内皮细胞功能。

7.代谢类药物

曲美他嗪通过调节心肌能源底物,抑制脂肪酸氧化,促进葡萄糖氧化,优化心肌能量代谢,能改善心肌缺血及左心室功能,缓解心绞痛,而不影响血流动力学。

二、不稳定型心绞痛

不稳定型心绞痛是指稳定型劳力性心绞痛以外的缺血性胸痛,包括初发型劳力性心绞痛、恶化型劳力性心绞痛,以及各型自发性心绞痛。不稳定型心绞痛通常认为是介于稳定型心绞痛与急性心肌梗死之间的一种临床状态。

(一)病因与发病机制

与稳定型劳力性心绞痛的差别在于当冠状动脉粥样硬化斑块不稳定时,易发生斑块破裂或出血、血小板聚集或血栓形成或冠状动脉痉挛致冠状动脉内张力增加，均可使心肌的血氧供应突然减少，心肌代谢产物清除障碍，引起心绞痛发作。此种心肌缺血为“供氧减少性心肌缺血”，是引起大多数不稳定型心绞痛的原因。虽然这种心绞痛也可因劳力负荷增加而诱发，但劳力终止后胸痛并不能缓解。

(二)临床表现

1.症状

不稳定型心绞痛的胸痛部位和性质与稳定型心绞痛相似，但通常程度更重，持续时间较长，患者偶尔从睡眠中痛醒。以下线索有助于不稳定型心绞痛的诊断。

(1)诱发心绞痛的体力活动阈值突然或持久地降低。

(2)心绞痛发生的频率、严重程度和持续时间增加或延长。

(3)出现静息性或夜间性心绞痛。

(4)胸痛放射至附近或新的部位。

(5)发作时伴有新的相关特征，如出汗、恶心、呕吐、心悸或呼吸困难等。

(6)原来能使疼痛缓解的方式只能暂时或不完全性地使疼痛缓解。

2.体征

可有一过性第三心音或第四心音，重症者可有肺部啰音或原有啰音增加、心动过缓或心动过速，或因二尖瓣反流引起的收缩期杂音。若疼痛发作期间发生急性充血性心力衰竭和低血压提示预后较差。

3.分级

依据心绞痛严重程度将不稳定型心绞痛分为 3 级。

Ⅰ级：初发性、严重性或加剧性心绞痛，指心绞痛发生在就诊前 2 个月内，无静息时疼痛，每日发作 3 次或以上，或稳定型心绞痛的发作更频繁或更严重，持续时间更长，或诱发体力活动的阈值降低。

Ⅱ级：静息型亚急性心绞痛，指就诊前 1 个月内发生过 1 次或多次静息型心绞痛，但近 48h 内无发作。

Ⅲ级：静息型急性心绞痛，指在 48h 内有 1 次或多次静息型心绞痛发作。

(三)内科治疗

不稳定型心绞痛是严重的、具有潜在危险性的疾病，随时可能发展为急性心肌梗死，因此应引起高度重视。对疼痛发作频繁或持续不缓解以及高危患者应立即住院治疗。

1.一般治疗

(1)急性期宜卧床休息，消除心理负担，保持环境安静，必要时给予小剂量镇静剂和抗焦虑药物。

(2)有呼吸困难、发绀者应给氧吸入，维持血氧饱和度达到 90%以上。

(3)积极诊治可能引起心肌耗氧量增加的疾病，如感染、发热、急性胃肠道功能紊乱、甲状腺功能亢进症、贫血、心律失常和原有心力衰竭的加重等。

(4)必要时应重复检测心肌坏死标志物，以排除急性心肌梗死。

2.硝酸酯类制剂

在发病最初 24h 的治疗中，静脉内应用硝酸甘油有利于较恒定地控制心肌缺血发作，对已用硝酸酯药物和β受体阻滞剂等作为标准治疗的患者，静脉应用硝酸甘油能减少心绞痛的发作次数。初始用量 5～10μg/min，持续滴注，每 3～10min 增加 10μg/min，直至症状缓解或出现明显不良反应如头痛或低血压(收缩压＜90mmHg 或比用药前下降 30mmHg)。目前推荐静脉用药症状消失 24h 后，改用口服制剂或皮肤贴剂。持续静脉应用硝酸甘油 24～48h 即可出现药物耐受。

3.β受体阻滞剂

可用于所有无禁忌证的不稳定型心绞痛患者，并应及早开始应用，口服剂量要个体化，使患者安静时心率 50～70 次/min。

4.钙离子拮抗剂

钙离子拮抗剂能有效地减轻心绞痛症状，尤其用于治疗变异型心绞痛疗效最好。

5.抗凝制剂(肝素和低分子肝素)

静脉注射肝素治疗不稳定型心绞痛是有效的，推荐剂量为先给予肝素 80U/kg 静脉注射，然后以 18U/(kg·h)的速度静脉滴注维持，治疗过程中需注意开始用药或调整剂量后 6h 测定部分激活凝血酶时间(APTT)，并调整用量，使 APTT 控制在 45～70s。低分子肝素与普通肝素相比，可以只根据体重调节皮下用量，而不需要实验室监测。其疗效肯定，使用方便。

6.抗血小板制剂

(1)阿司匹林类制剂：阻断血小板聚集，防止血栓形成，抑制血管痉挛。阿司匹林可降低不稳定型心绞痛患者的病死率和急性心肌梗死的发生率，除了短期效应外，长期服用也是有益的。用量每日 75～325mg。小剂量阿司匹林的胃肠道不良反应并不常见，对该药过敏、活动性消化性溃疡、局部出血和出血体质者则不宜应用。

(2)二磷酸腺苷(ADP)受体拮抗剂：氯吡格雷是新一代血小板 ADP 受体抑制剂，可抑制血小板内 Ca^{2+} 活性，抑制血小板之间纤维蛋白原桥的形成，防止血小板聚集，作用强于阿司匹林，即可单用于阿司匹林不能耐受者，也可与阿司匹林联合应用。常用剂量每日 75mg，必要时先给予负荷量 300mg，2h 后达有效血药浓度。本药不良反应小，作用快，不需要复查血常规。

7.血管紧张素转换酶(ACE)抑制剂

冠心病患者均能从 ACE 抑制剂治疗中获益，并发糖尿病、心力衰竭或左心室收缩功能不全的高危患者应该使用 ACE 抑制剂。临床常用制剂：卡托普利、依那普利。

8.调脂制剂

他汀类药物能有效降低胆固醇和低密度脂蛋白胆固醇(LDL-C)，并因此降低心血管事件的发生；同时他汀类还有延缓斑块进展、稳定斑块和抗感染等有益作用。常用他汀制剂：洛伐他汀、辛伐他汀。在应用他汀类药物时，应严密监测转氨酶及肌酸激酶等生化指标，及时发现药物可能引起的肝脏损害和疾病。

第二节　慢性心力衰竭

一、心力衰竭的定义

心力衰竭又称心功能不全，指在静脉回流正常的情况下，由于原发的心脏损害引起心排出量减少，不能满足组织代谢需要的一种综合征。临床上以肺循环和（或）体循环淤血以及组织血液灌注不足为主要特征，故亦称为充血性心力衰竭。临床上按心力衰竭发展的速度可分为急性和慢性两种，以慢性居多。按心力衰竭发生的部位可分为左心、右心和全心衰竭。

二、慢性心力衰竭的基本病因

在我国，过去引起慢性心力衰竭的病因主要为瓣膜病，尤以风湿性心瓣膜病居首。但近年来，冠心病、高血压病、心肌病的比例明显增高。导致慢性心力衰竭的主要病因有以下几点。

（一）原发性心肌损害

可见于节段性或弥散性心肌损害，如心肌梗死、心肌炎、心肌病、结缔组织疾病的心肌损害等。亦可见于原发或继发的心肌代谢障碍，如糖尿病等。

（二）心室负荷过重

包括心室前负荷和后负荷过重。前负荷指容量负荷，临床可见于：①心瓣膜反流性疾病，如二尖瓣、三尖瓣、主动脉瓣关闭不全等；②心内外分流性疾病，如房间隔、室间隔缺损、动脉导管未闭等；③全身性血容量增多，如甲状腺功能亢进、慢性贫血、动静脉瘘、脚气病等。后负荷过重即压力负荷过重，见于高血压、肺动脉高压、主动脉瓣狭窄等。

三、诱发心力衰竭的常见因素

心力衰竭症状的出现或加重常可由某些因素所诱发，称为诱因。常见的诱因有：①感染，以呼吸道感染为多、亚急性感染性心内膜炎也常因损害心瓣膜和心肌而诱发心力衰竭；②心律失常，尤以心房颤动等快速心律失常多见；③水、电解质紊乱，如钠过多、输液过多过快等；④体力过劳；⑤其他：如妊娠和分娩；药物使用不当；环境；气候急剧变化；精神因素等。

四、左心衰竭的临床特点及主要体征

左心衰竭的主要临床症状出现的病理基础为肺循环淤血和心排出量降低。肺循环淤血的主要症状为呼吸困难，低心排出量的主要症状为外周脏器组织灌注不足的综合表现。

（1）呼吸困难是左心衰竭最早出现的症状。开始多在较重体力活动时出现，休息后可缓解。随着病情的进展，肺淤血日渐加重，呼吸困难症状可在较轻体力活动时即出现，并可出现夜间阵发性呼吸困难，此为左心衰竭的典型表现。严重时，患者可出现端坐呼吸，采取的坐位愈高说明左心衰竭的程度愈重。

（2）咳嗽、咳痰、咯血，咳嗽亦为左心衰竭的早期症状，常在夜间发生并伴有呼吸困难。咳嗽常伴咳白色泡沫状浆液性痰。严重时亦可出现痰中带血丝或咯粉红色泡沫痰。

（3）低心排量症状可有乏力、头晕、失眠、尿少、发绀、心悸等，其原因主要是由于心、脑、肾等脏器组织灌注不足所致。

（4）体征：多数左心衰竭患者左心室可增大，心率加快，两肺底可闻及湿啰音，有时伴有哮鸣音。湿啰音分布位置可随体位改变而变。血压一般正常，有时脉压减小。

五、右心衰竭的临床特点及主要体征

(一)临床特点

右心衰竭的主要临床症状出现的病理基础为体循环静脉淤血所致。由于多脏器瘀血，常见的症状为上腹胀满、食欲减退、恶心、呕吐、水肿、尿少等。

(二)主要体征

主要包括：①颈静脉怒张：显示体循环静脉压增高，当压迫腹部肿大的肝脏时，可出现颈静脉怒张更明显，称为肝颈反流征阳性；②肝大及压痛：肝大常发生于下肢水肿之前，长期肝内淤血可导致心源性肝硬化；③水肿：是右心衰竭较晚期的表现，符合心源性水肿特点，水肿首先出现在身体下垂的部位，能起床活动的患者，水肿从双下肢开始，卧床的患者从腰骶部开始。严重右心衰竭者可呈现全身水肿，并伴有胸、腹水；④右心室增大或全心增大：心浊音界向两侧扩大，剑突下可见明显搏动。

六、全心衰竭的临床特点

心力衰竭早期常是一侧性的，临床多见先为左心衰竭，继而发展波及右心，导致右心衰竭，从而出现全心衰竭。此时左、右心衰竭的临床表现可同时存在，亦可以某一侧心力衰竭表现为主。当有右心衰竭的存在常可使左心衰竭肺淤血的临床表现得到缓解或减轻。

七、心力衰竭患者需要接受的实验室及其他检查

(一)X线检查

左心衰竭患者除原有心脏病引起的心外形改变外，主要为肺门阴影增大、肺纹理增加等肺淤血表现。右心衰竭患者则常见右心室增大，心影向两侧扩大，还可见到胸腔积液。

(二)超声心动图

临床已广泛应用超声心动图检查测定左心室的收缩功能，如左心室射血分数(LVEF)和舒张功能。对诊断和评估心脏功能有重要价值。

(三)放射性核素检查

放射性核素心血池显影对评价心脏收缩功能有价值。

(四)血浆脑钠素(BNP)检查

BNP＞(80～100)pg/mL，可提示有心力衰竭的存在。研究证实，BNP增高的幅度与心力衰竭的严重程度成正比。

(五)创伤性血流动力学检查

可应用右心导管或肺动脉漂浮导管(Swan-Ganz导管)直接测量肺毛细血管楔压(PCWP)、心排出量(CO)、中心静脉压(CVP)。PCWP可反映左心室舒张末压，正常为6～12mmHg，当PCWP＞18mmHg时即出现肺淤血，提示左心衰竭。右心衰竭时，CVP及外周静脉压可明显升高，其增高的程度与心力衰竭的程度相关。

八、慢性心力衰竭诊断的主要依据

慢性心力衰竭的诊断主要依据：①心脏病的体征，如心脏增大；②肺淤血的症状和体征；③外周体循环淤血的症状和体征；④其他辅助检查指标(BNP、血流动力学指标等)。

九、慢性心力衰竭的治疗目的

心力衰竭治疗目的在于缓解症状，减缓或阻止心室重塑，防止心肌损害加重，提高活动耐量，改善生活质量，降低病死率。

十、慢性心力衰竭治疗中减轻心脏负荷的具体措施

(一)休息

避免精神刺激和情绪紧张，控制体力活动，保证充足睡眠。

(二)控制钠盐摄入

减少钠盐的摄入有利于减轻水肿症状，但应注意在用强效排钠利尿剂时，不可过分限盐，以免导致低钠血症。

(三)利尿剂的应用

常用的利尿剂有：①噻嗪类利尿剂：为中效利尿剂，代表药物是氢氯噻嗪，长期服用注意补钾；②袢利尿剂：代表药物是呋塞米，为强效利尿剂，注意预防低血钾；③保钾利尿剂：利尿效果不强，与噻嗪类或袢利尿剂合用起到保钾排钠利尿作用，代表药物是螺内酯(安体舒通)。

十一、慢性心力衰竭治疗中改善心室重塑及长期预后，提高生活质量的治疗措施

(一)血管紧张素转换酶抑制剂(ACEI)的应用

是慢性心力衰竭的基础治疗措施之一。血管紧张素转换酶抑制剂通过扩张血管作用改善心力衰竭时的血流动力学，减轻淤血症状，同时能降低心力衰竭患者代偿性神经体液的不利影响，限制心肌、小血管的重塑，以发挥维护心肌的功能，从而推迟心力衰竭的进展，降低远期病死率。常用药物有：卡托普利、贝那普利、培哚普利等，用药时注意低血压、高血钾、干咳及一过性肾功能损害。

(二)醛固酮受体拮抗剂的应用

近年来大样本临床研究证明，螺内酯小剂量应用对抑制心血管的重构、改善慢性心力衰竭的远期预后有很好的作用。

(三)β受体阻滞剂的应用

β受体阻滞剂可对抗代偿机制中交感神经兴奋性增强这一效应，从而降低患者病死率、住院率，提高其运动耐量。常用药物有卡维地洛、美托洛尔等。但β受体阻滞剂确实有负性肌力作用，临床应用应十分慎重。应待心力衰竭情况稳定后从小剂量开始，逐渐增加剂量，适量维持。

第三节　病毒性心肌炎

一、病毒性心肌炎诊断标准

(一)临床诊断依据

(1)心功能不全、心源性休克或心脑综合征。

(2)心脏扩大(X线、超声心动图检查具有表现之一)。

(3)心电图改变以 R 波为主的 2 个或 2 个以上的导联(Ⅰ、Ⅱ、aVF、V_5)的 S-T、T 改变持续 4d 以上伴动态变化，窦房传导阻滞、房室传导阻滞、完全性右或左束支阻滞、成联律、多形、多源、成对或并行性期前收缩，非房室结及房室折返引起的异位性心动过速，低电压(新生儿除外)及异常 Q 波。

(4)CK-MB 升高或心肌肌钙蛋白(cTnI 或 cTnT)阳性。

(二)病原学检查

1.确诊标准

自患儿心内膜、心肌、心包(活检、病理)或心包穿刺液检查，发现以下之一者可确诊心肌炎是由病毒引起。

(1)分离到病毒。

(2)用病毒核酸探针查到病毒核酸。

(3)特异性病毒抗体阳性。

2.参考依据

有以下之一者结合临床表现可考虑心肌炎系病毒引起。

(1)自患儿粪便、咽拭子或血液中分离到病毒，且恢复期血清同型抗体滴度较第一份血清升高或降低 4 倍以上。

(2)病程早期患儿血中特异性 IgM 抗体阳性。

(3)用病毒核酸探针自患儿血中查到病毒核酸。

(三)确诊依据

(1)具备临床诊断依据 2 项，可临床诊断为心肌炎。发病同时或发病前 1～3 周有病毒感染证据支持诊断者。

(2)同时具备病原学确诊依据之一，可确诊为病毒性心肌炎，具备病原学参考依据之一，可临床诊断为病毒性心肌炎。

(3)凡不具备确诊依据，应给予必要的治疗或随诊，根据病情变化，确诊或排除心肌炎。

(4)应除外风湿性心肌炎、中毒性心肌炎、先天性心脏病、结缔组织疾病以及代谢性疾病的心肌损害、甲状腺功能亢进症、原发性心肌病、先天性房室传导阻滞、心脏自主神经功能异常、受体亢进综合征及药物引起的心电图改变。

(四)分期

1.急性期

新发病、临床及检查阳性发现明显而多变，一般病程半年以内。

2.迁延期

临床症状反复出现，客观检查指标迁延不愈，病程半年以上。

3.慢性期

进行性心脏扩大，反复心力衰竭或心律失常，病情时轻时重，病程 1 年以上。

二、特殊类型的心肌炎

(一)重症病例

重症者可出现水肿、活动受限、气急、发绀、肺部湿啰音、心脏扩大及肝脾大等心功能不全表现。发病急骤者可发生急性心源性休克、急性左心衰竭、肺水肿、严重心律失常或心脑综合征，甚至发生猝死。出现心源性休克者脉搏微弱、血压下降、皮肤发花、四肢湿冷。

(二)新生儿心肌炎

母亲患病毒感染(柯萨奇B组病毒)可传播给胎儿。新生儿生后数小时即可发病。多在生后2周内出现症状，且累及多个脏器，表现为心肌炎、肝炎、脑炎。病初可现有腹泻、吸吮少或骤然呕吐、烦躁、拒食，迅速出现面色灰白、嗜睡、气急、发绀，有时伴黄疸，进而出现昏迷、惊厥或休克。体格检查可有颈强直、心脏增大、心动过速、心音低钝、奔马律，一般无杂音，肝脾大。脑脊液细胞数及蛋白增高，病情进展迅速，数小时内死亡。

三、治疗

(一)一般治疗

必须卧床休息，至症状消除后3～4周，心力衰竭、心脏扩大者，休息不少于6个月，须待心力衰竭、心律失常控制，心脏恢复正常大小，再逐渐增加活动。恢复期应限制活动至少3个月。确有并发细菌感染者可给以相应抗生素治疗。

(二)保护心肌及清除氧自由基药物

(1)静脉用维生素C每日100～200mg/kg，3～4周为1个疗程。

(2)1,6二磷酸果糖每日100～250mg/kg静点，连用2周。

(3)辅酶Q_{10}每日1mg/kg，分2次口服3个月以上。

(4)卡托普利每日1～6mg/kg，分3次服用。

(三)免疫调节及抗病毒治疗

(1)利巴韦林每日10～15mg/kg静脉滴注。

(2)免疫球蛋白2g/kg单剂24h静脉滴注或每日400mg/kg，共3～5d静脉滴注。

(四)肾上腺皮质激素

是否应用存在争议，多用于重症病例，特别是心源性休克和严重心律失常，包括Ⅰ度房室传导阻滞、室性心动过速，对晚期重症心力衰竭其他治疗无效时可考虑应用。可选择氢化可的松、地塞米松、强的松(泼尼松)、甲泼尼龙，必要时可甲泼尼龙冲击治疗。

(五)控制心力衰竭

急性期选择洋地黄制剂，慢性心力衰竭多使用地高辛维持。应慎用且随时注意洋地黄中毒。

(六)心律失常的治疗

(1)期前收缩不多，无自觉症状，可不给予抗心律失常药物。

(2)室上性期前收缩及心动过速可采用普萘洛尔、洋地黄类药物或普罗帕酮。

(3)室性期前收缩及部分室上性期前收缩可采用胺碘酮或普罗帕酮，利多卡因、美西律等。

(4)严重房室传导阻滞除应用肾上腺皮质激素外，可应用异丙肾上腺素静点提高心室率，有阿斯发作者可考虑安装心脏起搏器。

(七)心源性休克

1.一般治疗

镇静、吸氧、绝对卧床。

2.大剂量维生素C

维生素C 100～200mg/kg/次静推。

3.扩容及补液

24h总液量1000～1200mL/m^2。扩容可先用低分子右旋糖酐10mL/kg/或2∶1等张含钠液10mL/kg,酸中毒者可用5%碳酸氢钠5mL/kg,稀释成等渗液均匀滴入,余液量可用1/3～1/2张液体补充,见尿后补钾。

4.肾上腺皮质激素

一般用氢化可的松每日5～10mg/kg或地塞米松每日0.25～0.5mg/kg静脉滴注。病情好转后减量,1周内停用。

5.升压药

多巴胺和(或)多巴酚丁胺,根据血压调整速度,病情稳定后减停。

第四节　心律失常

一、窦性心律失常

窦房结激动的发生或传导异常称为窦性心律失常。由于体表心电图不能看到窦房结激动波,通常根据心房P波形态来确定和显示窦性心律。

(一)诊断

1.窦性心动过速

成人窦性心律超过100次/min即为本症。一般在101～160次/v。可有心悸等不适的症状。体力活动、情绪激动、妊娠等生理活动;浓茶、吸烟、饮酒等外在因素;肾上腺素、氨茶碱、阿托品等药物;炎症、发热、缺氧、贫血、中毒、休克、甲状腺功能亢进、恶病质等全身性疾病;心肌炎、心包炎、肺心病及伴有心力衰竭的各种器质性心脏病等均可引起。一般根据心律基本规则、心率逐渐增快和减慢,易受体位情绪、活动等因素的影响即可诊断。心电图可确诊。“不适当窦性心动过速”是指某些无明显原因或诱因、症状明显而药物疗效不佳的持续性窦性心动过速。

2.窦性心动过缓

心率多在40～59次/min,常伴有窦性心律不齐,多见于长期体力锻炼、迷走神经兴奋、病态窦房结综合征、黄疸颅内压增高、甲状腺功能减退、急性下壁心肌梗死早期,以及β受体阻滞剂和胺碘酮等抗心律失常药物作用。一般无症状,严重者或伴有期前收缩与逸搏时可感心悸、胸闷、头昏、乏力。心电图可确诊。

3.窦性心律不齐

心电图表现为长与短的正常P-P间隔相差0.12s以上。心率在呼气时减慢、吸气时加快者为呼吸性窦性心律不齐,常为迷走神经张力变化所致,见于健康儿童和青少年,屏气或运动后心率加快时自行消失。与呼吸无关系者系起搏点在窦房结头尾游走,多见于洋地黄毒性反应及老年心脏病者。

4.窦性停搏

多见于病态窦房结综合征、颈动脉窦过敏、迷走神经张力增高、睡眠呼吸暂停综合征、心肌炎、心肌梗死、卒中、洋地黄毒性反应等。心电图示长时间无 P 波，且停搏间距与基本的窦性 P-P 间距不成倍数（借此常可与窦房传导阻滞鉴别），停搏后常出现交界区或心室逸搏。若停搏时间>3s 可致阿-斯综合征，该综合征为短暂性心搏量严重不足，使大脑缺血而出现黑蒙、昏厥等症状，多由严重窦性停搏，或心率极慢的窦性心动过缓、房室传导阻滞引起，也可由心室率极快的室性或室上性心律失常引起。

5.窦房传导阻滞

二度窦房传导阻滞心电图表现为窦性 P-P 间期周而复始地逐渐缩短后延长，而最小的 R-R 间期小于最短的 P-P 间期的两倍（Ⅱ度Ⅰ型），或 P-P 间期与其前后 P-P 间期成倍数地突然延长（二度Ⅱ型）。病因与窦性停搏类似。

（二）治疗

（1）分析病因给予治疗，偶尔短暂出现、无明显症状者一般不需处理。

（2）持久的窦性心动过速而无器质性心脏病者，除应特别注意查找有无甲亢、贫血、炎症等病因进行治疗外，可酌用镇静剂或β受体阻滞剂。有心力衰竭者在应用转换酶抑制剂、洋地黄和利尿剂的基础上，酌情用β受体阻滞剂。“不适当窦性心动过速”可采用β受体阻滞剂、钙通道阻滞剂治疗，效果不佳者可考虑对窦房结头部进行射频消融。

（3）对伴有黑蒙、昏厥或心功能不全的严重窦性心动过缓、窦房传导阻滞、窦性停搏患者，可行临时心脏起搏治疗，或用阿托品静脉注射每次 0.3～0.5mg，或异丙肾上腺素 0.5～1mg 加于 5%葡萄糖液 250mL 中静脉滴注，在除外继发性、可逆性因素（如心肌缺血、药物中毒、电解质紊乱）后，应植入永久心脏起搏器。

二、期前收缩

在窦性心搏前发生的异位搏动称为期前收缩，又称过早搏动，简称早搏。多因异位起搏点自律性增强或折返引起。

（一）诊断

（1）起源于右心室流出道或左心室后间隔左后分支分布区内的期前收缩，常见于健康人和无器质性心脏病者，安静和活动后均可发生，多发生于吸烟、饮酒、浓茶及失眠后。各种器质性心脏病，如冠心病、高血压性心脏病、风湿性心脏病、心肌炎、心肌病等常引起的期前收缩，常为多源而无一定起源部位，于活动后可加重。洋地黄中毒引发的室性期前收缩，常表现为二联律。电解质紊乱、心导管检查、胃肠和胆管疾病、急性感染，以及神经精神因素等也可引起期前收缩。

（2）症状常因原有疾病及个体敏感性而不同。可无症状，敏感者常有心悸、胸闷、心搏暂停感或咽喉部哽噎感，并可继发程度不一的焦虑、忧郁或心脏神经症。

（3）心脏听诊有提前的心搏，第一心音增强，其后多有较长间歇而致心搏不规则。若期前收缩频繁，每次正常心搏后均出现一次期前收缩则形成二联律；若每次心搏后连续二次期前收缩或每两次正常心搏后出现一次期前收缩则形成三联律，以此类推。期前收缩时脉搏可因心搏量不足而微弱或触不到形成绌脉。

(4)心电图按期前收缩起源分房性、房室交界性、室性三类,以室性多见,房性次之。房性期前收缩的P波除提前发生外,其形态与窦性P波亦有差异,P-R≥0.12s,其后的QRS-T波通常正常,但也可因房性期前收缩传入时心室正处于相对不应期而造成室内差异性传导,使QRS波形态不同于正常的QRS。若房性期前收缩出现极早,交界区或心室正处于绝对不应期,则成为未下传的房性期前收缩。房性期前收缩后代偿间期常不完全。交界区期前收缩的QRS波形态多正常,代偿间期常完全。P波可重叠于QRS波中或位于其前、后,若P波在QRS波前,P′-R<0.12s。室性期前收缩的QRS波宽大畸形≥0.12s,伴有反向的T波,多无P波,代偿间期多完全。期前收缩出现于两个正常心动周期之间者为插入性。期前收缩与前一心搏有固定联律间期者为配对型,最常见。并行期前收缩无固定的联律间期,其相同形态期前收缩间的最长间期大致为最短间期的倍数,并且可见融合波,多为室性。期前收缩超过5次/min为频发,2个期前收缩连续出现称连发。同时有起源于心房、心室等不同部位者称多类期前收缩。同类期前收缩而有多种形态者为多源。频发、多源和出现极早而引起室内差异性传导,或不能下传的房性期前收缩常起源于肺静脉肌袖,是心房颤动的重要诱发因素。急性心肌梗死时发生于舒张早期的室性期前收缩(RonT)有导致心室颤动的危险。左束支阻滞图形、Ⅱ、Ⅲ、aVFQRS波主波朝上的室性期前收缩多起源于右心室流出道,而右束支阻滞图形、Ⅱ、Ⅲ、aVFQRS波主波朝下的室性期前收缩多起源于左心室后间隔左后分支分布区,此两种室性期前收缩是最常见的功能性室性期前收缩。

(二)治疗

一般偶发期前收缩无须治疗,尤其是房性、房室交界性和右心室流出道、左后分支分布区期前收缩,常属功能性。对于无一定形态规律和多源性期前收缩当探求病因,尽可能结合病因给予治疗。可选用下列方法。

(1)功能性期前收缩多无须药物治疗,但应耐心解释,避免发生医源性心脏神经症。对症状明显者,可酌用镇静剂,如地西泮每次2.5mg,每日3次。房性及交界区期前收缩可酌用美托洛尔每次25~50mg,每日2次;或维拉帕米每次40~80mg,每日3次;如上述药物无效,可选用普罗帕酮。室性期前收缩可选用美托洛尔25~50mg,每日2次;或维拉帕米每次40~80mg,每日3次;也可选用美西律150~200mg,每日3~4次;或普罗帕酮150~200mg,每日3次;如无效,可联合应用美托洛尔与美西律。对起源于右心室流出道和左心室左后分支区域内期前收缩,如症状明显,常规抗心律失常药治疗无效,动态心电图显示24h期前收缩总数超过1万次,可考虑行射频消融根治。

(2)由于Ⅰ类抗心律失常药的致心律失常作用和负性肌力作用,用于治疗器质性心脏病期前收缩时会使病死率升高,故对伴有心力衰竭、心肌缺血、心室扩大或心肌肥厚等器质性心脏病期前收缩,美西律、普罗帕酮等Ⅰ类抗心律失常药现列为禁忌,症状明显者在积极治疗病因,并注意补充钾、镁的同时,可选用β受体阻滞剂或胺碘酮治疗。对于心肌梗死急性期以及急性心肌炎的室性期前收缩,可首选胺碘酮150mg稀释后5min内缓慢静脉注射,如无效10~15min后可重复150mg,随后以1mg/min静脉滴注6h,继以0.5mg/min静脉滴注18h,24h总量应控制在2200mg内。或给予利多卡因50~100mg稀释后静脉注射,必要时每隔5~10min

重复一次，但 20min 内不超过 250mg，期前收缩有效控制后以 1～4mg/min 维持静脉滴注，并注意早期休息，酌情用保护心肌药物。对急性心肌炎性期前收缩，肾上腺皮质激素宜在发病一周后应用。

(3)洋地黄中毒引起者除停药外，应补充氯化钾 3～6g/d，也可酌情用苯妥英钠 125mg 静脉注射，必要时 10min 后重复一次，要注意药物对呼吸和心脏的抑制。

三、阵发性室上性心动过速

(一)诊断

(1)广义上室上性心动过速包括希氏束以上的各种心动过速，狭义上仅指房室/房室结折返性心动过速和部分折返机制的房速，多不伴器质性心脏病。

(2)呈突发突止的阵发性发作，每次发作可持续数分钟至数日。发作时心率多在 160～240 次/分，节律规整，症状因心功能情况和个人耐受性而异，轻者仅有心悸、胸闷；重者可有昏厥、胸痛、气急，发作持续时间长时，可引起血压下降和心力衰竭。压迫颈动脉窦或其他刺激迷走神经的方法，如有效，可使心率立即恢复正常，如无效，心率保持不变。

(3)发作时心电图有确诊价值。QRS 规整，可因心率较快而造成室内差异性传导，多为右束支阻滞形，V_1 呈“兔耳样”rSR 三相综合波。有异常 P 波。房速时心房激动经房室结下传心室，故 P 波多位于 QRS 前 120ms 左右。房室结折返性心动过速时房室几乎同时激动，故 P 波多位于 QRS 波群内不易发现，或略前于 QRS 波而形成伪 q 波，或略后于 QRS 波而形成伪 s 波。房室折返性心动过速时心室激动后经旁道逆传入心房，故 P 波多出现在 QRS 波群之后。

(二)治疗

1.终止室上性心动过速发作

(1)刺激迷走神经以终止发作，可选用瓦氏动作即深吸气后屏住声门用力做呼气动作；或闭眼后压迫一侧或两侧上巩膜，达到轻度疼痛为度，10～15s(青光眼、高度近视者禁用，老年及高血压者慎用)；或以手指或筷子刺激咽部恶心；或取头侧位以手指压迫或按摩右侧颈动脉窦 5～10s，无效时改压左侧，按压时应行心电监护或听心音，免致停搏。

(2)也可选用普罗帕酮每次 0.5～1mg/kg 缓慢静脉注射，如无效，30min 后可重复。或维拉帕米 5mg 稀释后缓慢静脉注射，若无效，30min 后可重复一次。或毛花苷 C0.4～0.8mg 静脉注射，无效时，1h 后可再予 0.2～0.4mg，或加用迷走神经刺激常可奏效。也可选用三磷酸腺苷 0.15～0.20mg/kg 稀释于 5%葡萄糖液 5～10mL 中弹丸式快速静脉注射，如无效，间隔 1～2min 后将剂量递增为 0.20～0.25mg/kg。对有心房颤动发作史的显性预激综合征患者，则应避免应用洋地黄、维拉帕米和三磷酸腺苷，前两药可加速旁道传导，后者可诱发心房颤动。

(3)对伴发心绞痛、心力衰竭或其他严重血流动力学不稳者，可酌情选用同步直流电复律，或经食管或静脉心房超速起搏应尽快终止，并避免药物的负性肌力和致心律失常作用。

2.预防复发

首选射频消融，安全有效，可根治其发作。对发作频繁而又不愿意接受射频消融治疗或有禁忌者，可选用普罗帕酮、维拉帕米、β受体阻滞剂之一口服预防。

四、阵发性室性心动过速

阵发性室性心动过速为严重的心律失常，需尽快予以控制，否则可诱致心力衰竭或心室颤动，造成严重后果。

(一)诊断

(1)室性心动过速多见于缺血性心脏病，约占半数，其次为心肌病、瓣膜性心脏病、高血压心脏病、先天性心脏病(包括右室发育不良)、家族性或特发性Q-T间期延长综合征、二尖瓣脱垂等；也可见于缺氧、电解质紊乱(低钾、低镁)、洋地黄中毒或服用某些药物如抗心律失常药、交感胺类或三环类抗抑郁药等。心脏导管术、心血管造影术、心脏手术亦可引起。右室流出道及左室间隔部室性心动过速常见于正常心脏，多为良性。

(2)呈突发突止的阵发性发作，发作时心率多为120～180次/min，心律大致规整。心前区第一心音可有强弱差异。症状因发作持续时间、心率、基础心脏病、外周血管病等而异，发作持续时间长时，可引起休克、心绞痛、心力衰竭和阿-斯氏综合征，并可退变为心室扑动或心室颤动。压迫颈动脉窦或其他刺激迷走神经的方法对心率无影响。

(3)发作时心电图示心律轻微不规则，QRS时间≥0.12s，V_1多呈qR或R波，T波与主波方向相反。P波常不清楚，可经食管电极显示。部分室性心动过速呈1∶1室房逆传，也有部分室性心动过速发作时出现不同程度的室房逆传阻滞，故P波少于QRS波，或为室房分离，即窦性P波与QRS无固定关系，可有室性夺获及室性融合波。

(二)治疗

1.终止发作

(1)积极矫治原有病变如低氧血症、酸中毒、低血钾等。

(2)如有休克、心绞痛、心力衰竭、阿一斯综合征等当首选同步直流电复律(200～250ws开始)，对不伴心绞痛、肺水肿、低血压的持续性单形性室性心动过速，可选择胺碘酮150mg稀释后5min内缓慢静脉注射，如无效10～15min后可重复150mg，随后以1mg/min静脉滴注6h，继以0.5mg/min静脉滴注18h，24h总量不应超过2200mg。或给予利多卡因每次50～100mg稀释后静脉注射，必要时每隔5～10min重复一次，但20min内不宜超过250mg。发作停止后则以1～4mg/min维持静脉滴注。对右室流出道及左室后分支区域起源的室性心动过速，也可选用普罗帕酮1mg/kg或维拉帕米5mg稀释后静脉注射。

(3)因洋地黄中毒引起者，应积极补充钾镁，可用苯妥英钠250mg缓慢静脉注射，一般不采用同步直流电复律。

2.预防复发

(1)器质性心脏病室性心动过速复律后可口服胺碘酮每次200mg，每日3次和每日2次各服用一周，或到总负荷8～10g后改维持量(每次200～300mg，每日1次)。

(2)反复发作的致命性室性心动过速应置入心脏复律除颤器(ICD)。对未植入ICD者，常需将胺碘酮与β阻滞剂合用。

(3)某些类型的单形性室性心动过速(如起源于右室流出道及左室间隔部特发性室性心动过速)可选择射频消融根治之。

五、尖端扭转型室性心动过速

(一)诊断

尖端扭转型室性心动过速(TdP)系因心肌细胞传导缓慢、心室复极不一致引起。常反复发作,易致昏厥,可致死。多由电解质紊乱(如低钾、低镁)、Ⅰ或Ⅲ类抗心律失常药(如奎尼丁、索他洛尔)、三环类抗抑郁药、心动过缓(如房室传导阻滞、窦房结病变)、家族性长 QT 综合征、自主神经失衡、中枢神经病变等致病。心电图特点为基础心律时 QT 延长,T 波宽大,U 波明显而 TU 融合;TdP 常由长间歇后舒张早期室性期前收缩(RonT)诱发。心率约 200 次/分,各 QRS 波群振幅不一,每隔 5～10 个 QRS 主波方向突然逆转。此种形态室性心动过速若发生于 QT 正常者称为多形性室性心动过速,多由缺血性心脏病引起,少数室性期前收缩联律间期极短者亦可无明显器质性心脏病。

(二)治疗

(1)解除病因,低钾者应予补钾、心率缓慢者应采用心室起搏或异丙肾上腺素静脉滴注将基础心室率提高至 80～90 次/min 以缩短 QT 间期;同时可给予 25%硫酸镁 10mL 稀释后缓慢静脉注射,继以 4～8mg/min 静脉滴注。

(2)禁用抑制心室内传导的Ⅰa、Ⅰc 及Ⅲ类抗心律失常药。

(3)如发生昏厥、抽搐,可拳击心前区,进行胸外心脏按压,持续发作或退变为心室颤动者可用非同步直流电复律。

(4)先天性长 Q-T 间期综合征伴反复昏厥发作者应安装心脏复律除颤器(ICD),无条件者可选用 β 受体阻滞剂,亦可考虑行心脏起搏治疗或做颈胸交感神经切断术。

(5)多形性室性心动过速患者基础心律时 Q-T 间期正常,故起搏预防无效,儿茶酚胺类药物可使病情恶化。维拉帕米对终止及预防无明显器质性心脏病的多形性室性心动过速发作可能有一定效果,而Ⅰ、Ⅲ类抗心律失常药物通常无效。由缺血性心脏病引起的多形性室性心动过速,有人认为Ⅰ类抗心律失常药可能有效。

六、心房扑动

(一)诊断

(1)心房扑动临床症状与心房颤动相似,多见于风湿性心脏病、高血压性心脏病、冠心病、甲亢等,现亦见于心房颤动行肺静脉前庭环形射频消融术后,罕因洋地黄引起。

(2)当心房扑动伴有固定的 2∶1、3∶1 房室传导阻滞时,因室律规整而漏诊,如呈 3∶2、4∶3等变化不定的房室传导阻滞时,则心律不齐而易误诊为心房颤动或期前收缩。体检颈静脉搏动快于心室率是一个有助于诊断的体征。压迫眼球或颈动脉窦可加重房室传导阻滞,从而使心室率减慢甚至减半。通常分为典型和非典型两类。典型心房扑动心房扑动波(F 波)在Ⅱ、Ⅲ、avF 导联为负向,频率常在 240～350 次/min。非典型心房扑动的 F 波在Ⅱ、Ⅲ、avF 导联极少为负向,频率多在 340～433 次/min。

(二)治疗

(1)心房扑动为一种不稳定的心律,如无明显血流动力学障碍,可先用洋地黄、美托洛尔或维拉帕米控制心室率,在此过程中,常能自行转复为窦性,或在暂停或改用维持量洋地黄后,会先退变为心房颤动后再转为窦性。因普罗帕酮、丙吡胺等减慢 F 波频率而增加房室传导比例,故单独用药后可使心室率明显增快,常需先经洋地黄将心室率控制于 80 次/min 左右后,再给予普罗帕酮或丙吡胺,可使转为窦性。对发作持续时间较短者,可给予依布利特 1mg 稀释后 10min 内静脉注射,半数可在 30～60min 内转复为窦性。如用药 1h 后无效,可同剂量重复静脉注射一次。

(2)对心房扑动伴有明显血流动力学障碍，或持续不能自行转为窦性者，可选择同步直流电复律，多数用<50ws即能转复。或经食管或静脉心房超速起搏终止，若不能终止时，也可促使其转为心房颤动而易于处理。

(3)预防复发：对典型心房扑动可经射频消融右房峡部根治；对非典型心房扑动则可应用三维电解剖标测系统明确折返机制后消融缓慢传导区，亦可达到根治效果。对不愿接受手术或有手术禁忌者，可口服胺碘酮或普罗帕酮预防。

七、心房颤动

(一)诊断

(1)心房颤动多见于器质性心脏病，近年来随着高血压发病率升高，高血压心脏病已成为心房颤动的主要病因，其次为冠心病、风湿性心脏病、甲亢及其他病因的心脏病，少数病例亦可见于洋地黄中毒、老年肺炎、预激综合征、肺栓塞等。也有不少心房颤动患者查无明显器质性心脏病和其他全身性疾病，过去称为孤立性心房颤动，现认为多为肺静脉内局灶性病灶所致。根据心房颤动发作持续时间将其分为：阵发性：发作时间小于7d，可自行转复，并可反复发作；持续性：发作持续时间大于7d，需用药物或其他手段干预才能转复的心房颤动；永久性：心房颤动持续发作，药物或电复律等其他手段干预不能转复，或转复后不能维持窦性心律。

(2)有心悸、气短、焦虑、胸闷、心搏不齐等症状，初发、阵发性发作或心室率较快时症状较明显，重者可诱发或加重心力衰竭、心绞痛。持续时间较长或在心室率不快时可无症状。高龄以及合并风湿性心脏病、心力衰竭、糖尿病、TIA、高血压的持续性心房颤动患者易形成左房(耳)血栓而具有较高的脑动脉和其他动脉栓塞的危险，应给予抗凝治疗。

(3)可根据心律及心音强弱绝对不规则而诊断。心室率可正常，而初发者常在100～200次/min，第二心音有时可消失，多有绌脉。颈静脉呈怒张无搏动。持久的或经洋地黄控制后，心房颤动心率可缓慢且较齐，在压迫颈动脉窦时心率可暂减但不能复律。

(4)心电图示大小不等的心房颤动波(f)，以V_1、V_{3R}为明显，频率为350～600次/min。QRS为室上性波型，R-R间期绝对不规则，慢-快交替时可伴有室内差异性传导。

(二)治疗

(1)除治疗基本疾病外，尤其要防治心力衰竭、高血压、感染。应避免劳累、精神紧张以及饮酒吸烟等诱因以利于控制病情。

(2)控制心室率：快速室率比缓慢室率导致心搏量减少更明显。对心功能正常的阵发快速性心房颤动，可选用倍他乐克5mg静脉注射，或倍他乐克口服，每次25mg，每日2次。对伴有心功能不全的阵发快速性心房颤动，首选毛花苷C首次0.4mg静脉注射，每2～4h可再给0.2～0.4mg，直至休息时室率降至70～90次/min。总量宜控制在1.2mg。对并发严重高血压、糖尿病和心功能不全的老年持续性心房颤动患者，可给予地高辛0.125～0.25mg，每日1次。如给洋地黄后室率仍快或活动后仍快(即休息状态下心室率和日平均心室率未能控制在80次/min以下)，可并用倍他乐克每次12.5～25mg，每日2次；或维拉帕米每次40mg，每日3次。对药物控制心率效果不好的老年持续性或永久性心房颤动患者，可采用导管射频消融阻断房室传导后植入永久心脏起搏器治疗。

(3)转复窦律:对伴有心力衰竭、低血压、心绞痛等情况的阵发性心房颤动,如心房颤动持续时间未超过48h,可行紧急直流电同步复律(见电复律节);对心房颤动持续时间未超过48h但血流动力学稳定的阵发性心房颤动,如不急于复律,可先给予低分子肝素5000单位皮下注射,每日2次,以预防左房血栓形成,同时采用洋地黄、倍他乐克或维拉帕米等控制室率,约半数可在48h内自行转复。或采用胺碘酮(150～300mg)、依布利特(1～2mg)或普罗帕酮(70～140mg)等药物静脉注射或同步直流电复律治疗,对无明显器质性心脏病和心功能不全的阵发性心房颤动患者,也有采用普罗帕酮400～600mg顿服,1～2h后可转复窦性,且可由患者自行操作。如心房颤动持续时间超过48h,原则上应先服用华法林每日2.5～3.0mg,将INR调节至2.0～3.0并维持3周以上;或经食管心脏超声检查排除左心房(耳)血栓后,再酌情行药物或直流电同步复律治疗,转律后应继续服用华法林4周。对心房颤动病程超过1年、左房内径显著增大(>50mm)、病态窦房结综合征、心房颤动病因未除,如细菌性心内膜炎或甲亢未得到控制、活动性心肌炎、心包炎、二尖瓣狭窄未行分离或置换术,原则上不行药物或电复律治疗。对并发严重高血压、糖尿病和心功能不全的老年患者,因在控制病死率和脑卒中方面,节律控制并不优于心率控制,故主张也不给予复律治疗,仅行心室率控制及抗凝治疗。

(4)预防复发;避免各种诱因,现多首选胺碘酮预防复发,也可选用普罗帕酮、奎尼丁、普鲁卡因胺等。胺碘酮预防复发效果最好,起始时每次200mg,每日3次和每日2次各服用5～7d,或到总负荷8～10g后改维持量(每次200～300mg,每日1次)。经6～12个月后,可逐渐停药,再发再治。服药期间应定期复查胸片、心电图以及甲状腺和肝脏功能。

(5)射频消融:对年龄<75岁、无或轻度器质性心脏疾患、左心房内径<50mm、发作频繁的阵发性心房颤动患者可考虑作为一线治疗手段;对药物治疗无效、伴或不伴器质性心脏疾患的持续性或永久性心房颤动患者,也可慎重采用。目前比较成熟的消融方法有肺静脉节段性消融和三维电解剖标测系统指导下的环肺静脉前庭线性消融电隔离。前者常规设备即可开展,手术费用较低,主要用于无明显器质性心脏病的阵发性心房颤动患者,单次消融成功率50%～70%;后者需要特殊设备,医疗资源占用较大,可用于各种原因的阵发性或持续性心房颤动,单次手术成功率在阵发性心房颤动可达70%,在持续性心房颤动可达50%。

八、心室扑动和颤动

心室各部分发生快速微弱无效的收缩或不协调的乱颤,分别称为心室扑动和颤动。心室扑动多为心室颤动的前奏,二者都使心室丧失排血功能,常为临终前的表现,但亦可阵发性出现,是最严重的心律失常。

(一)诊断

(1)发病主要机制为普肯耶纤维与心室肌细胞间复极不匀,导致反复折返运动。心肌缺血、心室扩大、射血分数降低、室壁异常运动、交感神经兴奋、严重心动过缓等可引起上述变化,成为心室扑动和颤动的诱因。常见于冠心病,尤其是急性心肌梗死或心肌严重缺血、收缩性心力衰竭、完全性AVB伴极度缓慢心室率或室性期前收缩、低血钾(镁)等电解质紊乱、洋地黄、奎尼丁、普鲁卡因胺等药物中毒、触电、溺水;预激综合征并发快速心房颤动以及Q-T间期延长综合征。

(2)心室扑动和颤动很快引起昏厥,接着出现抽搐、呼吸停止,血压测不出、心音听不到、大动脉搏动消失。心室扑动时心电图示 QRS 波群和 T 波难以辨认，代以较为规则、振幅高大的正弦波形，频率为 150～250 次/min。心室颤动时波形低小不整，频率 200～500 次/min。

(二)治疗

对于心室颤动或意识丧失的心室扑动应立即进行非同步直流电复律。电能量选用 300～400J。电复律前应行胸外心脏按压和人工呼吸以争取时间。复律后如血压低、呼吸弱，应继续胸外心脏按压和人工呼吸，酌情给予碳酸氢钠纠正酸中毒、激素减轻脑水肿等，并连续心电监护，密切观察血压、呼吸变化，积极寻找和纠正心室扑动和颤动的诱因，如补充钾、镁；用胺碘酮或利多卡因控制室性心律失常；β 受体阻滞剂用于心肌梗死的二级预防等。复苏成功者，如果病因不明或病因不能去除，建议植入 ICD 治疗。

九、病态窦房结综合征

病态窦房结综合征以窦房结及其周围组织有缺血、变性、纤维化病变为常见。若伴有房室交界区损害引起其起搏、传导障碍者称双结病变。

(一)诊断

(1)以窦房结退行性病变多见，也继发于冠心病、心肌病、风湿性心脏病、高血压性心脏病、心肌炎、心包炎、代谢性及结缔组织疾病等。

(2)本征病程长，进展慢，故老年多见。当无长期运动锻炼、黄疸，或服用 β 受体阻滞剂等情况下，有显著的窦性心动过缓(心率＜50 次/min)，较长心搏停歇(≥2s)、反复出现心动过缓-过速等时应考虑本征。由于心率过慢及短暂的窦性停搏使脑、心供血不足，可发生头昏、眩晕、黑蒙、昏厥、胸闷、气短、心绞痛、心律失常。甚至心力衰竭、休克、猝死。

(3)心电图：常分为五型，即窦性心动过缓、窦性停搏、窦房传导阻滞、慢-快综合征和变时功能不良，上述各型可单独或同时存在。24h 动态心电图有助于诊断。

(4)激发试验。

运动试验：半分钟下蹲 15 次后立位心率＜90 次/min；或次极量活动平板试验后心率＜100 次/min，或出现窦房传导阻滞、逸搏心律等均为阳性。

阿托品试验：静脉注射阿托品 1～2mg(0.02mg/kg)观察 1、2、3、5、15、20min 的心电图如心率低于 90 次/min，或出现交界性心律或异位心动过速者为阳性。

电生理检查：经食管或静脉进行心房起搏，可测定窦房结恢复时间及窦房传导时间。本征窦房结恢复时间常超过 2000ms(正常为 800～1400ms)，窦房传导时间超过 150ms(正常为小于 150ms)。

(5)诊断本征主要根据临床表现及心电图、动态心电图。激发试验有假阳性及假阴性，并非必需。

(二)治疗

(1)仅有心动过缓而无明显症状者，可仅对原发病进行治疗并定期随访观察。

(2)对急诊时显著窦性心动过缓、窦房传导阻滞并有明显症状者，可用阿托品、异丙肾上腺素、麻黄碱等提高心率，必要时安装临时心脏起搏器。禁用或慎用抑制窦房结功能的药如 β 受体阻滞剂、钙通道阻滞剂以及其他抗心律失常药。

(3)对有黑蒙、昏厥、心力衰竭、疲乏等症状，并有相应心电图、动态心电图表现者，在排除心肌缺血、药物等可逆性原因后，应安装永久心脏起搏器。由于右室心尖部起搏可损害心功能并增加心房颤动发生率，故对房室传导功能正常的本征患者，应尽量安装具有频率应答功能的心房起搏器（AAIR）或具有频率应答和A-V搜索功能的双腔起搏器（DDDR）。

（4）持续性心房颤动可能是本征的一种“自愈”形式，可选用洋地黄控制心室率。因电复律后可能造成心脏静止，故在没有心脏起搏保护的前提下，应禁用电复律。

（5）某些“快-慢型”病窦综合征在快速房性心律失常（心房扑动、心房颤动等）被控制后，一过性的窦房结停搏会随之消失，长期随访证明只要不再有心房扑动、心房颤动发生，就不再有窦性停搏发生，故对某些“快慢型”病窦综合征，可先行心房扑动、心房颤动射频消融治疗后再酌情考虑安装永久心脏起搏器。

十、房室传导阻滞

心脏激动在传导过程中的任何部位都可发生传导阻滞。发生房室水平的传导阻滞称为房室传导阻滞，较为常见。

（一）诊断

（1）见于心肌炎、冠心病（并发于急性前壁梗死时严重，于急性下壁梗死者常可恢复）、高血压病、风湿性心脏病、先天性心脏病、原发硬化性退行性病变、药物过量（如洋地黄、普萘洛尔、维拉帕米或奎尼丁等抗心律失常药）、高血钾、手术损伤等。少数为正常人而迷走神经张力过强者。

（2）可短暂发作或呈永久性。常有各种原发疾病症状与体征。一度：无自觉症状，可仅有第一心音减弱。二度分为：Ⅰ型（文氏现象）较多见，常为短暂性，阻滞部位多在希氏束以上，预后好。可有心悸、心搏节律不齐，第一心音呈周期的由强变弱，而后有长间歇的变化。增强迷走神经张力使房率减慢时，可加重房室传导阻滞。常可逆，预后通常较好。Ⅱ型多为持续性不可逆，预后较严重，心律可规则或不规则，阻滞部位多在希氏束以下，可骤然发展为高度或三度从而发生阿-斯综合征。三度：即完全性房室传导阻滞。先天性者心率40～60次/min，常无心肌病变及明显症状。后天性获得者常有心肌病变，心率慢于40次/min，可有心悸、头晕，甚至昏厥、抽搐等。第一心音强弱不等，收缩压常增高，脉压大。

（3）心电图一度示P-R延长超过正常。若立位心电图P-R缩短至正常则考虑为生理性。二度Ⅰ型的P-R逐渐延长，R-R逐渐缩短而后心室漏脱一次，此处的R-R短于二个P-P间期，其后P-R缩短，再周而复始地延长。房室比率常为3∶2、4∶3……Ⅱ型的P-R固定，突然发生心室漏脱，有时仅少数P波下传，形成3∶1、4∶1等房室比率者称高度阻滞。三度的P波均不下传，且与逸搏心律的QRS各不相关，P波常多于QRS综合波。逸搏源于东支以下者QRS宽大畸形，频率慢，稳定性差，易并发其他心律失常而引起昏厥等严重症状。

（二）治疗

（1）处理病因与诱因，避免体力劳累、过度紧张，禁用奎尼丁、普鲁卡因胺、β受体阻滞剂、维拉帕米及钾盐等，以免加重阻滞。无心力衰竭者不宜用洋地黄。

（2）一度者除治疗病因外不需治疗，心率缓慢者酌情用阿托品。

（3）二度Ⅰ型如室率50次/min以上，无自觉症状者，仅予病情观察。如低于50次/min，可试用阿托品、麻黄碱口服。二度Ⅱ型或高度阻滞，估计阻滞部位在希氏束以下者，首选永久心脏起搏治疗。如无条件可暂时先予异丙肾上腺素1mg加入5%葡萄糖液中静脉滴注，心室率维持于45～60次/min；或异丙肾上腺素舌下含服每次10mg，每2～4h一次。忌用阿托品，因其提高窦性心律并改善希氏束以上部位传导，会使希氏束以下部位频率负荷增加而加重二度Ⅱ型阻滞。

(4)三度房室传导阻滞伴乏力、气急、头昏、黑蒙或阿一斯综合征者，给予心脏起搏治疗，或临时给予异丙肾上腺素治疗。对于下壁心肌梗死等阻滞部位在房室交界区的三度阻滞者，可试予阿托品，亦可改善传导，提高心室率。但对急性前壁梗死等阻滞部位在房室交界以下，或室率低于45次/min，或症状明显有心力衰竭、血压下降、黑蒙或阿一斯综合征者，应根据病因给予临时或永久心脏起搏。如无条件可先予异丙肾上腺素静脉滴注1mg加入5%葡萄糖液中静脉滴注，心室率维持于45～60次/min，直至能够进行心脏起搏或房室传导恢复。对有阿一斯综合征伴室率过缓、血压下降者，除采用起搏器或药物提高心率外，当予乳酸钠或碳酸氢钠纠正酸中毒。

十一、预激综合征

(一)诊断

预激综合征系房室间除正常传导系统之外还存在由工作心肌纤维组成的异常传导束(旁路)，若心房冲动经旁路提前激动了部分或全部心室肌，称作显性预激，心电图表现为P-R缩短、预激波及QRS畸形、ST-T继发性改变等，根据V_1导联预激波及QRS主波方向朝上或朝下分作A型或B型，A型多为左侧旁路，B型多为右侧旁路；若旁路只能从心室到心房单向逆传，不能从心房向心室传导，称作隐匿性预激，以发作心动过速时逆行P波在QRS结束后为其特点。由于旁路通过房、室肌与正常传导系统形成折返环，故显性或隐匿性预激综合征患者均易发生房室折返性心动过速(AVRT)，且多为经房室结前传、旁路逆传、QRS正常的顺向型AVRT。发生率随年龄而增。部分可因心室激动经旁路逆传抵达心房易损期而引发心房颤动或心房扑动，此时心房冲动大部或全部经旁路传至心室，心室率快，QRS宽大畸形，旁路前传不应期极短(≤230ms)或处理不当者有时可恶化为心室颤动。

(二)治疗

预激综合征并发AVRT时按室上性心动过速处理。对于显性预激综合征并发的顺向型AVRT，因易转化为心房颤动或心房扑动，故应慎用洋地黄、维拉帕米和三磷酸腺苷。当显性预激综合征并发心房颤动或心房扑动时，则应禁止单独使用洋地黄或维拉帕米，因此两种药物加速旁路传导，可使心房颤动的心室率明显增快，有引发心室颤动的危险。胺碘酮、普罗帕酮、普鲁卡因胺可减慢旁路和房室结传导，并有复律的作用，应为首选药物。美西律能减慢旁路传导，可用于降低心室率。对于药物不能及时终止发作者，应尽快采用同步直流电复律。预防再发应首选射频消融治疗。对不愿接受手术或有手术禁忌者，可选用胺碘酮、普罗帕酮、β受体阻滞剂等药物之一口服。

第五章　内分泌科疾病

第一节　甲状腺功能减退症

甲状腺功能减退症简称甲减，是由多种原因引起的甲状腺激素（TH）合成、分泌或生理效应不足所致的全身性疾病，依起病年龄分为：①呆小病，功能减退起病于胎儿或新生儿。②幼年型甲减，起病于儿童。③成年型甲减，起病于成年，病情严重时各型均表现为黏液性水肿。

一、病因

病因有多种，以甲状腺性为多见，其次为垂体性，下丘脑性及 TH 抵抗性少见。发病机制也随病因类型不同而异。

（一）呆小病（克汀病）

呆小病（克汀病）分为地方性及散发性两种类型。

1.地方性呆小病

主要见于地方性甲状腺肿流行地区，因母体缺碘，使胎儿供碘不足，以致甲状腺发育不全和激素合成不足。此型甲减对迅速生长中的胎儿的神经系统特别是大脑发育危害极大，易造成神经系统不可逆的损害。某些胎儿在碘缺乏或甲状腺激素不足的情况下有发生呆小病的倾向，其发病机制可能与遗传因素有关。

2.散发性呆小病

病因未明，散发于各个地区，母体既无缺碘，又无甲状腺肿的病史。一般是先天性的原因引起胎儿期甲状腺发育不全或甲状腺激素合成障碍所致。胎儿期甲状腺不发育或发育不全可能是母体妊娠期患有某些甲状腺自身免疫性疾病，即血清中产生了破坏甲状腺细胞的自身抗体，后者通过胎盘进入胎儿体内，对胎儿甲状腺细胞起到破坏作用，使甲状腺变小、硬化、萎缩，常被称之为无甲状腺性克汀病。在少数情况下，母体在妊娠期间服用抗甲状腺药物或其他的致甲状腺肿物质，使胎儿的甲状腺发育或甲状腺激素合成发生障碍；所谓甲状腺肿性克汀病也可由于近亲结婚所致的某些遗传基因缺陷造成。由于甲状腺激素合成障碍，TSH 分泌代偿性增多，造成甲状腺肿大。

甲状腺激素合成障碍常有家族史，共分为五型。

(1)甲状腺集碘功能障碍：影响碘的浓集，这种缺陷可能是由于参与碘进入细胞的“碘泵”发生障碍。

(2)碘的有机化过程障碍：包括过氧化物酶缺陷和碘化酶缺陷，使酪氨酸不能碘化或碘化的酪氨酸不能形成单碘及双碘酪氨酸。

(3)碘化酪氨酸偶联缺陷：甲状腺已生成的单碘及双碘酪氨酸发生偶联障碍，以致甲状腺素（T_4）及三碘甲状腺原氨酸（T_3）合成减少。

(4)碘化酪氨酸脱碘缺陷:因脱碘酶缺乏,碘化酪氨酸不能脱碘而大量存于血中而不能被腺体利用,并从尿中排出,间接引起碘的丢失过多。

(5)甲状腺球蛋白合成与分解异常:酪氨酸残基的碘化及由碘化酪氨酸残基形成 T_3、T_4 的过程,都是在完整的甲状腺球蛋白分子中进行。甲状腺球蛋白异常,可致 T_3、T_4 合成减少,并可产生不溶于丁醇的球蛋白,影响 T_4、T_3 的生物效应。

(二)幼年甲状腺功能减退症

病因与成人患者相同。

(三)成年甲状腺功能减退症

成年期发病,常引起黏液性水肿,按累及的器官分为甲状腺性(甲状腺激素缺乏);垂体性或下丘脑性(促甲状腺激素及释放激素缺乏);周围性(末梢组织对甲状腺激素不应症)三大类型。

1.甲状腺性甲减

由于甲状腺本身病变致甲状腺激素缺乏,有原发性和继发性两种病因。

(1)原发性:病因未明,故又称"特发性"。可能与甲状腺自身免疫反应有关,病例较多发生甲状腺萎缩,为甲减发病率的5%,偶见由 Graves 病转化而来。亦可为多发性内分泌功能减退综合征(Sehmidt 综合征)表现之一。

(2)继发性:有以下比较明确的病因。①甲状腺破坏:甲状腺手术切除,放射性碘或放射线治疗后。②甲状腺炎:与自身免疫有关的慢性淋巴细胞性甲状腺炎,由亚急性甲状腺炎引起者罕见。③伴甲状腺肿或结节的功能减退:慢性淋巴细胞性甲状腺炎多见,偶见侵袭性纤维性(Reidel's)甲状腺炎,可伴有缺碘所致的结节性地方性甲状腺肿和散发性甲状腺肿。④腺内广泛病变:多见于晚期甲状腺癌和转移性肿瘤,少见于甲状腺结核、淀粉样变、甲状腺淋巴瘤等。⑤药物:抗甲状腺药物治疗过量;摄取碘化物(有机碘或无机碘)过多;使用阻碍碘化物进入甲状腺的药物,如过氯酸钾、对氨基水杨酸钠、保泰松、磺胺类药物、碳酸锂等。

2.由于促甲状腺激素或释放激素不足引起的甲减

(1)垂体性甲减:由于垂体前叶功能减退,使促甲状腺激素(TSH)分泌不足所致,常称为"垂体性甲状腺功能减退"。可因肿瘤、手术、放疗和产后垂体坏死所致。垂体前叶被破坏广泛者,多表现为复合性促激素分泌减少;个别原因不明者表现为单一性 TSH 分泌不足,但较少见。本症最常见的疾病为希恩综合征,嫌色细胞瘤及颅咽管瘤。

(2)下丘脑性甲减:由于下丘脑及其周围组织病变(肿瘤、炎症、变性、出血等)使 TRH 分泌不足而发病。又称为下丘脑性(或三发性)甲状腺功能减退症。本型甲减典型表现为血中促甲状腺激素低值,经用 TRH 刺激,血中 TSH 可增高。

3.周围性甲减

指末梢组织对甲状腺激素不应症。主要是周围组织的甲状腺激素受体缺陷或数目减少,使组织对甲状腺激素的敏感性降低,而出现功能低下现象。本病多为先天性、家族性发病,父母往往为近亲结婚,本病又称 Refetoff 症群。此外,有的是由于甲状腺分泌的 T_4 不能转变为 T_3 而转变为无生物活性的反 T_3(rT_3),其特点是血中 rT_3 增多。多见于营养不良症、神经性呕吐等。另一种是血中出现能与甲状腺激素结合的抗体,使甲状腺激素失去生物效应,因而出现甲减症。

二、病理

(一)甲状腺

按病因不同分为以下几种。

1.萎缩性病变

多见于桥本氏甲状腺炎等,早期腺体内有大量淋巴细胞质细胞等炎症性浸润,久之腺泡受损代之以纤维组织,残余腺泡细胞变矮小,泡内胶质显著减少。放疗和手术后患者的甲状腺也明显萎缩。继发性甲减者也有腺体缩小,腺泡萎缩,上皮细胞扁平,泡腔内充满胶质。呆小病者除由于激素合成障碍致腺体增生肥大外,一般均呈萎缩性改变,甚至发育不全或缺如。

2.甲状腺肿大伴多结节性改变

常见于地方性甲状腺肿流行地区,由于缺碘所致;桥本氏甲状腺炎后期也可伴结节;药物所致者,腺体可呈代偿性弥散性肿大。

(二)垂体

原发性甲减由于 TH 减少,反馈性抑制减弱而 TSH 细胞增生肥大,嗜碱粒细胞变性,久之腺垂体增大,甚或发生腺瘤,或同时伴高催乳素血症。垂体性甲减患者,其垂体萎缩,或有肿瘤、肉芽肿等病变。

(三)其他

皮肤角化,真皮层有黏多糖沉积,PAS 或甲苯胺蓝染色阳性,形成黏液性水肿。内脏细胞间有同样物质沉积,严重病例有浆膜腔积液。骨骼肌、平滑肌、心肌均有间质水肿,肌纹消失,肌纤维肿胀断裂,并有空泡。脑细胞萎缩、胶质化和灶性衰变。肾小球和肾小管基底膜增厚,内皮及系膜细胞增生。胃肠黏膜萎缩以及动脉硬化等。

三、临床表现

一般取决于起病年龄,成年型甲减主要影响代谢及脏器功能,及时诊治多属可逆性。发生于胎儿或婴幼儿时,由于大脑和骨骼的生长发育受阻,可致身材矮小和智力低下,多属不可逆性。另外根据疾病演变过程及临床症状轻重,可表现为暂时性甲减(一过性甲减)、亚临床甲减(无临床症状 TSH 升高,血清 FT_4 正常或稍低)、轻度甲减、重度甲减(黏液性水肿甚至昏迷)。

(一)呆小病

初生儿症状不明显,于出生后数周内出现症状,起病越早病情越严重。病因较多,但临床表现有共性,也各有其特点,共同表现有皮肤苍白、增厚、多折皱、多鳞屑,口唇厚、流涎、舌大外伸、口常张开、外貌丑陋、表情呆钝、鼻梁扁塌、鼻上翘、前额多皱纹,身材矮小,四肢粗短,出牙、换牙延迟,骨龄延迟,行走晚且呈鸭步,心率慢,心浊音区扩大,腹饱满膨大伴脐疝,性器官发育延迟。

各种呆小病的特殊表现如下。

1.先天性甲状腺发育不全

腺体发育异常的程度决定其症状出现的早晚及轻重。腺体完全缺如者,症状出现在出生后 1～3 个月,症状较重,甲状腺不肿大。如残留部分腺体或异位时,症状多出现在 6 个月～2 岁,可伴有代偿性甲状腺肿大。

2.先天性甲状腺激素合成障碍

一般在新生儿期症状不明显，以后逐渐出现代偿性甲状腺肿，多为显著肿大。典型的甲状腺功能低下出现较晚，称为甲状腺肿性呆小病，可能为常染色体隐性遗传。在碘有机化障碍过程中除有甲状腺肿和甲状腺功能低下症状外，常伴有先天性神经性聋哑，称为 Pendred 综合征。上述二型多见于散发性呆小病，因其母体不缺碘且甲状腺功能正常，胎儿自身虽不能合成甲状腺激素，但能从母体得到补偿。故不致造成神经系统严重损害，出生后 3 个月左右，母体赋予的甲状腺激素已耗尽，由于本身甲状腺发育不全或缺如或由于激素合成障碍，使体内甲状腺素缺乏，从而出现甲状腺功能低下症状，但智力影响较轻。

3.先天性缺碘

因母亲患地方性甲状腺肿，造成体内胎儿缺碘，胎儿及母体的甲状腺激素合成均不足，胎儿神经系统发育所必需的酶生成受阻或活性下降。造成胎儿神经系统严重而不可逆的损害，出生后永久性智力低下、听力、语言障碍。患儿出生后若供碘情况好转，甲状腺激素合成得到加强，甲状腺机能低下症状可不明显，这种类型又称为“神经型”克汀病。

4.母体怀孕期服用致甲状腺肿制剂或食物

某些食物（卷心菜、大豆）和药物（对氨水杨酸、硫脲类、保泰松及碘剂）中致甲状腺肿物质能通过胎盘，影响甲状腺功能，胎儿出生后引起一过性甲状腺肿大，甚至甲状腺功能低下，此型临床表现轻微、短暂，常不易发现，如母亲妊娠期服大量碘剂且时间较长，碘化物通过胎盘导致新生儿甲状腺肿，甲状腺肿巨大者可引起初生儿窒息死亡，哺乳期中碘通过乳汁进入婴儿体内可引起甲状腺肿伴甲减。

（二）幼年型甲减

临床表现随起病年龄而异，年龄小者临床表现与呆小病相似。较大儿童及青春期发病者，大多似成人型甲减。

（三）成年型甲减

多见于中年女性，男女之比为 1：(5～10)，除手术或放射治疗腺体受累者外，多数起病隐袭，发展缓慢，早期缺乏特征，有时长达 10 余年后始有典型表现。

1.一般表现

有畏寒、少汗、乏力、少言、懒动、动作缓慢，体温偏低，食欲减退而体重无明显减轻。典型黏液性水肿往往呈现表情淡漠、面色苍白，眼睑浮肿，唇厚舌大，全身皮肤干燥、增厚、粗糙多落屑，毛发脱落，少数患者指甲厚而脆、多裂纹。踝部非凹陷性浮肿。由于成年性甲减常伴随贫血与胡萝卜素血症，可致手脚掌呈姜黄色。

2.精神神经系统

精神迟钝，嗜睡，理解力和记忆力减退。听觉、触觉、嗅觉均迟钝，伴有耳鸣、头晕，有时多虑而有神经质表现，可发生妄想、幻觉、抑郁或偏狂。严重者可有精神失常，呈木僵、痴呆、昏睡状，在久病未获治疗及刚接受治疗的患者易患精神病，一般认为精神症状与脑细胞对氧和葡萄糖的代谢减低有关。因黏蛋白沉积可致小脑功能障碍，共济失调、眼球震颤等。亦可有手足麻木，痛觉异常，腱反射变化具有特征性，反射的收缩期往往敏捷、活泼，而松弛期延缓，跟腱反射减退，膝反射多正常，脑电图亦可异常。

3.心血管系统

脉搏缓慢,心动过缓,心音低弱,心排血量减低,常为正常之一半,由于组织耗氧量和心排血量减低相平行,故心肌耗氧量减少,很少发生心绞痛和心力衰竭。但个别患者可出现心肌梗死的心电图表现,经治疗后可消失。超声心动图常提示心包积液,很少发生心脏压塞。同时也可有胸腔或腹腔积液,久病者由于血胆固醇增高,易发生冠心病。

4.肌肉和骨骼

肌肉松弛无力,主要累及肩、背部肌肉也可有肌肉暂时性强直、痉挛、疼痛或出现齿轮样动作,腹背肌及腓肠肌可因痉挛而疼痛,关节亦常疼痛,骨质密度可增高,少数病例可有肌肥大。

5.消化系统

常有厌食、腹胀、便秘,严重者发生麻痹性肠梗阻,或黏液性水肿巨结肠。由于胃酸缺乏或吸收维生素 B_{12} 障碍,可导致缺铁性贫血或恶性贫血,胆囊收缩减弱而有时胀大。

6.呼吸系统

由于肥胖、黏液性水肿、胸腔积液、贫血及循环系统功能降低等综合因素可导致呼吸急促,肺泡中二氧化碳弥散能力降低,从而产生呼吸道症状,甚至二氧化碳麻醉现象。

7.内分泌系统

性欲减退,男性出现阳痿,女性多有不育症。长期患本病者体重常常增加。原发性甲减,由于 TSH 增高,可同时出现泌乳素增高,从而出现溢乳,肾上腺皮质功能一般比正常低,血、尿皮质醇降低,ACTH 分泌正常或降低,如伴有原发性自身免疫性肾上腺皮质功能减退症和糖尿病称为多发性内分泌功能减退综合征(Schmidt 综合征)。在应激或快速甲状腺激素替代治疗时上述病情可加速产生。

8.泌尿系统及水电解质代谢

肾血流量降低,酚红试验排泌延缓,肾小球基底膜增厚可出现少量蛋白尿,水利尿作用较差。由于肾脏排水功能受损,导致组织水潴留。Na^+ 交换增加,出现低血钠。血清 Mg^{2+} 增高。

9.血液系统

甲状腺激素缺乏使造血功能遭到抑制,红细胞生成素减少,胃酸缺乏使铁和维生素 B_{12} 吸收障碍,加之月经量多,致使患者 2/3 可有轻、中度正常色素或低色素小细胞型贫血,少数恶性贫血(大红细胞型),血沉增快,Ⅶ和Ⅸ因子缺乏导致机体凝血机制减弱,易发生出血倾向。

10.黏液性水肿昏迷

常见于病情严重者,特别是年老长期未获治疗者。大多在冬季寒冷时发病,受寒及感染是常见的诱因,其他如创伤、手术、麻醉、使用镇静剂等均可促发。昏迷前常有嗜睡,四肢昏迷时松弛,反射消失,体温可降至 33℃以下,呼吸浅慢,心动过缓,心音微弱,血压降低、休克,常可伴有心、肾衰竭而危及生命。

四、实验室检查

(一)一般检查

(1)由于 TH 不足影响促红细胞生成素合成,而骨髓造血功能减低,可致轻、中度正常细胞型正常色素性贫血,由于月经量多而致失血及铁吸收障碍,可引起小细胞低色素性贫血,少数由于胃酸低、缺乏内因子维生素 B_{12} 或叶酸可致大细胞性贫血。

(2)基础代谢率减低,常在－15%以下,有的在－45%～－35%,严重者达－70%。

(3)血清胡萝卜素增高。

(4)血脂:病因起始于甲状腺者,胆固醇、甘油三酯、G脂蛋白均升高;病因始于垂体或下丘脑者胆固醇多属正常或偏低。但克汀病婴儿,甘油三酯增高,LDE增高,HDL胆固醇降低。

(5)跟腱反射迟缓,时间延长,常大于360ms,严重者达500～600ms。

(6)磷酸肌酸激酶(CPK)乳酸脱氢酶(LDH)增高,尿17－酮类固醇、17－羟类固醇降低。糖耐量试验呈扁平曲线,胰岛素反应延迟。

(7)心电图示低电压,窦性心动过缓,T波低平或倒置,偶有P－R间期延长及QRS波时限增加。

(8)脑电图检查某些呆小病患者有弥散性异常,频率偏低,节律不齐,有阵发性双Q波,无α波提示脑中枢功能障碍。

(9)X线检查:骨龄检查有助于呆小病的早期诊断,X线片骨骼特征有:骨龄延迟,骨骺与骨干愈合延迟,成骨中心骨化不均匀呈斑点状(多发性骨化灶)。95%呆小病患者蝶鞍的形态异常。心影在胸片常为弥散性增大,记波摄影及超声波检查示心包积液。

(10)甲状腺ECT检查:有助于检查甲状腺形态,诊断先天性缺如及甲状腺异位功能不全所致的甲减,判断亚急性甲状腺炎性甲减或桥本氏甲炎所致的甲减。并根据甲状腺内核素分布情况间接判断甲状腺的功能情况。

(二)甲状腺功能检查

(1)血清TSH(或STSH)升高为原发性甲减最早表现,垂体性或下丘脑性甲减,TSH则偏低乃至测不出,同时可伴有其他垂体前叶激素分泌低下。不管何种类型甲减,血清总T_4和FT_4大多均低下,轻症患者T_3可在正常范围,重症患者可以降低。临床无症状或症状不明显的亚临床型甲减中部分患者血清T_3、T_4可正常,此系甲状腺分泌T_3、T_4减少后,引起TSH分泌增多呈进行性代偿反馈的结果。部分患者的T_3正常,T_4降低,可能是甲状腺在TSH刺激下或碘不足情况下合成生物活性较强的T_3相对增多,或周围组织中的T_4较多地转化为T_3的缘故。因此,T_4降低而T_3正常可视为较早期诊断甲减的指标之一。新生儿采脐血或新生儿血或妊娠22周羊水测sTSH及T_4有助于新生儿和胎儿甲减症的早期诊断。另外本病血清rT_3明显降低,是由于T_4转化为T_3倾向增多而减少rT_3的转化所致。

(2)甲状腺吸^{131}I率明显低于正常,常为低水平曲线,而尿^{131}I排泄量增大。

(3)促甲状腺激素(TSH)兴奋试验:原发性甲减用本试验后,甲状腺摄^{131}I率不升高或血中T_4、T_3增加反应很低,而继发性甲减则可得正常反应。

(4)促甲状腺激素释放激素试验(TRH兴奋试验)静脉注射TRH 200～500μg后,血清TSH无升高反应者提示为垂体性甲减,延迟升高者为下丘脑性,如TSH基值已增高,TRH刺激后更高,提示原发性甲减。

(5)抗体的测定:病因与自身免疫有关的甲减患者,可测出抗甲状腺球蛋白抗体(TGAb)和(或)抗微粒体抗体(TMAb),目前认为TMAb是抗甲状腺过氧化物酶抗体(TPO)。

五、诊断与鉴别诊断

当甲减临床表现很典型时,诊断并不困难,但早期患者多不典型,特别是呆小病的早期诊断更为重要，为了避免或尽可能减轻永久性智力发育缺陷，应常规进行新生儿的甲状腺激素及TSH检查项目，争取早日确诊，早日治疗。在婴儿期应细微观察其生长、发育、面貌、皮肤、饮食、睡眠、大便等各方面的情况。必要时做有关实验室检查，对疑似不能确诊病例，实验室条件有限者，可以试验治疗，由于呆小病的特殊面容应注意和先天性愚呆（伸舌样痴呆称唐氏综合征）鉴别。

年龄稍长者，智力和体格发育障碍与正常相比日趋明显，诊断不难，但应和其他原因所致的侏儒症相区别。对疑似贫血、肥胖、特发性水肿、慢性肾小球肾炎、肾病综合征、冠心病、低代谢综合征、月经紊乱、垂体前叶功能减退症等病症，临床确诊证据不足时，应进行甲状腺功能测定，以资鉴别。对末梢性甲减的诊断有时不易，患有临床甲减征象而血清 T_4 浓度增高为主要实验室特点，甲状腺^{131}I摄取率可增高，用 T_3、T_4 治疗疗效不显著，提示受体不敏感。部分患者可伴有特征性面容、聋哑、点彩样骨骺，甲状腺可以不肿大。

六、治疗

（一）呆小病的治疗

治疗原则愈早愈好。初生期呆小病最初口服三碘甲状腺原氨酸5μg，每8h一次及L—甲状腺素钠（T_4）25μg/d，3d后，T_4增加至37.5μg/d，6d后 T_3 改至2.5μg，每8h一次。在治疗过程中 T_4 逐渐增至每日50μg，而 T_3 逐渐减量至停用。或单用 T_4 治疗，首量25μg/d，以后每周增加25μg/d，3～4周后至100μg/d，以后进增缓慢，如临床疗效不满意，剂量可略加大。年龄9月至2岁婴幼儿每天需要50～150μg T_4，如果其骨骼生长和成熟没有加快，甲状腺激素可增加，虽然TSH值有助于了解治疗是否适当，但是从临床症状改善来了解甲减治疗的情况更为有效，治疗应持续终身。

（二）幼年黏液性水肿治疗

治疗与较大的呆小病患儿相同。

（三）成人黏液性水肿治疗

甲状腺激素替代治疗效果显著，并需终身服用。使用的药物制剂有合成甲状腺激素及从动物甲状腺中获得的甲状腺球蛋白。

1.甲状腺片

其应用普遍，从小剂量开始，每日15～30mg，最终剂量为120～240mg。已用至240mg而不见效，应考虑诊断是否正确或为周围型甲减。当治疗见效至症状改善，脉率及基础代谢率恢复正常时应将剂量减少至适当的维持量，大约每日为90～180mg。如果停药，症状常在1～3个月内复发。治疗过程中如有心悸、心律不齐、心动过速、失眠、烦躁、多汗等症状，应减少用量或暂停服用。

2.L—甲状腺素钠（T_4）或三碘甲状腺原氨酸（T_3）

$T_4$100ug或 $T_3$20～25μg相当于干甲状腺片60mg。T_3的作用比 T_4 和干甲状腺制剂快而强，但作用时间较短，作为替代治疗则干甲状腺片和 T_4 比 T_3 优越。由于甲状腺干制剂生物效价不稳定，而以 T_4 片治疗为优。

3.甲状腺提取物

USP和纯化的猪甲状腺球蛋白已用于临床。

年龄较轻不伴有心脏疾患者，初次剂量可略偏大，剂量递增也可较快。干甲状腺片可从每日 60mg 开始，2 周后每日再增 60mg 至需要的维持量。老年患者剂量应酌情减少，伴有冠心病或其他心脏病史以及有精神症状者，甲状腺激素更应从小剂量开始，并应更缓慢递增，干甲状腺片每日 15mg 开始，每两周或更久增加一次，每次 15mg。如导致心绞痛发作，心律不齐或精神症状，应及时减量。

垂体前叶功能减退且病情较重者，为防止发生肾上腺皮质机能不全，甲状腺激素的治疗应在皮质激素替代治疗后开始。

周围型甲减治疗较困难可试用较大剂量 T_3。伴有贫血的患者，应给予铁剂、叶酸、维生素 B_{12} 或肝制剂。铁剂治疗时尚须注意胃酸水平，低者须补充。

有心脏症状者除非有充血性心力衰竭一般不必试用洋地黄，在应用甲状腺制剂后心脏体征及心电图改变等均可逐渐消失。

(四)黏液性水肿昏迷的治疗

(1)甲状腺制剂：由于甲状腺片及 T_4 作用太慢，故必须选用快速作用的三碘甲状腺原氨酸(T_3)。开始阶段，最好用静脉注射制剂(D，L－三碘甲状腺原氨酸)，首次 40～120μg，以 T_3 每 6h 静脉注射 5～15μg，直至患者清醒改为口服，如无针剂，可将三碘甲状腺原氨酸片剂研细加水鼻饲，每 4～6h 一次，每次 20～30μg。无快作用制剂时可采用 T_4，首次剂量 200～500μg 静脉注射，以后静脉注射 25μg，每 6h 一次或每日口服 100μg。也有人主张首次剂量 T_4 200μg 及 T_3 50μg 静脉注射，以后每日静脉注射 T_4 100μg 及 T_3 25μg。也可用干甲状腺片每 4～6h 一次，每次 40～60mg，初生儿剂量可稍大，以后视病情好转递减，有心脏病者，起始宜用较小量，为一般用量的 1/5～1/4。

(2)给氧、保持气道通畅，必要时可气管切开或插管，保证充分的气体交换。

(3)保暖，增加室温，添加被褥，室温要逐渐增加，以免耗氧骤增对患者不利。

(4)肾上腺皮质激素：每 4～6h 给氢化可的松 100～200mg 静脉滴注，清醒后如血压稳定可适当减量。

(5)积极控制感染，给予一定量的抗生素。

(6)补液及电解质：给予 5%～10%葡萄糖盐水静点，一般每日仅需 500～1000mL，补液中加维生素 C、氯化钾，并随时注意电解质平衡及酸碱平衡、尿量、血压等，如血压经补液后仍不升者，可用少量升压药，给药时注意心率的变化。因甲状腺激素与升压药合用易发生心律失常。经以上治疗，24h 左右病情可有好转，一周后可逐渐恢复。如 24h 后不能逆转，多数不能挽救。

第二节　甲状腺功能亢进症

甲状腺功能亢进症，简称甲亢。指由多种病因引起甲状腺功能增强，合成分泌甲状腺激素(TH)过多引起的临床综合征。引起甲亢的病因很多，但以 Graves 病为多见(约 85%以上)。本节主要讨论该种疾病。

对甲亢这一综合征，还有一个常用的名称为甲状腺毒症，是对机体在过多的甲状腺激素的刺激下，处于一种“中毒”状态的阐述。有些学者认为，甲状腺功能亢进症一词与甲状腺毒症一词本质无区别，都是甲状腺激素过多所致的高代谢症候，故两词可以互相通用。有的学者认为两者的区别是，甲状腺功能亢进时，甲状腺本身亢进，合成、分泌甲状腺激素过多，导致高代谢症；而甲状腺毒症除包括甲亢（如 Graves 病）外，还包括只引起血循环中 TH 暂时性增高的因素，如桥本氏甲状腺炎、亚急性甲状腺炎、过量服用甲状腺激素或异位促甲状腺激素分泌等，此时甲状腺功能可以正常，甚至偏低。

一、毒性弥散性甲状腺肿

毒性弥散性甲状腺肿又称 Graves 病，是一种合成分泌过多的甲状腺激素的甲状腺自身免疫性疾病。

本病是最常见的一种甲状腺功能亢进症，约占甲亢总数的 85%以上，可发病于各种年龄，但以 20～40 岁女性多见，男女之比为 1：(4～6)。Graves 首先描述了本病，具有高代谢、弥散性甲状腺肿和突眼三大特点。其实本病是一种累及多个系统的综合征，除以上特点外，还可出现胫前黏液性水肿、指端病及肌肉病变等。而且有些病例典型症状相继出现或临床表现可不典型，如可有突眼，也可没有突眼；也可以有严重突眼而甲状腺功能正常。

(一)病因及发病机制

本病已确定是一种自身免疫性疾病，但其病因及发病机制尚未完全阐明。Graves 病的基本病理是甲状腺功能亢进，合成及分泌甲状腺激素过多。而这一变化是基于血液存在类似 TSH 的刺激物，刺激甲状腺导致功能亢进。现在认为这种刺激物质就是 TSH 受体抗体(TRAb)，该物质能刺激甲状腺增强功能，促进组织增生，作用缓慢而持久。许多证据提示 TRAb 是由于辅助 T 淋巴细胞致敏，刺激 B 淋巴细胞分泌的。它是本病淋巴细胞分泌的 IgG，其对应抗原为 TSH 受体或邻近甲状腺细胞质膜面部分。TRAb 为一种多克隆抗体，分为两类，一类是兴奋型或刺激型抗体：①甲状腺刺激免疫球蛋白(TSI)或称甲状腺刺激抗体(TSAb)。②甲状腺生长免疫球蛋白(TGII)。另一类是抑制型或封闭型抗体：①甲状腺刺激抑制免疫球蛋白(TSII)或称甲状腺刺激阻断抗体(TSBAb)。②甲状腺生长抑制免疫球蛋白(TGII)。当 TSI 与甲状腺细胞结合时，TSH 受体被激活，导致腺苷环化酶被激活，致使 cAMP 增多。cAMP 作为第二信使兴奋甲状腺功能，促使甲状腺激素合成、分泌增多，表现临床甲亢，其作用与 TSH 酷似。而 TGI 对甲状腺的刺激作用，只表现甲状腺细胞的增生肿大，不促进甲状腺激素的合成及释放。当 TSI 及 TGI 同时增高时，患者既有甲亢又有甲状腺肿大，而以 TSI 增高为主时，则可只有甲亢而无甲状腺肿大。

综前所述，甲亢发病的自身免疫监护缺陷假说的主要内容是，甲亢患者体内特异性抑制 T 淋巴细胞存在基因缺陷，致使辅助 T 淋巴细胞与抑制 T 淋巴细胞的平衡功能失调，导致辅助 T 淋巴细胞不受监护、抑制，不适当地致敏、刺激 B 淋巴细胞产生抗自身抗体(TRAb)，引发甲亢。尽管这一假说，对甲亢某些特异免疫变化不能完全解释，但 TRAb 在甲亢致病的意义是肯定的。

甲亢的家族聚集、遗传易感性是明显的，因自身免疫监护缺陷也受基因控制，同卵双胞儿甲亢的共显率可达 50%，异卵者 3%～9%。有人发现本病发病与特定某些组织相溶抗原

(HLA)有关。同一疾病不同人种 HLA 类型各异,如高加索人为 HLA－138,日本人为 HLA－B35,中国人为 HLA－Bw46。基因位点 Gm 是控制 IgG 的同种异形决定簇,甲亢与 Gm 基因有关。有试验表明 T 细胞受体基因也存在甲亢易感性的位点。以上均说明甲亢与遗传有关。

临床上经常遇到因重大精神创伤而诱发甲亢的病例,常见的有惊恐、悲愤、暴怒等突发情绪亢奋或长期劳累及抑郁等。目前认为情感变化可导致抑制 T 淋巴细胞群功能失常,也可促进细胞毒性产生,继而引起一系列自身免疫学改变,最后引发甲亢。

感染引起甲亢是人们很感兴趣的课题,近年来进行了感染因子与自身免疫性甲状腺疾病的大量研究,观察到细菌或病毒可通过三类机制引发甲状腺自身免疫性疾病。①分子模拟,感染因子和 TSH 受体间在抗原决定簇上有相似的分子结构,感染因子引起 TSH 抗体对自身 TSH 受体的交叉反应。如近年来发现甲亢患者中,结肠炎耶尔森菌抗体检出率很高(72%),它具有与 TSH 受体相似的抗原决定簇。②感染因子直接作用于甲状腺和 T 淋巴细胞,通过细胞因子诱导二类 HLA－DR 在甲状腺细胞表达,向 T 细胞提供自身抗原作为免疫反应对象。③感染因子产生超抗原分子,诱导 T 淋巴细胞对自身组织起反应。

(二)病理解剖

1.甲状腺

多呈弥散性、对称性肿大,以双叶增大为主,或伴有峡部肿大。质脆软至坚韧,包膜表面光滑、透亮,也可不平或呈分叶状。甲状腺内血管增生、充血,使其外观呈鲜牛肉或猪肝色。腺滤泡细胞增生肥大,从立方形变为柱形,并可形成乳头状折皱突入泡腔,腔内胶质常减少或消失。细胞核位于底部,可有分裂象。高尔基器肥大,内质网发育良好,核糖体、线粒体常增多。这些现象均提示腺细胞功能活跃,处于分泌功能亢进状态。滤泡间组织中淋巴组织呈现不同程度的增生,可以是弥散性淋巴细胞浸润或是形成淋巴滤泡,或表现淋巴组织生发中心。

2.眼

突眼患者,球后组织常有脂肪浸润、眼肌水肿增大,纤维组织增多,炎细胞浸润,糖胺聚糖(GAG)沉积及透明质酸酶增多,并有淋巴细胞及浆细胞浸润。眼球肌纤维增粗、纹理模糊、脂肪增多、肌纤维透明变性、断裂及破坏,肌细胞内也有 GAG 增多。

3.胫前黏液性水肿

病变皮损光镜下可见黏蛋白样透明质酸沉积,伴多数带有颗粒的肥大细胞、吞噬细胞和含有增大的内质网的成纤维细胞浸润,电镜下见大量微纤维,伴糖蛋白及酸性糖胺聚糖沉积。

4.其他

骨骼肌及心肌有类似眼肌的上述变化,但改变较轻,久病者肝内可有脂肪浸润、灶状或弥散性坏死、萎缩、门脉周围纤维化乃至肝硬化,少数患者可有骨质疏松。

(三)病理生理

甲状腺激素分泌过多的病理生理作用是多方面的,近年研究认为,甲状腺激素可促进磷酸化,主要通过刺激细胞膜的 Na^+-K^+－ATP 酶(即 Na^+-K^+ 泵),该酶在维持细胞内外 Na^+-K^+ 梯度过程中,需大量能量以促进 Na^+ 的主动转移,以致 ATP 水解增多,从而促进线粒体氧化磷酸化反应,结果氧耗及产热均增加。甲状腺激素主要促进蛋白质合成、促进产热作用，与儿茶酚胺具有相互促进作用，从而影响各种代谢和脏器功能，如甲状腺激素增加代谢率，加速多种营养物质的消耗，肌肉也易消耗。两者的协同作用，还可加强儿茶酚胺在神经、血管和胃肠道上的直接刺激作用。非浸润性突眼可能由交感神经兴奋性增高引起，浸润性突眼原因不明，可能和自身免疫有关（甲状腺球蛋白抗甲状腺球蛋白免疫复合物与球外肌肉结合后引起肌肉病变），球后组织淋巴细胞浸润，以及血中存在突眼抗体均为自身免疫病变说法的佐证。

(四)临床表现

本病多数发病缓慢，少数在精神创伤、感染等刺激后急性起病。临床表现多样，老年、小儿患者多表现不典型，典型者表现甲状腺激素过多所致高代谢症候群，甲状腺肿及突眼。

1.甲状腺激素过多症候群

(1)高代谢症：由于 T_3、T_4分泌过多，促进物质代谢加快，氧化加速、产热、散热明显增多，表现怕热、多汗，皮肤潮湿红润（特别于手足掌、脸、颈、胸前、腋下明显）。低热、甲亢危象可表现高热，T_3、T_4可促进肠道吸收碳水化合物加速糖原分解，使血糖升高。

(2)神经系统：神经过敏、容易激动、多言多动、多疑多虑、失眠难入睡、思想不集中、记忆力减退，有时有幻觉，甚至有亚躁狂症。偶有表现为神情淡漠、寡言抑郁。也可有手、眼睑和舌的细微震颤，腱反射亢进。

(3)心血管系统：可有心悸、胸闷、气短，严重者可发生心脏病。体征有：①心动过速（90～120 次/min），常为窦性，休息及睡眠时仍快。②心尖部第一音亢进，常有Ⅰ～Ⅱ级收缩期杂音。③心律失常以期前收缩，尤其房性多见，也可为室性及交界性，还可发生阵发性或持久性心房纤维颤动或心房扑动，偶有房室传导阻滞。④心脏增大，如有房颤或增加心脏负荷时则易发生心力衰竭。⑤收缩压上升舒张压下降脉压增大，有时出现周围血管征，如水冲脉、毛细血管搏动等。

(4)消化系统：常有食欲亢进、多食消瘦。老年甲亢及有胃肠道疾病的人可有食欲减退，甚至厌食。由于胃肠道蠕动快，消化吸收不良而排便次数增多，大便不成形含较多不消化食物，少有脂肪泻。病情重者，可有肝大、肝损害，偶发黄疸。

(5)肌肉骨骼系统：多数患者有肌无力和肌萎缩，呈现慢性甲状腺亢进性肌病，首先受累主要是肩胛与骨盆带近躯体的肌群。有不少的病例伴周期性麻痹症。我国及东方黄种人青年男性多见，原因不明。有人认为甲亢是甲状腺激素增进 Na^+-K^+-ATP 酶活性可以引起钾进入细胞增加，而钠移出细胞增加，结果出现血钾降低，导致肢体麻痹。其发作诱因往往是饱食、甜食、疲劳、精神紧张等，多于夜间发作。伴重症肌无力者，可发生在甲亢前后，或同时起病，二者同属自身免疫性疾病，可发生于同一有自身免疫缺陷的患者。

本病可影响骨代谢，使钙脱失过多导致骨质疏松，尿钙增多血钙多正常，病程长久患者可发生病理性骨折，故应测量骨密度。偶可见到甲亢患者的手指、足趾肥大粗厚，外形杵状，甲软与甲床分离，X 线片上显示骨膜下新骨增生，似肥皂泡沫样粗糙突起，是一种增生性骨膜下骨炎称 Graves 病肢端病，确切病因尚未明了。

(6)生殖系统：女性患者常有月经减少，周期延长，甚至闭经，但仍有部分患者可妊娠、生育。男性多有阳痿，偶有男子乳房发育症，催乳素及雌激素水平增高。

(7)内分泌系统：T_3、T_4过多除影响性腺外，尚促肾上腺皮质功能早期活跃，而重症、危象时，功能相对减退甚至不全，垂体分泌 ACTH 增多，血浆皮质醇正常，但运转和利用增快，清除率可增大。

(8)造血系统：周围血中白细胞总数偏低，淋巴细胞的绝对值及百分比及单核细胞增多，血小板寿命较短，有时出现紫癜，血容量大偶可见贫血。

(9)皮肤：少部分患者可有典型对称性黏液水肿样皮损，不是甲功减低。多见于小腿胫前下段，有时也可见于足背、膝部、上肢甚至面部。初起呈紫红色皮肤粗糙，以后呈片状或结节状突起，最后呈树皮状，可有继发感染和色素沉着。

2.甲状腺肿

多数患者呈弥散性对称性肿大，少数为非对称性肿大，个别患者甲状脖可无明显肿大，甲亢病情轻重与肿大程度无明显关系。病程早期甲状腺软如豆腐，病程长者可韧如橡胶；左右叶、上下极可触及震颤和听及血管杂音，是诊断本病的重要特殊性体征，但要注意甲状腺血管杂音与颈静脉杂音加以区别。罕见有甲状腺肿大延伸于胸骨后者，核素甲状腺显像可确诊。

3.眼症

突眼分以下两种。

(1)非浸润性突眼，又称良性突眼，是甲亢突眼的大多数，眼球突出度一般不超过 18mm(正常<16mm)，且多为两侧对称性突出，可一侧突眼发病先于另一侧。突眼为交感神经兴奋眼外肌群和上睑肌张力增高所致，眼球后组织病变不明显，主要改变为眼睑及眼外部的表现，有四个眼症：①OStellwag 征：眼裂增宽，少瞬凝视炯炯有神。②Mobius 征：眼球内侧聚合不能或欠佳。③Grade 征：因上睑后缩，向下看时眼睑不能随眼球下落。④QJoffroy 征：眼向上看时，前额皮肤不能皱起。

(2)浸润性突眼，又称内分泌突眼，眼肌麻痹性突眼或恶性突眼。较少见(仅占 5%)，病情较严重，常见于甲亢不明显或无高代谢症候的患者。突出度在 19mm 以上，甚至达 30mm，双侧多不对称，相差可达 2～5mm，有时也可只一侧突眼。患者常有视力疲劳、异物感、怕光、复视、视力减退，甚至眼部胀痛、刺痛、流泪、眼肌麻痹视野变小、斜视、眼球活动度变小或固定。突眼严重者，眼睑水肿不能完全闭合。结膜、角膜外露易引起充血、水肿，可形成角膜溃疡或全眼球炎，以致失明。这些主要由于眼外肌和球后组织体积增加，淋巴细胞浸润和水肿所致。

(五)特殊临床表现

1.甲状腺危象

甲状腺危象是甲亢病情严重的表现，可危及生命。在甲亢未予治疗或治疗不当未有效控制情况下，遇到以下诱因：精神创伤、过度劳累、急性感染、心肌梗死、药物中毒、高温酷热、大中手术及甲亢术前准备不充分等，均有可能发生甲亢危象。除淡漠型甲亢外，危象发生前往往可有危象先兆，主要有：①全身症状，严重乏力、烦躁不安、多汗、体重明显下降、发热体温在 39℃以下。②心血管症状，明显心悸，活动后气短、心率加快，常超过 120 次/min，脉压增大，出现心律不齐。③食欲亢进消失、食欲缺乏、恶心、呕吐、腹泻、肝功能受损。当出现先兆未予重视或及时处理则可发生危象。临床表现有以下几点。

(1)全身表现：高热 39℃以上，极度多汗、皮肤潮红、脱水者则可出现汗闭、面色苍白。

(2)心血管系统：心速更快 140～160 次/min 以上，常伴有期前收缩、房颤、心房扑动、室上性心动过速、房室传导阻滞，可出现心衰。

(3)消化系统：恶心、呕吐、腹泻加剧，可出现黄疸、肝功受损明显。

(4)神经系统：极度烦躁不安、精神变态，严重者昏迷或谵妄。淡漠型甲亢的危象，则可表现神志淡漠、嗜睡、软弱无力、体温低、心率慢，重者也可昏迷。

危象实验检测与甲亢相仿，T_3增高较明显，故不能单纯认为危象是由甲状腺激素产生过多造成，而可能是由于患者体内与蛋白结合的甲状腺激素转化为游离的甲状腺激素过多所致，因只有游离激素具有生物活性。另外原因可能与交感神经兴奋性或反应性增高有关。此外白细胞增高，肝、肾功能可出现异常。

2.浸润性突眼

浸润性突眼又称恶性突眼性 Graves 病，水肿性突眼及眼球麻痹性突眼，甲功正常性 Graves 病，为区别其他疾病造成的突眼，有的学者建议称内分泌性浸润性突眼。本病是 Graves 病的特殊临床体征之一，发病率占甲亢的 5%～10%，男性多于女性，40 岁以上多发。其发病与体液免疫和细胞免疫的联合作用有关：①体液免疫，一般认为本病是自身免疫性疾病，眼部及甲状腺存在着共同的抗原决定簇，TSH 受体抗原，甲状腺球蛋白－抗甲状腺球蛋白抗体免疫复合物，抗某些细菌及病毒等外来抗原的抗体等可能参与发病。最近有资料支持眼窝组织内有脏器特异性抗原，属独立的脏器特异性自身免疫性疾病。本病患者的血清中已检出眼外肌的 64kDa 蛋白及其特异抗体，推测该种蛋白与突眼症发病有关。②细胞免疫，对患者的眼外肌内浸润的 T 细胞的研究表明，该种 T 细胞有识别眼外肌抗原的功能，能刺激 T 细胞增生和产生移动抑制因子。约有半数患者存有抗体依赖性细胞介导细胞毒作用(ADCC)。突眼症患者 NK 活性多低下，故自身抗体生成亢进。③球后成纤维细胞的作用，IGF－I 和成纤维细胞生成因子(FGF)有刺激成纤维细胞作用。免疫组化染色证明眼外肌、脂肪细胞、炎症浸润细胞中存在 IGF－I，考虑与发病有关。成纤维细胞活性增强，特别是黏多糖有较强的吸水性，进而使脂肪组织、眼外肌间质水肿。浸润性突眼发病可急可缓，可伴有高代谢症群也可不伴有，突眼可出现于高代谢症群之前，也可在其后。突眼可为进行性双侧或单侧，双侧突眼往往不一致，眼突度多较良性突眼为高，可在 19～20mm 以上，且多有眼部症状，如眶内、眶周围组织充血、眼睑水肿、伴有眼球转动受限，伴斜视、复视，严重时球结膜膨出、红肿胀痛、畏光、流泪、视力减退等。由于眼睑收缩，眼球突出，眼睑不能完全闭合，角膜暴露时，可引起角膜干燥，发生炎症、溃疡，继发感染。可因角膜穿孔而失明，当然角膜受累可因治疗而不出现严重结果。少数患者眶内压力增高，影响视神经血供，可引起一侧或双侧视神经盘水肿、视神经炎及球后神经炎，乃至神经萎缩丧失视力。突眼轻重与甲亢病情轻重无一定关系，部分浸润性突眼患者伴发胫前黏液性水肿皮损或伴发甲亢肢端病，部分突眼不重者也可有眼肌麻痹，而眼球转动失灵。为了估计病情和判断疗效，根据突眼的临床表现，将内分泌突眼分为两类 6 个级别。

内分泌突眼的诊断一般较易确定，但临床遇到无明显甲亢症状体征，实验室资料又不明确时，要进行鉴别诊断。单侧突眼可见于眼眶肿瘤、血液病眼眶内浸润、眼球后出血、海绵窦或眼静脉血栓形成，静动脉海绵窦瘘；双侧突眼可见于尿毒症、肝硬化、慢性肺部疾病、家族遗传性突眼；可单可双侧突眼可见于近视及某些垂体瘤。关键的鉴别检测是 T_3 抑制试验和 TRH 兴奋试验，当 T_3 抑制试验显示不受抑制或 TRH 兴奋呈低平曲线时，往往内分泌突眼就可成立。

而X－CT、MRI等影像检查也有助于鉴别。一般认为以下因素可加重突眼：①甲亢控制过快，抗甲药物用量过大，又未加用甲状腺片。②甲亢控制过头产生甲减。③原有浸润性突眼，采用手术治疗。④严重甲亢伴突眼未予以治疗。

浸润性突眼的转归及结局，一般如得到适当的保护和治疗，常在半年到三年内逐渐稳定和缓解，软组织受累症状和体征往往消失或减轻，但常遗留眼睑挛缩及肥厚，眼突及眼肌纤维化。5级、6级突眼遗留问题可能更多。

3.甲亢肌病

(1)慢性甲亢性肌病：临床较多见，甲亢患者多有消瘦，包括肌肉不同程度的无力萎缩，并有进行性加重趋势，称此种情况为慢性甲亢性肌病。起病缓慢，早期最多累及近端肌群和肩或髋带肌群，其次是远端肌群进行性肌无力、消瘦甚至萎缩，患者以肌无力表现突出，严重者日常生活都受到影响，如上楼困难，甚至蹲下不能迅速起立，需扶物借助上肢力量才能站起，梳头和提物都会出现困难，用新斯的明治疗无效。

此病与甲亢关系未明，可能由于过多的 T_3、T_4 作用于肌肉细胞线粒体，发生肌细胞水肿变性。因近端肌群的肌肉由红肌组成，此红肌肉有丰富的线粒体，故本病最早受累为近端肌群。

(2)甲亢伴周期性麻痹：甲亢患者中约有4%出现下肢或四肢麻痹，患者多见于东方年轻男性，发作时多有血钾过低，发病的可能机制为，甲亢时 Na^+-K^+-ATP 酶活性增高，可引起钾进入细胞内增加，钠移出细胞增加，从而出现血钾降低，而导致肢体麻痹。主要诱因有饱食、甜食、劳累、精神紧张和胰岛素静脉滴注。本病多于夜间发作，发作频度不尽一致，少者一年仅数次，多者一天数次，发作时间和长短不一。本病大多为可逆病变，甲亢治愈后往往不再发作，若仍频发者，甲亢可能不是肢体麻痹的病因，因家族性周围性麻痹常与甲亢同时存在。

(3)甲亢伴重症肌无力：重症肌无力是一种肌肉神经间传递功能障碍的疾病。肌肉中可检出自身性抗体，发病可能与自身免疫失常有关。主要累及眼部肌群，有睑下垂、眼球转动障碍和复视，还可累及呼吸肌、颈肌和肩胛肌，主要表现受累肌肉易疲劳，越活动肌无力越重，休息后力量恢复，故有朝轻暮重，用新斯的明有良好疗效。甲亢与重症肌无力可同时存在，但多数学者认为甲亢不直接引起重症肌无力，仅是一种偶合，可能两者先后或同时存在于对自身免疫有遗传缺陷的同一患者中，故甲亢治愈后，重症肌无力多无明显改善。

(4)急性甲亢肌病：临床较罕见。甲亢未及时治疗并发生感冒、肝炎等诱发因素，以致出现甲亢危象。病情急骤，可影响延脑及脑神经，出现说话和吞咽困难、发音不准、呼吸困难，由于甲亢危象还可出现神志不清、谵妄、躁动。有人称此为急性甲亢肌病或急性甲亢脑病。本病如能迅速确诊，并有效控制甲亢，临床症状可以消失，病情可能恢复。

(5)眼球麻痹性突眼：本病系浸润性突眼的表现，当眼部肌群受累及而出现麻痹后，眼球活动障碍或眼球偏于一侧，伴斜视或复视，本病治疗效果十分不理想。

4.老年性甲亢

老年甲亢发病率我国北京医院报告为甲亢的4.7%，国外报告，住院者老年甲亢发生率0.7%～6%，门诊甲亢患者老年占15%左右。老年甲亢主要病因为毒性多结节性甲状腺肿和自主性高功能腺瘤，Graves病相对较少。

临床表现：大多起病缓慢，甲亢不典型，1/3患者甲状腺不肿大，仅有1/5～1/4可闻甲状腺血管杂音,很少伴有突眼眼症。但淡漠型甲亢多见(30%～40%),原因可能是甲亢不典型,长期未予诊断和治疗,机体消耗所致,也有人解释为老年人交感神经对甲状腺激素不敏感或是儿茶酚胺耗竭所致。心血管系统表现:心率多不快,40%在100次/min以下,11%在80次/min以下,常伴有缺血性心脏病、心绞痛、节律紊乱,如心房颤动发生率很高可达1/2,有随年龄增加而增多趋势。房颤时心率仍不超过100次/min,老年甲亢心脏异常约占70%。消化系统主要出现厌食,而食欲亢进者少见,厌食原因为老年人胃酸缺乏或有萎缩性胃炎或抗胃壁细胞存在,或TH作用下蛋白基质不足,脱钙血钙升高及心衰等。神经、肌肉、骨骼改变较具特点,肌肉软弱无力和筋疲力尽都是老年甲亢主要症状。上楼、起立都感困难,腱反射消失或减弱,老年震颤存在,但可由多种原因引起,不具有诊断特殊性。骨骼脱钙,是老年甲亢的特点,尤其绝经期妇女,可表现骨质疏松及病理性骨折。此外,老年甲亢临床表现常以一个系统为主,称为单一系统性。由于老年甲亢临床特异性差,因此实验室检查至关重要,如sTSH、FL、FT4、TSAb测定,甲状腺吸^{131}I试验及甲状腺核素显像对诊断和鉴别诊断有重要意义。

5.儿童甲亢

(1)新生儿甲亢:主要见于母亲患甲亢,甲亢孕妇血中存在促甲状腺素受体抗体(TRAb),可通过胎盘传给胎儿,使之发生甲亢,故出生时已有甲亢。一般多为暂时性,出生后1～3月自行缓解,少数可迁延数年。轻度无症状不必治疗,重者表现极度烦躁不安、易激惹、易饥饿、皮肤潮红、呼吸心率加快,可有突眼、甲状腺肿大、肝大,偶见黄疸,需治疗。第二型较少见,孕妇可无甲亢,多有家族史,症状可在婴儿期出现,往往不能自行缓解,可有智力障碍及颅骨发育异常,应及早治疗。

(2)儿童期甲亢:儿童期甲亢占甲亢发病数1%～3%,3岁以下少见,3～4岁渐多,11～16岁发病的儿童甲亢最多。其临床表现类似成人,可有甲状腺肿大、高代谢症群及突眼。儿童甲亢以毒性弥散性甲状腺肿多见,几乎所有患儿生长速度明显增加,且青春发育期年龄比一般儿童提早。儿童甲亢治疗宜采用抗甲状腺药物治疗,一般不用外科手术或核素治疗。

6.甲亢与妊娠

甲亢患者与妊娠同时存在的情况,在临床上时有发生,如何诊断和处理至关重要,因正常妊娠时可有高代谢症群表现,如心率可增至100次/min,甲状腺稍增大,基础代谢明显增高,妊娠时雌激素水平增多,血中甲状腺结合球蛋白(TBG)明显增高,总T_3、总T_4也可增高,但并非甲亢,这给诊断造成困难。一般认为妊娠期甲亢诊断有以下特点:①代谢增高和交感神经兴奋的症状更明显。②甲状腺肿大更显著,可伴有血管杂音及震颤。③伴有内分泌性突眼。④血清游离T_3及游离T_4增高,sTSH明显降低,TSAb检测阳性。甲亢对妊娠不利影响为早产、流产、妊毒症或死胎,而妊娠又可加重甲亢症状及增加心脏负担。一般认为病情中度以下的甲亢可继续妊娠,因妊娠为一免疫相对静止期,甲亢此时多减轻和缓解,但重度甲亢则宜终止妊娠。治疗应采用抗甲药物丙硫氧嘧啶且剂量不要过大,放射性核素体内检查及治疗绝对禁止。

7.甲亢与糖尿病

甲亢对糖代谢的影响有两个方面。即甲状腺激素过多时可有升糖作用也有降糖作用,前者的作用机制为:促进肠道吸收葡萄糖入血;促进肝糖原异生;拮抗胰岛素作用。后者的作用机制为：促进胰腺分泌胰岛素，其数量增加降糖作用加强；促进外周组织利用葡萄糖。但临床上甲亢患者血糖表现偏高，多数患者未达到糖尿病血糖水平。少数甲亢患者血糖升高可达到糖尿病较高水平，有人对此类患者称为甲亢继发性糖尿病，是由于超高量甲状腺激素拮抗胰岛素作用更强，并促进肠道吸收糖及糖原异生更多引起的血糖增高，导致糖尿病，经抗甲药物治疗，甲亢控制后，虽未加降糖药，血糖可完全恢复正常。

另一种情况，患者既有甲亢又有糖尿病，两者并存的解释是，两病可能具有和遗传有关的自身免疫共同基础，如甲亢患者近亲中糖尿病患病率高，甲亢与糖尿病可发生在同卵双胎中，糖尿病患者血中 TRAb 增高，甲亢妇女巨大儿阳性率高，糖尿病发病率也高等。本种糖尿病甲亢控制后，糖尿病不能痊愈，相反甲亢还可加重糖尿病，必须进行降糖药物治疗及同时进行甲亢治疗，因抗甲状腺治疗可减轻糖尿病。

(六)实验室检查

1.血清甲状腺激素测定

(1)血清游离甲状腺素(FT_4)及游离三碘甲状腺原氨酸(FT_3)：FT_3、FT_4是血中甲状腺激素的活性部分，它不受血中 TBG 含量的影响，真实反映甲状腺功能状态。现已广泛用于临床，其敏感性及特异性明显超过总 T_3(TT_3)及总 T_4(TT_4)。由于 FT_3的生物活性比 FT_4强 3～5倍，甲亢时代谢旺盛，FT_4转变为 FT_3加速，故甲亢 FT_3升高较 FT_4早且增高幅度大，因而 FT_3比 FT_4诊断甲亢更灵敏。

(2)血清总三碘甲状腺原氨酸(TT_3)及总甲状腺素(TT_4)：TT_3、TT_4测定是传统的判定甲状腺功能的方法，尤其是临床筛选甲亢的重要指标，其结果虽然受到 TBG 含量的影响，但临床上影响 TBG 含量的情况不太多，再加本测定技术成熟较准确与甲亢符合率较高，故目前仍常规应用，其方法是判定甲状腺功能的重要检测。TT_3与 TT_4变化常是一致的，但甲亢早期或甲亢复发初期 TT_3上升比 TT_4更明显，故认为 TT_3是诊断本病的敏感指标，对甲亢早期诊断、疗效观察及作为复发先兆均有较大意义。

(3)血清反 T_3(rT_3)：rT_3是甲状腺素在代谢中脱碘后的产物，在其结构式中与 T_3仅是碘原子的位置不同，故称反 T_3。它无生物活性，但在血中与 T_3、T_4维持一定比例，含量与 T_3、T_4变化一致。甲亢患者 rT_3明显升高，抗甲状腺治疗后，病情好转 rT_3下降，rT_3不下降者复发率高，但要注意在低 T_3综合征及服用胺碘酮后，rT_3也明显增高。

2.TSH 免疫放射测定分析(sTSH IRMA)

免疫放射测定分析(IRMA)是检测 TSH 目前最灵敏的方法，因此又称高灵敏 TSH 测定(sTSH)。一般 TSH 正常值 0.4～3μU/mL，本法灵敏度可达 0.03μU/mL，甲亢时 TSH 明显降低，因此 TSH 检测对甲亢诊断意义较大。由于 RIA(放射免疫分析)法测定的 TSH 下限值太高，对甲亢诊断意义不大，因此目前 RIA 测定 TSH 法已不适于甲亢诊断。目前各大医院开展的自动发光法也是高灵敏的 TSH 检测法。

3.促甲状腺素释放激素(TRH)兴奋试验

对于临床不典型、一般检测也难确诊的甲亢可疑者，可进行本试验，其基本原理为，甲亢时，T_3、T_4增高，反馈抑制 TSH 分泌，注射 TRH 后，垂体不被兴奋，TSH 分泌不增高，表现弱反应或无反应曲线。但甲功正常 Graves 病、垂体 TSH 分泌不足者，均可出现类似结果。本试验较甲状腺激素抑制试验安全，无不良反应，故可用于伴有冠心病及甲亢心脏病的患者。

4.甲状腺吸^{131}I试验

初诊甲亢(未用含碘及抗甲状腺药物)，本检测符合率可高达90%，其表现为吸^{131}I量多速快，即吸^{131}I值高及高峰在24h以前出现。吸^{131}I数值大小与病情无关系，甲亢严重者多有吸^{131}I高峰前移。本试验对亚急性甲状腺炎、无痛性甲状腺炎等的诊断也有较大意义，因为这些疾病可有血中甲状腺激素升高，表现部分甲亢症状，但吸^{131}I率明显低于正常(＜5%)，出现吸^{131}I降低，T_3、T_4升高的分离现象。判断结果时要注意排除影响甲状腺吸^{131}I的疾病外各种因素。

5.甲状腺核素显像

甲亢患者进行核素甲状腺显像的意义在于：①了解甲状腺形态、大小及摄取核素功能，以辅助Graves病诊断。②发现甲状腺热结节，提供自主性高功能甲状腺腺瘤的诊断依据。③某些甲状腺炎引起的症状性甲亢，甲状腺核素显像可出现三种图像：放射性普遍性稀疏，放射性疏密(峰谷)相间分布，结节处放射性局部稀疏。④发现甲状腺癌及转移灶甲亢(滤泡癌)。

6.甲状腺抗体测定

(1)甲状腺过氧化酶抗体(TPO－Ab)、甲状腺球蛋白抗体(TGAb)，大多呈中等水平升高，但无诊断特异性。

(2)甲状腺刺激抗体(TSAb)测定有重要意义，如可对初诊甲亢确立诊断；对Graves病与其他类甲亢进行鉴别；抗甲亢治疗后判定病情估计复发；对甲功正常Graves病确立诊断；对新生儿甲亢及产后甲亢确立诊断。

(七)诊断与鉴别诊断

1.诊断

典型病例诊断的确立是不困难的。对临床表现不典型的初期甲亢，老年、儿童甲亢等要密切结合实验室检查进行诊断。通常具有甲亢诊断意义的临床表现是怕热、多汗、易于激动、食多伴瘦、静息时心动过速、特殊眼征、甲状腺肿，如伴甲状腺血管杂音、震颤更有诊断意义。甲亢的检验检查表现为T_3、rT_3及T_4血含量增高，尤其FT_3、FT_4结果更为可靠，T_3升高比T_4升高更明显，因而甲亢早期T_4尚未升高时，T_3及rT_3已有明显升高。高灵敏TSH检测对甲亢的诊断也很敏感，甲亢时TSH含量明显降低，而TRH兴奋试验，甲亢时则出现弱反应或无反应曲线。

2.鉴别诊断

(1)甲亢病因鉴别：有甲状腺结节的甲亢患者要与自主性高功能甲状腺腺瘤及毒性多结节甲状腺肿鉴别。前者甲亢较轻无突眼，甲状腺核素显像出现热结节，结节外甲状腺组织被抑制；后者甲亢也较轻，起病缓慢甲亢症状多在结节形成后的数年出现，50岁以上患者多见，核素显像放射性分布不均匀，可集中于数个散在的结节上，结节外组织有轻度抑制；亚急性甲状腺炎甲亢症状不典型，甲状腺疼痛明显，且甲状腺吸^{131}I明显低于正常(5%以下)；桥本氏甲状腺炎甲亢时，除症状较轻外，TPOAb或TMAb及TGAb明显增高；地方性碘甲亢有明显的高碘饮水、高碘饮食的地域性分布，散在性碘甲亢则有明显的高碘摄入病史，除临床表现轻、无突眼外，去除碘源后多能自行缓解。甲状腺癌甲亢可有三种情况：①甲状腺癌为滤泡癌。②甲状腺癌灶与甲亢病变同时存在。③转移癌甲亢。在病因学鉴别时都要有所了解。

(2)其他疾病鉴别:①单纯性甲状腺肿,有甲状腺弥散性或结节性肿大,但无甲亢症状和体征,T_3、T_4多正常,sTSH及TRH兴奋试验正常。②自主性高功能甲状腺结节,结节核素显像呈热结节,周围甲状腺组织为完全或部分抑制,T_4或TSH介入显像,显示热结节不受TSH调节呈自主性。③神经官能症,可有部分甲亢症状如精神神经、心血管症候,但无典型高代谢症群,甲状腺肿及突眼,实验检测甲功正常。④其他,低热、盗汗及消瘦、衰弱,要与结核及肿瘤鉴别;腹泻长期不愈,要与慢性结肠炎鉴别;心速、心律失常,要除外其他心脏病;单侧突眼要除外眶内肿瘤、血液病眶内浸润、眼球后出血等症。

(八)治疗

1.一般治疗

由于甲亢时机体代谢加快,消耗增加,应适当休息,避免重体力劳动,并要补充足够的热量及营养。为此,要增加糖、蛋白质及维生素B的摄入,补充的主要手段应为饮食,这是最经济实惠、方便的。有精神紧张、不安和失眠较重患者,可给予普萘洛尔、镇静药物对症治疗。

2.抗甲亢治疗

甲亢治疗主要有三种方法。内科抗甲状腺药物治疗、放射性核素(^{131}I)治疗及手术治疗。三种方法各有优缺点,每种方法有特定的适应证,临床医师要正确掌握适应证,根据患者具体情况,建议选择最佳治疗方案。

(1)抗甲状腺药物:种类较多,临床应用最多的是硫脲类药物,主要有甲硫氧嘧啶(MTU)、丙硫氧嘧啶(PTU)、甲巯咪唑(MM)及甲亢平(卡比马唑,CMZ)。过氯酸钾及硫氰酸盐也曾用于临床,因毒性大,如引起肾病和再生障碍性贫血,现已不用于治疗甲亢。锂化合物因可阻止TSH和TRAb对甲状腺作用,故也单独或与放射性碘联合应用治疗甲亢,也因毒性作用较大,如引起肾性尿崩症、精神抑制等严重副反应,现已不经常应用。作为第一线抗甲状腺药物,甲巯咪唑及丙硫氧嘧啶临床应用最为普遍。硫脲类药物的药理作用为,抑制甲状腺过氧化物酶活性,抑制碘离子转化为活性碘,影响酪氨酸的碘化及碘化酪氨酸的偶联,从而妨碍甲状腺激素合成。近年研究发现丙硫氧嘧啶尚有阻止T_4向T_3转化及改善自身免疫异常的功能。此类药物对已合成的甲状腺激素无作用,故用药后数日血中甲状腺激素降低时,才能出现临床效果。

1)适应证:原则上适于各种甲亢患者。主要有:①青少年、儿童及老年甲亢。②甲亢症状较轻,甲状腺肿大中度以下。③妊娠妇女。④术后复发又不适放射碘治疗。⑤甲亢伴严重突眼。⑥甲亢伴心脏病或出血性疾病。⑦手术及放射碘治疗的准备及辅助治疗。不适于继续本药治疗的情况有:①有严重过敏或毒性反应。②正规治疗两个疗程后又复发。③甲亢病情严重,且药物疗效不佳。④任何原因难以坚持长期用药及复诊。⑤甲状腺巨大或伴有多结节或自主高功能结节。

2)服药方法:治疗分控制、减量及维持三个阶段。控制症状的用药量要根据病情严重程度,一般剂量丙硫氧嘧啶为300～450mg/d,甲巯咪唑为30～45mg/d,病情较轻者丙硫氧嘧啶100～200mg/d,甲巯咪唑10～20mg/d,病情严重者亦以丙硫氧嘧啶不超过600mg/d,甲巯咪唑不超过60mg/d为宜,尤其严重突眼及合伴妊娠者剂量更宜较小。控制症状阶段历时4～12

周，一般控制症状及 T_3、T_4 恢复正常需 4～8 周，达到上述目标后，宜再巩固两周后方进入减量阶段。若服药 4 周后症状及检验均无改善，则应增加剂量。减量阶段历时 4～6 周，减量应逐渐减小，可每 5d 减 5mg(甲巯咪唑)，直至减到维持量 5～10mg/d，维持量阶段历时至少 1 年至数年，维持量结束前可减至 2.5～5mg/d，再维持 4 周而停药。合适维持量的标准应为：①甲亢症状不复出现。②心率维持正常。③体重回升后稳定于病前标准。④ T_3、T_4、TSH 检测正常。

关于服药方法，传统服药为日剂量分次服用，新方法为一次服入，有学者对比甲巯咪唑两法疗效相似。但一般认为一次服入法仅适于甲巯咪唑及甲亢平，而甲硫氧嘧啶或丙硫氧嘧啶仍以分次服入为好。因后者生物效应时间较短，另外有些学者主张小剂量治疗，甲巯咪唑 15mg/d，丙硫氧嘧啶 150mg/d，并将日剂量一次服入。但多数学者认为病情较重者，仍以传统剂量和服法为好。

坚持正规服药的病例可得到缓解，而长期缓解的病例，往往有以下条件：①剂量不大就可使病情缓解。②甲状腺较短时间就恢复正常大小、杂音消失。③突眼减轻明显。④血清 TSAb 恢复正常或下降明显。⑤ T_3 抑制试验或 TRH 兴奋试验恢复正常。近年来文献报告本类药物治疗甲亢复发率有上升趋势，可达 50%～80%，分析与机体摄入碘量增加有关。有人观察到在长期缓解的 Graves 病患者中，甲减的发生率约为 20%，发病可早可晚，分析为桥本氏甲状腺炎造成。治疗后甲状腺肿或突眼加重者，要分析是药量不足，还是药量过大，应采取相应措施。

3)药物毒副作用：各种硫脲类药物发生不良反应的种类及概率近似。主要有白细胞减少，严重时出现粒细胞缺乏症，以甲硫氧嘧啶多见，甲巯咪唑及丙硫氧嘧啶相对较少。常见于用药后 1～3 个月内，也见于任何时间，故在用药初期每周应检测白细胞一次。当白细胞为 3.0×10^9～4.0×10^9/L 时，可在密切观察、监测下继续服用抗甲状腺药物，大多数病例经过一段时间，白细胞有所上升。而白细胞低于 3.0×10^9/L 或中性粒细胞低于 1.5×10^9/L 时，应停药加用升白细胞药物，如维生素 B、鲨肝醇、利血平等，必要时应用泼尼松(10mg，3 次/日)。白细胞回升后，可考虑改用另一种硫脲类药物或其他疗法。粒细胞缺乏症是严重的毒副作用，如发生或治疗不及时，可危及生命。此症可发生于服药后任何时间，但 4～8 周多发，表现为发热、咽痛或感染。常见于大于 40 岁和服药剂量过大者，一旦可疑本症就应立即停药，进行抢救。

4)其他不良反应：药疹多为轻型的红色皮疹，一般不必停药，但少数可发生剥脱性皮炎等严重周身性皮损，必须停药，治疗剥脱性皮炎。少数患者服药后可有发热、关节痛、肌肉痛、头痛、胃肠道症状、肝功能受损，出现黄疸、肝炎甚至急性肝坏死。

(2)其他药物治疗。

1)碘剂：碘剂治疗甲亢，可迅速显效，但作用短暂(4 周左右)不能持久。原因是：①碘可抑制合成的甲状腺激素释放到血中，服碘后 24h，患者往往就可出现症状好转。②碘可抑制甲状腺激素的合成，通过甲状腺的碘阻断作用(Wolff Chaikoff 效应)抑制 T_3、T_4 合成，但此效应持续 4 周左右就如现“脱逸”。对 T_3、T_4 的合成不再抑制，因此碘治疗甲亢作用是短暂的。③碘剂可使亢进的甲状腺血流减少，腺体缩小变硬。故目前碘剂只用于手术前准备，减少手术出血过多，而不作为甲亢的单独使用的决定性治疗手段。原则上讲甲亢患者服碘(包括中西药物和高碘饮食)不仅无益,而且有弊。因为:①碘治疗甲亢取得短暂疗效后,很快复发并加重,给硫脲类药物治疗造成困难,疗效降低。②用过碘的甲亢患者一旦出现危象,用碘合剂无效,给抢救造成困难。③长期服碘,给放射性碘诊疗造成困难。

2)β受体阻滞剂:也是一种有效的甲亢治疗药物,现临床上作为甲亢治疗辅助药物。本类药物可降低交感神经的兴奋性,减慢心脏的传导和对外周血中 T_4 向 T_3 转换有抑制作用,故可减轻患者心动过速、震颤、多汗、怕热等症状。但不能抑制甲状腺激素的合成或释放,甲状腺功能和肿大不能恢复。常用的药物为普萘洛尔 10~40mg,3~4 次/d,有哮喘史、慢性肺心病、窦性心动过缓、Ⅱ度以上房室传导阻滞、充血性心力衰竭者禁用,可改用为阿替洛尔、美托洛尔。甲状腺制剂,甲亢患者在抗甲状腺药物治疗过程中,部分患者出现甲状腺代偿性肿大,机制为抗甲状腺药物抑制甲状腺激素生成并阻止碘进入甲状腺,甲状腺以代偿性肿大补充摄碘不足及 T_3、T_4 合成不足。加服甲状腺片则可防止血中甲状腺激素下降过快,进而防止甲状腺肿,并对突眼有缓解作用。因此,大部分医生主张在甲亢好转时加用小剂量甲状腺制剂。临床常用者为甲状腺素(T_4)和甲状腺片。

(3)放射性^{131}I 治疗:放射性碘治疗甲亢已有 50 余年历史,至今世界上至少有 100 万例以上患者接受放射性碘治疗。经过半个多世纪的实践观察,证明^{131}I 治疗甲亢是安全、简便、经济、疗效好及并发症少的方法。甲状腺具有高度选择性吸收^{131}I 的功能,功能亢进的甲状腺组织吸收^{131}I 更多。^{131}I 放射的 β 射线,射程较短(2mm),电离辐射仅限于甲状腺局部,不损伤周围组织。β 射线使部分甲状腺组织抑制或破坏,减少甲状腺激素合成,达到缩小甲状腺、控制甲亢症状的目的。

1)适应证:①年龄 20 岁以上,病情中等的 Graves 病。②抗甲药物治疗无效,复发或药物过敏。③甲亢手术复发。④各种原因不能或不愿手术治疗。

2)禁忌证:①妊娠或哺乳期甲亢。②甲亢近期发生心肌梗死。

3)疗效及并发症:本法疗效已为国内外肯定,总有效率在 90%以上,患者服^{131}I 后 3 个月内逐渐改善症状,6~12 个月症状消失及体征改善者占大多数。并发症主要有早发和晚发甲状腺功能减退症,服^{131}I 后 1 年内发生的称早发甲减,大多可恢复,与服^{131}I 量及个体敏感有关;服^{131}I 后一年至数年产生晚发甲减、多难以恢复,要用甲状腺素替代治疗。此病发生与服^{131}I 量无明显相关,可能与免疫功能异常有关,因 Graves 病、桥本氏病及特发性甲减同为甲状腺自身免疫性疾病,共存的自身免疫性抗体,可能是晚发甲减的致病原因。晚发甲减发病率,国内报告比国外低,第 10 年发病率 13%~20%,年递增率 1%~3%。

(4)手术治疗:手术治疗甲亢是一种很好的根治方法,缓解率在 70%以上,但可引起多种并发症,复发率 5%左右。

1)适应证:①中、重度甲亢,长期服药无效,停药后复发。②甲状腺巨大,有压迫症状。③毒性多结节性甲状腺肿,或毒性自主性高功能甲状腺腺瘤。④胸骨后甲状腺肿伴甲亢。

2)禁忌证:①浸润性突眼。②严重心、肾并发症。③妊娠早期(3 个月前),晚期(6 个月后)。

3)并发症:伤口出血、感染、甲亢危象、喉上、喉返神经损伤、甲状旁腺暂时或永久减退,甲减及恶性突眼加重。

3.甲状腺危象的治疗

甲状腺危象为少见而严重的甲亢并发症，死亡率高，应及时诊治，不能贻误。治疗原则如下：

（1）减低甲状腺激素浓度治疗：①大剂量抗甲状腺药物，丙硫氧嘧啶优于甲巯咪唑，其有外周 T_4转化 T_3的抑制作用。丙硫氧嘧啶 150～300mg 或甲巯咪唑 15～30mg，每 4～6h 口服一次，不能口服者鼻饲给药。②碘剂，可迅速抑制 T_3、T_4释放，疗效快捷。常用 lugol's 液，每次 30～45 滴，每 6h 一次。也可静脉点滴碘化钠，每日 1～3g（碘化钠 1g 溶于 500mL 液体中）。如有胺碘苯酸效果更好，它尚可抑制外周 T_4向 T_3转化，从而降低甲状腺激素浓度。③换血浆或透析疗法，以上治疗两天仍无效者，可采用部分血浆交换或腹膜透析治疗，以清除血中过多的甲状腺激素。每次放血 300～500mL，离心去除血浆后，将白细胞悬浮于乳酸盐复方氯化钠溶液中，再重新输入患者体内，尿毒症的患者可考虑用透析治疗。

（2）降低周围组织对甲状腺激素儿茶酚胺的反应：常选用普萘洛尔 20～80mg，每 6h 口服一次，或利血平或胍乙啶，后两者有代替普萘洛尔之势，利血平肌内注射或口服每次 2mg，每 6h 一次，胍乙啶 1～2mg/（kg·d），分次口服。用普萘洛尔监测心率，利血平及胍乙啶监测血压。

（3）其他治疗：降温、给氧。降温以物理降温为主，药物为辅，不要应用阿司匹林类，因阿司匹林可与 TBG 结合，使血中 T_3、T_4被置换出，从而增加游离甲状腺激素水平。支持治疗不能忽视，补充水分、电解质、葡萄糖、维生素等。对兴奋、躁动、谵妄、抽搐患者，应给予镇静药物，苯巴比妥尚有加速 T_3、T_4代谢作用，宜作为首选药物进行肌内注射，也可用安定肌内注射或水合氯醛保留灌肠。由于甲亢的肾上腺皮质激素分解加速，应激状态可的松需要量增加，危象时皮质功能低下，皮质激素相对不足，再加此激素可抑制外周 T_4向 T_3转化，并且具有非特异性退热抗毒、抗休克作用，故国内多主张甲亢危象时应使用肾上腺皮质激素，如氢化可的松 24h 滴注 200～400mg，或地塞米松 24h 滴注 10～30mg。

4.浸润性突眼的治疗

因突眼病因及发病机制尚不十分明确，故尚无满意根治方法。在选择治疗时，应注意防止突眼恶化，如突眼严重者避免甲状腺次全切除术。有的资料证明突眼与吸烟有明显相关，故患者应戒烟以防止突眼加重。

（1）局部一般治疗：注意眼睛休息，戴保护眼镜，避免强光及外界各种刺激，睡眠时外用抗菌眼药水或药膏，用纱布或眼罩遮盖患眼，以防止角膜暴露干燥，继发炎症，单侧戴眼罩可减轻复视。高枕卧位，限制食盐及应用利尿剂可减轻眼睑水肿。用 0.5％甲基纤维素或0.5％氢化可的松滴眼，可减轻局部刺激症状，严重病例如有结膜膨出明显如水泡者，可考虑暂时缝合患眼，以保护角膜，各种治疗无效时，可施行眼眶减压术。

（2）全身治疗：①甲状腺制剂，用于甲亢治疗过程中，同时对伴有突眼者，每日口服 40～80mg 甲状腺片，直至收效，减量至每日 20～40mg，维持一年以上。②糖皮质醇，目前应用广泛，因其具有抗炎及免疫抑制作用，可改善眼部软组织肿胀的症状和体征。常用药物泼尼松剂量适病情而定，一般口服量 40～120mg/d，有眼外肌及视神经受累者，剂量更大。一般用药一个月见效后，可改为维持量每日 10～20mg，维持 3～6 个月，甚至一年。不良反应往往不可避免,要密切观察,调整用药。一般用药物初期疗效较好。其他免疫抑制剂如环磷酰胺、硫嘌呤、环孢素也可酌情试用。③眶部放射治疗,现在认为本治疗在大剂量免疫抑制及糖皮质醇治疗无效的病例进行,本法疗效多表现在眼部水肿、充血好转,突眼度改善多不明显,一般总剂量20GY,分十次照射,每次2GY。本法与免疫抑制剂同用,效果更佳。④血浆换血法,有人报告血浆换血法对病程较短,眼突急骤伴有软组织浸润,角膜病变或视力障碍者有一定效果。换血浆的机制为,可迅速去除作为病因的血浆抗眼外肌抗体、免疫球蛋白及免疫复合物等。此法实践尚少,确切效果尚待进一步研究。

5.妊娠期甲亢治疗

妊娠期并发甲亢如何处理,近年来有较新的认识,由于妊娠只加重甲亢患者的心血管负担,不加重甲状腺毒症本身的病情,而妊娠为一免疫相对静止期,即妊娠期间免疫反应趋于缓和,各种自身免疫疾病趋于缓解,甲亢也不例外。妊娠期TSAb含量下降,症状减轻或趋于缓解,抗甲状腺药物治疗需量很少。因此,妊娠并发甲亢的治疗原则是控制甲亢,而非终止妊娠,在选择治疗方案时,既要控制母亲的甲亢,又要照顾胎儿正常发育。

(1)抗甲状腺药物治疗是首选,但此类药物可通过胎盘,抑制胎儿甲状腺功能,造成胎儿甲状腺肿大、克汀病及难产等。因此,使用剂量要小,一般为正常成人剂量的1/2～2/3。妊娠前已有甲亢,但已基本控制者,可用小量维持,妊娠时尚未控制或发现甲亢者,要有效控制。一般丙硫氧嘧啶100mg每日三次,4～6周控制后,迅速改为维持量,这样极少有胎儿的不利影响。服药过程中定期检测FT_3、FT_4及TSH。

因丙硫氧嘧啶通过胎盘最少,不会造成畸胎,所以为妊娠控制甲亢首选药物,而甲巯咪唑有可致胎儿先天性皮肤发育不全一说,故此时慎用。甲状腺制剂是否合用看法尚不一致,不同意应用者认为合用甲状腺制剂时,要提高抗甲状腺药物剂量,对胎儿可能造成不利影响;主张联合应用者认为,尽管通过胎盘不多,但此量足以预防胎儿甲状腺肿及克汀病。普萘洛尔等β受体阻滞剂的应用也存在两种看法,主张不用者认为,可使子宫持续收缩而引起小胎盘及胎儿发育不良、心动过速、早产及新生儿呼吸抑制;大多数学者认为妊娠甲亢使用普萘洛尔是必要的,一般是安全的,尤其小剂量抗甲药物不能很好控制甲亢时,应加用普萘洛尔,20～40mg/d,2～4次服用,甲亢控制后减量、渐停。

(2)放射性碘及稳定性碘均为禁用,前者可造成胎儿克汀病,后者可造成胎儿甲状腺肿及甲状腺功能异常。

(3)外科手术治疗:个别妊娠甲亢者,服用丙硫氧嘧啶不能控制病情或有严重药物反应,可选择在妊娠4～6个月进行手术,病情需要也可任何时间手术,但术前药物准备要小心慎重,如碘剂应用时间尽量缩短,术后密切监测母亲及胎儿。

二、毒性多结节性甲状腺肿

本病又称多结节性甲状腺肿伴甲亢。多为单纯性结节性甲状腺肿患病多年后发生甲亢,故也称继发性甲亢。它是一种独立疾病,还是某些致病因素导致一种临床综合征,尚不能肯定。在病理上毒性和非毒性多结节性甲状腺肿常难以区别,它的诊断主要靠临床表现及实验室检查。

(一)临床表现

多见于老年,突眼罕见,症状较 Graves 病为轻,女性多见,起病缓慢,甲状腺结节性肿大多年,可以因服碘剂而起病,临床表现可突出某一器官或系统,如在心血管系统表现心律失常,甚至出现心衰;也可表现消瘦、多汗、无力、颤抖;还可表现厌食、精神不振、极度衰弱的淡漠型甲亢。但都有可触及多个结节的甲状腺肿大,多无血管杂音或震颤。

(二)实验室检查

甲状腺激素 T_3、T_4 检测多为正常高值或略高值,sTSH 明显低于正常或测不出,甲状腺吸 ^{131}I 率多为正常高值,TMAb、TGAb 轻度增高,TRAb 阴性,TRH 兴奋试验无反应是本病重要诊断依据。甲状腺核素显像表现结节处放射性浓集,结节外组织放射性稀疏。

(三)治疗

本病治疗比较困难,短期难以奏效,抗甲状腺药物要多年服用,手术治疗因患者多为老年体弱不宜采用,只在甲状腺肿大明显,引起压迫症状时才予考虑。目前多主张使用放射性碘治疗,因甲状腺吸 ^{131}I 率不太高,且甲状腺体积较大,故要用大量放射性碘治疗,并要多次服放射性碘才能达到控制目的,因一次很难将全部结节破坏。

三、自主性高功能甲状腺腺瘤

本病又称毒性甲状腺腺瘤或自主性功能亢进性甲状腺结节。本病以单一结节发病者多见,也可见两个或多个结节者。本病的高功能结节不是 TRAb 刺激引起,因血中无刺激物,其病因不明。结节本身不受 TSH 调节,故有自主性。结节外组织由于 TSH 受反馈抑制而呈萎缩性改变。结节一般质地较韧,病理呈腺瘤样改变。结节生长一般较缓慢,随着结节增大,功能增高亦明显,一般直径大于 3cm 者多伴有甲亢症状。

(一)临床表现

本病多发于中老年,但比毒性多结节性甲状腺肿为早。起病缓慢,常有甲状腺结节性肿大,直径小于 3cm 时多无表现,大于 3cm 者可表现为甲亢,但较轻,可仅有心动过速、消瘦、乏力或腹泻,不引起突眼。甲状腺检查多为圆形或卵圆形结节,表面光滑,质地坚韧,边界清楚,结节外甲状腺触及不到,无杂音及无震颤。

(二)实验室检查

有甲亢时,T_3、T_4 增高,TSH 明显降低;甲状腺吸 ^{131}I 率正常或偏高;甲状腺核素显像为本病诊断主要手段,结节处可呈“热结节”,周围甲状腺组织受抑制可完全不显像或轻微显影,此时要与先天性一叶缺如等相鉴别,可用 TSH 刺激试验或 ^{99m}Tc—MIBI 及甲状腺激素抑制试验后二次显像进行鉴别诊断。

(三)治疗

本病病程进展缓慢不伴甲亢,腺瘤不大,且无压迫症状时,可随访观察;伴甲亢或腺瘤较大有压迫症状者,宜手术切除。甲亢症状明显者,术前应认真准备,控制甲亢;对热结节以外甲状腺完全不显像的本病患者,还可考虑放射性碘治疗,但放射性碘用量较大(25～50mCi),为治疗 Graves 病的 5～10 倍。当手术或放射性碘去除热结节后,核素显像可见被抑制的周围甲状腺组织重新显影。

四、碘甲亢

1983 年 Fradkin 等曾对碘致甲亢进行了全面综述。认为该病可发生于缺碘地方性甲状腺肿病区居民服碘后，也可发生于非地甲病区甲状腺功能正常的甲状腺肿患者，或原来没有甲状腺疾病的患者，或原有甲亢服抗甲状腺药物病情控制后，但这些人一旦应用碘剂后可能出现甲亢均称为碘诱发甲亢或称碘巴塞多氏症，简称碘甲亢。在我国高碘地甲病区，甲亢发病率亦很高，有学者在河北病区与在山东病区均发现并报道了水源性及食物性高碘甲亢的病例，这类病例也应属于碘甲亢。现分别简述之。在缺碘病区，Coindet 首先报告了每天每人给予碘 250μg 后，经数周有 6 人发生临床甲亢，之后相继有人报告服用大量加碘面包、碘盐、碘化物及应用其他碘剂后均有碘甲亢病例发生；非地甲病区甲状腺功能正常的甲状腺肿患者，在应用碘化钾、胺碘酮、氯碘羟喹啉及含碘造影剂后也可诱发甲亢；原无甲状腺疾病的人，引发碘甲亢的常见药物是胺碘酮，而且多为年龄较大的人；甲亢患者经服抗甲状腺药物而控制后，往往因服卢戈氏液又诱发甲亢，也有应用碘化钾而诱发甲亢者；高碘地甲病区的碘甲亢，可以因食用高碘水或高碘食物诱发。我国此类病区的碘甲亢发病率约为 1%～2%，远大于非地甲病区的甲亢发病率。

本病发病机制，仍不十分明了，一种假说认为，缺碘甲状腺肿患者，因碘缺乏甲状腺激素合成不足，机体处于 TSH 代偿性分泌过多状态，当补充大量碘剂后，在 TSH 的刺激下，甲状腺激素合成增多，导致甲亢，这种甲亢是暂时的，多可自行缓解；另一种解释为，甲状腺内存在着甲状腺结节，结节为自主功能性结节，不受 TSH 调节，当碘充足时，结节可自主利用大量的碘合成甲状腺激素，从而导致甲亢。还有学者认为一些人存在甲状腺潜在的缺陷一有亚临床甲亢，有不典型或极轻的症状，甲状腺合成甲状腺激素不高，但当碘充足时，合成甲状腺激素水平突然增高，则可出现临床甲亢。

碘甲亢临床表现多较 Graves 病为轻。发病多无精神刺激、急慢性感染等诱因，患者多为 25～40 岁女性，且有应用碘剂或服高碘水及食物的历史，甲状腺多为轻度肿大，无杂音及震颤，心率多在 100 次/min 以下，大多无突眼无肢体震颤。TT_4、FT_4 多高于正常，T_3 可升高或正常，TRAb 及 TSAb 多为阴性，TSH 多为正常，TRH 兴奋试验为无反应或低反应曲线。尿碘高于正常，甲状腺吸 ^{131}I 率低于正常(在高碘地甲病区病例，可高于当地正常值)。

严格掌握碘剂适应证及慎重掌握碘剂剂量，是预防碘甲亢的重要环节。一旦发生并确诊碘甲亢后，首先即停止碘的摄入，一般停碘 2～3 个月后症状多可缓解，停碘期间可用普萘洛尔等对症处理，一般不必应用抗甲状腺药物，更不能 ^{131}I 治疗。但有自主性高功能结节时可考虑手术切除。

五、甲状腺癌甲亢

因大多数甲状腺癌功能低于正常甲状腺组织，甲状腺癌并发甲亢者临床较为少见，约占甲状腺癌的 0.25%～2.5%，多发生于 30～40 岁的女性患者。临床上甲状腺癌发生甲亢一般有以下三种情况：①甲状腺原发癌为滤泡癌，此种癌组织功能增高，可以分泌甲状腺激素，通常其分泌的甲状腺激素水平不至发生临床甲亢，但当癌组织体积较大时(一般直径大于 3～4cm 时)，则血中甲状腺激素水平明显增高，而出现甲亢症状。有学者遇到过数例此种患者，均经病理证实。②甲状腺癌伴发甲亢，患者有典型甲亢症状及明显甲状腺肿大，往往在手术或病理检查时发现在甲亢组织中,包埋着体积较小甲状腺癌灶,多为恶性度较低的乳头状癌。③甲状腺癌转移灶可引起甲亢,这些转移灶数量较多,且多为能分泌甲状腺激素的滤泡癌转移灶。另外,甲状腺癌手术后,垂体分泌的 TSH 增高,其刺激转移灶及术后残留甲状腺组织,分泌甲状腺激素增多引起甲亢。甲状腺核素显像对本病尤其对甲状腺转移癌诊断有意义,但要结合临床诊断。如发现冷结节,再结合结节质地较硬、单发、生长迅速、无痛及有淋巴结肿大等临床表现,应尽快控制甲亢而手术切除。由于癌灶可埋于正常甲状腺组织故可以表现温结节,由于癌肿是巨大滤泡癌又可表现热结节。因此,甲亢疑有甲癌者宜手术切除,病理检查,以免贻误。

六、垂体性甲亢

垂体性甲亢很少见,病因有两类,大多数为垂体 TSH 分泌腺瘤引起,少数为下丘脑一垂体功能紊乱所致,如 TRH 分泌过多,垂体对甲状腺激素抵抗。垂体分泌 TSH 增多造成的甲亢,临床表现可轻可重,大多症状中等多有弥散性甲状腺肿大,少数有突眼。经抗甲药物治疗,不能根治,往往反复发作。实验室检查以 TSH 增高为特点,T_3、T_4及吸^{131}I率可增高但 TSAb 可为阳性。垂体 TSH 腺瘤患者,可有蝶鞍扩大和视野缺损等垂体占位性病变的表现,血清 TSH一α 亚单位浓度升高,TRH 兴奋试验多为低或无反应曲线;而非垂体瘤垂体性甲亢,TSH一α 亚单位浓度不升高,TRH 兴奋试验呈正常反应曲线。本病的治疗多主张先应用抗甲状腺药物和普萘洛尔等控制症状,如为垂体 TSH 腺瘤者要进行肿瘤手术切除,而不采用甲状腺次全切除,因本病的本质是 TSH 增高所致继发性甲亢。近年来有人应用生长抑素类似药物 Sandostatin 治疗,该药可抑制 TSH 分泌,临床效果不错,也有用三碘乙酸治疗获满意疗效的报告。

七、卵巢甲状腺肿甲亢

当卵巢畸胎瘤中以甲状腺组织为主,或全部为甲状腺组织时,称为卵巢甲状腺肿。多发生在单侧,以良性为主,恶性者很少。有较少数本病患者发生甲亢。临床表现常可出现腹腔积液和胸腔积液,腹部可触及卵巢肿块。但并不表示本病为恶性,一旦发现以上体征就要考虑诊断本病的可能。大多数患者同时存在甲状腺肿大,有时为毒性多结节性甲状腺肿或毒性弥散性甲状腺肿,故认为卵巢甲状腺肿甲亢是卵巢甲状腺肿及甲状腺肿两者分泌甲状腺激素过多的共同作用,只有当卵巢甲状腺肿形成较大的自主性高功能结节时,才会单独形成甲亢。本病的诊断检测手段,主要有甲状腺、卵巢的核素显像、甲状腺激素、TSH 测定等,治疗则以手术切除卵巢甲状腺肿为主。

八、异位 TSH 综合征

有些甲状腺以外的肿瘤可分泌大量的具有 TSH 活性的类似物质,可兴奋甲状腺造成甲亢,这些疾病有绒毛膜上皮癌、葡萄胎、睾丸胚胎瘤、支气管癌、胃肠道及血液系统肿瘤、前列腺癌、乳腺癌及子宫癌等。

此类疾病中较常见的是绒癌、葡萄胎及睾丸胚胎瘤,它们的共同特点为能分泌大量 HCG(绒毛膜促性腺激素),其具有 TSH 样生物活性,可产生继发甲亢。有人报告胎盘中也有 HCG 及葡萄胎促性腺激素,后者也有类似 TSH 生物活性。此类患者大多只有甲亢的实验室证据,而无明显的甲状腺肿大的甲亢临床表现。但少数患者也可既有实验室证据,又有明显甚至严重甲亢表现,此时应仔细分析实验结果及想到对原发肿瘤的诊断,如年轻妇女甲亢是否为葡萄胎所引起。实验室表现一般 T_3、T_4增高，而 Ts 增高不明显，T_3/T_4比值低，TRH 兴奋试验表现低反应或无反应曲线。治疗以去除原发肿瘤为主，个别症状严重者可用抗甲状腺药物及普萘洛尔对症处理。

九、症状性甲亢

本病又称假性甲亢，它和甲状腺性甲亢（如 Graves 病）不同，只有血中甲状腺激素短时升高，而没有甲状腺功能增高，也没有甲状腺激素持续性合成和分泌增多。当血液中甲状腺激素增高时，患者可以出现心慌、多汗、消瘦、乏力、腹泻等甲亢的症状及心速、手颤、甲状腺肿大等部分体征，此时检验 T_3、T_4可增高，TSH 也可降低。往往被误诊为甲亢，而进行抗甲亢药物治疗，可造成药物性甲减。其实，当血中甲状腺激素耗尽后，甲亢可自愈。故名短时症状性甲亢、假性甲亢，也有称为甲状腺毒症者。

假性甲亢主要由两类原因引起，其一，服用甲状腺激素造成超量所致，大多为不遵医嘱超量，也有误服或因减肥等意图故意超量的。此时临床表现及检验 T_3、T_4及 TSH 均可表现甲亢。此类患者在减小用量或停服甲状腺激素后，约 2～4 周甲亢症状逐渐减轻直至消失，4～6 周后检验可恢复正常。其二，为甲状腺炎所引起。常见者为亚急性肉芽肿性甲状腺炎及无痛性甲状腺炎，此类炎症可破坏甲状腺滤泡组织，使滤泡腔内贮存的大量甲状腺激素释放入血循环中，波及全身组织代谢增快，表现甲亢症状。当甲状腺滤泡不再被炎症破坏，甲状腺激素不再向血循环中释放激素时，甲亢症状就会缓解，所以本病多有自限性或自愈性。当炎症侵及另一些甲状腺组织时，又有甲状腺激素释放入血循环，所以假性甲亢也有易复发性。

桥本病（慢性淋巴性甲状腺炎）也可引起假甲亢，机制基本同亚甲炎。但有一种类型桥本病可与 Graves 病共存，即甲状腺肿内有两种病理组织学存在的证据，此时不要误诊为假甲亢。

诊断与鉴别诊断的要点是：有甲亢部分症状，但不典型、不严重；有部分甲亢体征，也不典型；实验室检测 T_3、T_4增高，TSH 降低，但甲状腺吸^{131}I率明显低于正常（5%以下），核素显像出现局部或普遍性放射性稀疏。

处理：据不同原因针对处理。

第三节　高脂血症

高脂血症是指血浆中胆固醇（C）和（或）三酰甘油（TG）水平升高。由于血浆中胆固醇和三酰甘油在血液中是与蛋白质和其他类脂如磷脂一起以脂蛋白的形式存在，高脂血症实际上是血浆中某一类或几类脂蛋白含量增高，所以亦称高脂蛋白血症。近年来，已逐渐认识到血浆中高密度脂蛋白（HDL）降低也是一种血脂代谢紊乱。因而，有人建议采用脂质异常血症。

高脂血症是一类较常见的疾病，除少数是由于全身性疾病所致外（继发性高脂血症），绝大多数是遗传基因缺陷（或与环境因素相互作用）引起（原发性高脂血症）。遗传方面主要是载脂蛋白、脂蛋白受体和脂酶的先天性基因缺陷所致。而环境因素则主要是指饮食的不合理性，例如高胆固醇、高脂肪和高热量摄入等。高脂血症与动脉粥样硬化和冠状动脉粥样硬化性心脏病(冠心病)关系非常密切,是冠心病的独立危险因素。

一、诊断依据

(一)临床表现

高脂血症的临床表现主要包括两大方面:①脂质在真皮内沉积所引起的黄色瘤。②脂质在血管内皮沉积所引起的动脉粥样硬化,产生冠心病和周围血管病等。由于高脂血症时黄色瘤的发生率并不高,动脉粥样硬化的发生和发展则需要相当长的时间,所以多数患者并无任何症状和异常体征。

黄色瘤是一种异常的局限性皮肤隆起,其颜色可为黄色、橘黄色或棕红色,多呈结节、斑块或丘疹形状,质地一般柔软。根据黄色瘤的形态、发生部位,一般可分为下列六种。

1.肌腱黄色瘤

肌腱黄色瘤为圆形或卵圆形的皮下结节,质硬,发生在肌腱部位(多见于跟腱、手或足背伸侧肌腱、膝部股直肌和肩三角肌腱),与其上皮肤粘连,边界清楚。常是家族性高胆固醇血症的较为特征性的表现。

2.掌皱纹黄色瘤

掌皱纹黄色瘤发生在手掌部的线条状扁平黄色瘤,呈橘黄色轻度凸起,分布于手掌及手指间皱褶处。对诊断家族性异常β脂蛋白血症有一定的价值。

3.结节性黄色瘤

好发于身体的伸侧,如肘、膝、指节伸处以及髋、距小腿(踝)、臀等部位,发展缓慢。为圆形状结节,其大小不一、边界清楚,早期质软,后期质地变硬。多见于家族性异常β脂蛋白血症或家族性高胆固醇血症。

4.结节疹性黄色瘤

好发于肘部四肢伸侧和臀部,皮损常在短期内成批出现,呈结节状有融合趋势,疹状黄色瘤常包绕着结节状黄色瘤。呈橘黄色,常伴有炎性基底。主要见于家族性异常β脂蛋白血症。

5.疹性黄色瘤

疹性黄色瘤表现为针头或火柴头大小丘疹,橘黄或棕黄色伴有炎性基底。有时口腔黏膜也可受累。见于高三酰甘油血症。

6.疹性黄色瘤

疹性黄色瘤见于睑周,又称睑黄色瘤,较为常见。表现为眼睑周围处发生橘黄色略高出皮面的扁平丘疹状或片状瘤,边界清楚,质地柔软。泛发的可波及面、颈、躯干和肢体。常见于各种高脂血症,但也可见于血脂正常者。

角膜弓和脂血症眼底改变亦见于高脂血症,角膜弓又称老年环,若见于40岁以下者,则多伴有高脂血症,但特异性不很强。脂血症眼底改变是由于富含三酰甘油的大颗粒脂蛋白沉积在眼底小动脉上引起光散射所致,常常是严重的高三酰甘油血症并伴有乳糜微粒血症的特征表现。此外,严重的高胆固醇血症尤其是纯合子家族性高胆固醇血症可出现游走性多关节炎,但较罕见,且关节炎多为自限性。明显的高三酰甘油血症可引起急性胰腺炎。

(二)辅助检查

1.主要检查

(1)血脂:常规测定血浆总胆固醇(TC)和三酰甘油(TG)水平,以证实高脂血症的存在。

目前认为中国人血清 TC 的合适范围为低于 5.2mmol/L(200mg/dL),5.23～5.69mmol/L(201～219mg/dL)为边缘升高,超过 5.72mmol/L(220mg/dL)为升高。TG 的合适范围为小于 1.7mmol/L(150mg/dL),大于 1.7mmol/L(150mg/dL)为升高。

(2)脂蛋白:判断血浆中有无乳糜微粒(CM)存在,可采用简易的方法,即把血浆放在 4℃冰箱中过夜,然后观察血浆是否有一“奶油样”的顶层。高密度脂蛋白胆固醇(HDL－C)也是常检测的项目,HDL－C＞1.04mmol/L(40mg/dL)为合适范围,小于 0.91mmol/L(35mg/mL)为减低。血浆低密度脂蛋白胆固醇(LDLC)可采用 Friedewald 公式进行计算,其公式是:LDL－C(mg/dL)＝TC－(HDL－C＋TG/5),或 LDL－C(mmol/L)＝TC－(HDL－C＋TG/2.2)。LDL－C 的合适范围为小于 3.12mmol/L(120mg/dL),3.15～3.61mmol/L(121～139mg/dL)为边缘升高,大于 3.64mmol/L(140mg/dL)为升高。

2.其他检查

X 线、动脉造影、超声、放射性核素、心电图等检查有助于发现动脉粥样硬化和冠心病。

二、治疗措施

本病应坚持长期综合治疗,强调以饮食、运动锻炼为基础,根据病情、危险因素、血脂水平决定是否或何时药物治疗。对继发性高脂血症应积极治疗原发病。

(一)防治目标水平

1996 全国血脂异常防治对策研究组制订了血脂异常防治建议,提出防治目标如下:

(1)无动脉粥样硬化,也无冠心病危险因子者:TC＜5.72mmol/L(220mg/dL),TG＜1.70mmol/L(150mg/dL),LDL－C＜3.64mmol/L(140mg/dL)。

(2)无动脉粥样硬化,但有冠心病危险因子者:TC＜5.20mmol/L(200mg/dL),TC＜1.70mmol/L(150mg/dL),LDL－C＜412mmol/L(120mg/dL)。

(3)有动脉粥样硬化者:TC＜4.68mmol/L(180mg/dL),TG＜1.70mmol/L(150mg/dL),LDL－C＜2.60mmol/L(100mg/dL)。

(二)饮食治疗

饮食治疗是各种高脂血症治疗的基础,可以单独采用,亦可与其他治疗措施合用。目的不仅为降低血脂,并需在根据其性别、年龄及劳动强度的具体情况,保持营养平衡的健康膳食,有利于降低心血管病的其他危险因素。饮食治疗应以维持身体健康和保持体重恒定为原则。合理的膳食能量供应包括:①基础代谢(BMR)所必需的能量,BMR 所需能量＝体重(kg)×100.5kJ(24kcal)/d。②食物的特殊动力作用能量消耗,占食物提供总热量的 10％。③补充活动时的额外消耗,按轻、中、重体力活动分别需增加 30％、40％、50％,相应的能量需要又与体重成比例。

美国国家胆固醇教育计划(NCEP)提出的高胆固醇血症的饮食治疗方案,可供我国临床治疗高胆固醇血症时参考。其中为膳食治疗设计的二级方案,旨在逐步地改变饮食习惯、调整膳食结构,以趋于达到严格控制饮食可获得的效果。对于无冠心病的患者,饮食治疗从第一级方案开始,并在 4～6 周和 3 个月时测血清 TC 水平。如第一级饮食疗法方案未能实现血清 TC 和 LDL－C 降低目标,可开始实行第二级饮食疗法方案。对已患冠心病或其他动脉粥样硬化症患者,一开始就采用饮食治疗第二级方案。合理的饮食习惯和膳食结构主要内容包括以下几方面：

(1)保持热量均衡分配，饥饱不宜过度，不要偏食，切忌暴饮暴食或塞饱式进餐，改变晚餐丰盛和入睡吃夜宵的习惯。

(2)主食应以谷类为主，粗细搭配，粗粮中可适量增加玉米、莜面、燕麦等成分，保持糖类供热量占总热量的55%以上。

(3)增加豆类食品，提高蛋白质利用率，以干豆计算，平均每日应摄入30g以上，或豆腐干45g，或豆腐75～150g。

(4)在动物性食物的结构中，增加含脂肪酸较低而蛋白质较高的动物性食物如鱼、禽、瘦肉等，减少陆生动物脂肪。最终使动物性蛋白质的摄入量占每日蛋白质总摄入量的20%，每日总脂肪供热量不超过总热量的30%。

(5)食用油保持以植物油为主，每人每日用量以25～30g为宜。

(6)膳食成分中应减少饱和脂肪酸，增加不饱和脂肪酸(如以人造奶油代替黄油，以脱脂奶代替全脂奶)，使饱和脂肪酸供热量不超过总热量的10%，单不饱和脂肪酸占总热量10%～15%，多不饱和脂肪酸占总热量7%～10%。

(7)提高多不饱和脂肪酸与饱和脂肪酸的比值(P/S)，西方膳食推荐方案应达到比值为0.5～0.7，我国传统膳食中因脂肪含量低，P/S比值一般在1以上。

(8)膳食中胆固醇含量不宜超过300mg/d。

(9)保证每日摄入的新鲜水果及蔬菜达400g以上，并注意增加深色或绿色蔬菜比例。

(10)减少精制米、面、糖果、甜糕点的摄入，以防摄入热量过多。

(11)膳食成分中应含有足够的维生素、矿物质、植物纤维及微量元素，但应适当减少食盐摄入量。

(12)少饮酒，少饮含糖多的饮料，多喝茶。

(三)改变生活方式

改变生活方式，如低脂饮食、运动锻炼、戒烟，行为矫正等，可使TC水平和LDL－C水平降低，达到治疗目的。

(四)调节血脂药物治疗

根据1996全国血脂异常防治对策研究组制订的血脂异常防治建议的意见，血脂异常的治疗在用于冠心病的预防时，若对象为临床上未发现冠心病或其他部位动脉粥样硬化者，属一级预防。这些对象在一般治疗后，以下血脂水平应考虑应用调节血脂药物：①无冠心病危险因子者，TC＞6.24mmol/L(240mg/dL)，LDLC＞4.16mmol/L(160mg/dL)。②有冠心病危险因子者，TC＞5.72mmol/L(220mg/dL)，LDL－C＞3.64mmol/L(140mg/dL)。若对象为已发生冠心病或其他部位动脉粥样硬化者，属二级预防，则血脂水平为TC＞5.20mmol/L(200mg/dL)、LDL－C＞3.12mmol/L(120mg/dL)时，应考虑应用调节血脂药物。

调节血脂药物有六大类：胆酸螯合剂或树脂类、烟酸及其衍生物、羟甲基戊二酸单酰辅酶A(HMG－CoA)还原酶抑制剂(他汀类)、贝特类、鱼油制剂、其他类。其中以他汀类和贝特类最为常见。

1.他汀类

通过抑制 HMGCoA 还原酶,减少肝细胞内胆固醇合成,使肝细胞内游离胆固醇含量下降,反馈上调肝细胞表面 LDL 受体的数量和活性,因而加速血浆 LDL 清除。他汀类调节血脂药物的降胆固醇作用最强,常规剂量下可使 TC 降低 20%~40%。同时也能降低 TG20%左右,升高 HDL-C10%左右。适合高胆固醇血症或以胆固醇升高为主的混合型高脂血症。常用制剂有洛伐他汀 10~40mg(最大 80mg)晚饭后顿服;辛伐他汀 5~20mg(最大量 80mg),晚饭后顿服;普伐他汀 10~40mg,晚饭后顿服;氟伐他汀 20~80mg,晚饭后顿服;阿伐他汀 2.5~10mg(最大量 80mg),晚饭后顿服;血脂康(国产他汀类调节血脂药),每次 0.6g,每日,2 次,有效后改为 0.6g,每日 1 次维持。他汀类用量宜从小剂量开始,逐渐加量。不良反应有肌痛、胃肠症状,失眠、皮疹、血转氨酶和肌酸激酶增高等。要注意其引起肝肾损害或横纹肌溶解的可能。

2.贝特类

为贝丁酸衍化物,通过增强脂蛋白脂酶的活性而降低血 TG 20%~50%,也降低 TC 和 LDLC10%~15%,而增高 HDL-C 10%~15%。适合于高三酰甘油血症。常用制剂有:非诺贝特(立平脂)100mg,每日 3 次或其微粒型(微粒化非诺贝特)200mg,每晚 1 次;吉非贝齐(诺衡)600mg,每日 2 次或 300mg,每日 3 次,或缓释型 900mg,每日 1 次;苯扎贝特(必降脂)200mg,每日 3 次或缓释型(必降脂缓释片或脂康平)400mg,每晚 1 次;环丙贝特 100~200mg,每日 1 次。不良反应有胃肠症状、皮疹、肝肾损害等,偶有肌病。一般不宜与他汀类合用。与抗凝剂合用要减少后者的用量。

3.烟酸及其衍生物

降脂作用机制尚不十分清楚,可能是通过抑制脂肪组织中激素敏感性脂肪酶的活性,抑制脂肪组织中的脂解作用,并减少肝中 VLDL 合成和分泌。此外,烟酸还可在辅酶 A 的作用下与甘氨酸合成烟尿酸,从而阻碍肝细胞利用辅酶 A 合成胆固醇。可使 TC 降低 10%~15%,LDL-C 降低 15%~20%,TG 降低 20%~40%,HDL-C 稍有增高。适用于高胆固醇血症和(或)高三酰甘油血症。常用制剂有:烟酸 0.1g,每日 3 次,饭后服,逐渐增量至每日 1~3g;阿西莫司(乐脂平)0.25g,每日 2~3 次,饭后服。不良反应有皮肤潮红发痒,胃部不适,肝功能受损,诱发痛风、糖尿病等。

4.树脂类

为一类碱性阴离子交换树脂,在肠道内不会被吸收,而与分泌进入肠道内的胆酸呈不可逆结合,从而阻断胆酸从小肠重吸收进入肝,随粪便从肠道排出的胆酸增加,因此促进肝细胞增加胆酸合成。通过反馈机制,刺激肝细胞膜加速合成 LDL 受体,其结果是肝细胞膜表面的 LDL 受体数目增多,受体的活性也增加,使血 TC 水平降低 10%~20%,LDL-C 降低 15%~25%,但对 TG 无作用或稍有增加。主要适用于单纯高胆固醇血症,但对纯合子型家族性高胆固醇血症无效。常用制剂有:考来烯胺(消胆胺)4~5g,每日 3 次,用水或饮料拌匀,一般于饭前或饭时服用;考来替泊 5~10g,每日 3 次,用法同考来烯胺;降胆葡胺 4g,每日 3~4 次,用法同考来烯胺。不良反应有便秘、恶心、厌食、反流性食管炎、脂肪痢、影响脂溶性维生素的吸收等。

5.鱼油制剂

降脂作用机制尚不十分清楚，可能与抑制肝合成 VLDL 有关。主要降低三酰甘油，并有升高 HDL－C 的作用。适用于高三酰甘油血症。常用制剂有：多烯康胶丸 1.8g，每日 3 次；脉乐康 0.45～0.9g，每日 3 次；鱼油烯康 1g，每日 3 次。不良反应为鱼腥味所致的恶心。

6.其他调脂药

其他调脂药包括弹性酶、普罗布考（丙丁酚）、泛硫乙胺（潘特生）等。这类药物的降脂作用机制均不明确。弹性酶 300U，每日 3 次口服；普罗布考 0.5g，每日 2 次，主要适用于高胆固醇血症，尤其是纯合子型家族性高胆固醇血症，不良反应包括胃肠症状，严重不良反应是引起 Q－T间期延长；泛硫乙胺 0.2g，每日 3 次，不良反应少而轻。

(五)血浆净化治疗

高脂血症血浆净化疗法亦称血浆分离法，意指移去含有高浓度脂蛋白的血浆，也称之血浆清除法或血浆置换。近年来发展起来的 LDL 滤过法由于只去除血浆中的 LDL，而不损失血浆的其他成分，临床应用前景好。

常用方法有：常规双重滤过、加热双重滤过、药用炭血灌流、珠形琼脂糖血灌流肝素－琼脂糖吸附、硫酸葡萄糖酐纤维素吸附、免疫吸附法、肝素沉淀法等。血浆净化治疗已成为难治性高胆固醇血症者最有效的治疗手段之一，尤其是双膜滤过和吸附的方法，可使血浆胆固醇水平降低到用药物无法达到的水平。

其指征为：①冠心病患者经最大限度饮食和药物治疗后，血浆 LDL－C＞4.92mmol/L(190mg/dL)。②无冠心病的 30 岁以上的男性和 40 岁以上的女性，经药物和饮食治疗后血浆 LDLC＞6.50mmol/L(250mg/dL)者，并有一级亲属中有早发性冠心病者，以及有一项或一项以上其他冠心病危险因素，包括血浆脂蛋白(a)＞1.03mmol/L(40mg/dL)者。③纯合子型家族性高胆固醇血症患者，即使无冠心病，若同时有血浆纤维蛋白水平升高者或者降脂药物治疗反应差而血浆胆固醇水平又非常高者。

(六)外科治疗

能有效地治疗高脂血症的外科手术包括部分回肠末端切除术、门腔静脉分流吻合术和肝移植手术。这些手术疗效肯定，但不是首选治疗措施。其适应证为：①几乎无或完全无 LDL 受体功能。②其他治疗无效。③严格保守治疗中仍有动脉粥样硬化进展。④家庭和经济情况稳定（肝移植手术条件之一）。⑤身体一般情况良好，能耐受外科手术。⑥无影响寿命的其他疾病。

(七)基因治疗

基因治疗已引入治疗高脂血症，Wilson 于 1992 年 12 月首次报告了对一名纯合子家族性高胆固醇血症患者进行体外基因治疗的初步结果，并于 1994 年正式报道了治疗效果，结果显示，接受体外基因治疗 4 个月后其肝活检组织仅原位杂交证明能表达转入 LDL 受体基因的肝细胞已经成活；血浆中 LDL－C 浓度明显降低，HDL－C 略有升高，LDL－C/HDL－C 比值由治疗前的 10～13 降至治疗后 5～8，在 18 个月的观察中疗效保持稳定。一系列的心血管造影表明患者的冠脉病变停止进展，未出现任何不良反应或后遗症。基因治疗的关键是进行基因转移，必须将外源性基因准确导入靶细胞，并在其中安全、忠实、长效地表达。根据实施方式不同可分为体外法和体内法。总之，基因治疗是一种有希望的治疗方法，估计在不久的将来该方法会应用于临床。

第四节　低血糖症

低血糖症是指血糖低于正常低限引起相应的症状与体征的生理或病理状况。一般认为血糖浓度低于 2.8mmol/L 即为低血糖。2005 年美国糖尿病学会低血糖工作组对糖尿病患者的低血糖标准重新规定，认为无论是否为空腹状态，只要血糖值≤3.9mmol/L，即应按低血糖处理。

低血糖昏迷是低血糖症发展的最严重阶段，是最常见的糖尿病急性并发症之一，其发病率约占糖尿病患者的 17.6％～20.0％。由于脑细胞没有储存能量的功能，全部依赖于血中葡萄糖供能，低血糖达一定时间，即可导致昏迷，昏迷一定时间，即可导致不可逆转的脑细胞死亡。因此对低血糖症及低血糖昏迷要高度重视，力求早发现、早诊治，以挽救患者的生命。

一、分类

低血糖症的分类方式有多种，按照病因分为器质性低血糖、功能性低血糖和外源性低血糖，这种分类方式最为常见。能引起器质性低血糖症的疾病主要有肝脏疾病、肾脏疾病、内分泌疾病及恶性肿瘤等。功能性低血糖症多由进食后胰岛 β 细胞受刺激分泌胰岛素过多所致，无直接引起低血糖症的器质性疾病。外源性低血糖症是指因摄入某些营养物质或药物所致的低血糖症。

二、临床表现

低血糖症临床表现的严重程度与血糖下降的程度、血糖下降的速度、时间及患者机体反应性有关。临床表现呈多样性，但以交感神经和中枢神经紊乱的临床表现为主。

(一)交感神经过度兴奋

多发生于急性低血糖反应。患者常有饥饿感恶心、呕吐、四肢无力、紧张焦虑、心悸、心动过速、出冷汗、面色苍白、血压偏高、反射亢进、手足震颤等表现。睡眠中可突然惊醒，皮肤潮湿多汗。

(二)中枢神经受抑制

慢性低血糖反应时更为明显，主要是中枢神经缺氧、缺糖综合征。一般按大脑皮层、皮层下中枢、中脑及延髓等顺序出现受抑制的表现。大脑皮层受抑制的表现为意识蒙眬，定向力与识别能力丧失，头痛头晕健忘、语言障碍、嗜睡甚至昏迷跌倒。有时出现精神异常、恐惧、慌乱、幻觉、躁狂等。皮质下中枢受抑制的表现为神志不清，躁动不安，痛觉过敏，可有阵挛性、舞蹈性或幼稚性动作(如吮吸，紧抓物体，做鬼脸等)，心动过速，瞳孔散大，阵发性惊厥，锥体束征阳性等，有时还可出现癫痫症状。中脑受损的表现为阵挛性、强力性、扭转性痉挛，伴阵发性惊厥，也可出现巴宾斯基征阳性。延髓受损，患者深度昏迷，去大脑性强直，反射消失，瞳孔缩小，肌张力降低，呼吸减弱，血压下降。若此状况持续时间较长，则患者不易恢复。

(三)混合性表现

既有交感神经兴奋,又有中枢神经受抑制的表现,出现于血糖下降快而持久时,临床多见。

(四)原发疾病的表现

如糖尿病、胃大部切除、肝硬化失代偿、尿毒症、胰腺及胰外肿瘤、多发性内分泌腺瘤和垂体、肾上腺、甲状腺功能减退等。

(五)并发症的表现

如心律失常、心肌梗死、脑出血、急性非心源性肺水肿等。

(六)血糖水平与脑功能障碍分离

见于老年患者经治疗血糖已升高,但仍反复出现脑功能障碍的情况。

(七)低血糖临床表现差异

不同病因、不同年龄,不同个体的患者,低血糖症的临床表现不一。如:器质性低血糖多空腹发病,病情较重,中枢神经症状表现明显;功能性低血糖多于餐后发病,病情较轻,交感神经症状表现明显;外源性低血糖发病与用药有关。另外,长期慢性低血糖临床表现不显著,而血糖快速下降者症状较明显。

三、实验室检查

(一)血糖测定

血糖测定是诊断低血糖症最基本的检查。由于低血糖症可能是发作性的,因此应多次测定血糖,空腹及发作时血糖值更有价值。

(二)胰岛素测定

血浆胰岛素水平是低血糖症诊断的重要依据,需多次检查。临床上常用血浆胰岛素(μU/mL)与血糖(mg/dL)的比值,即 I/G 作为低血糖诊断的依据。

(三)糖耐量试验

糖耐量试验方法有 5h 口服葡萄糖耐量试验(OGTT)和 3h 静脉葡萄糖耐量试验(IVGTT)。OGTT 方法:空腹,5min 内口服葡萄糖 1.75g/kg,总量不超过 75g,测定空腹及服糖后 0.5、1、2、3、4、5h 的血糖及胰岛素水平。IVGTT 方法:空腹静脉注射葡萄糖 0.5g/kg,总量不超过 50g,测定空腹及注射后 0.5、1、2、3h 的血糖及胰岛素水平。

在低血糖时,计算血浆胰岛素与血糖比值(I/G)、胰岛素释放指数为低血糖症的诊断提供依据。

(四)胰岛素原和 C 肽测定

正常人血浆含有少量的胰岛素原,比值不高于 15%,胰岛素原升高提示有胰岛素瘤,比值可能大于 50%。C 肽测定可用于高胰岛素血症的鉴别,C 肽水平高提示内源性高胰岛素血症,C 肽水平低提示外源性高胰岛素血症。

(五)48～72h 饥饿试验

试验开始前,取血标本,测血糖、胰岛素和 C 肽;试验开始后,完全禁食,可饮水,但不宜饮牛奶和含营养物质的饮料,每 6h 测一次血糖、胰岛素和 C 肽。若血糖≤3.3mmol/L,改为每 1～2h测一次血糖;若血糖<2.8mmol/L,且患者出现低血糖症状时,停止试验。

正常人、大多功能性低血糖患者及某些食物药物诱发的低血糖患者症状多不严重,血糖多高于50mg/dL,胰岛素水平显著下降。器质性低血糖患者常在24h内就发生严重的低血糖症。

(六)刺激试验

甲苯磺丁脲(D860)刺激试验、胰高血糖素刺激试验和亮氨酸试验可用于低血糖症的诊断。正常胰岛β细胞对物质的反应强度为:葡萄糖>甲苯磺丁脲>胰高血糖素>亮氨酸;而在胰岛素瘤内,β细胞对物质的反应强度为:胰高血糖素>甲苯磺丁脲>亮氨酸>葡萄糖。

四、诊断标准

胰岛素瘤、自身免疫性低血糖等病症均可引起低血糖症。一般将血糖低于2.8mmol/L作为低血糖症的诊断标准。新生儿常有生理性的血糖下降,因此对48h内的新生儿来说,血糖低于1.7mmol/L时才可诊断为低血糖。对接受药物治疗的糖尿病患者来说,血糖≤49mmol/L就属于低血糖范畴。对患者个体而言,低血糖标准可能有较大差异,一般低血糖患者会出现Whipple三联征,即:低血糖症状和体征;血糖浓度低于2.8mmol/L;进食糖后血糖上升,低血糖症状迅速缓解。

低血糖的诊断程序可分以下三步进行:第一确定有无低血糖症状;第二确定低血糖症的类型;第三确定低血糖症的病因。

五、低血糖症的治疗

神经缺糖症状,纠正导致低血糖症的潜在原因。对于症状轻者,口服葡萄糖水、含糖饮料或进食馒头、面包、糖果、饼干等含糖食物即可缓解;对于重者和昏迷者,给予50%葡萄糖液20mL静推或胰高血糖素0.5～1mg肌内注射。在治疗过程中,需持续监测血糖浓度直至低血糖缓解。

及时明确低血糖的病因或诱因,可有效解除低血糖状态及防止病情反复发作。治疗方法包括:药物性低血糖应调整用药或停药;胰岛素瘤者切除肿瘤等。

第六章　肾内科疾病

第一节　急性肾小球肾炎

急性肾小球肾炎(acute post streptococcal glomerulonephritis，APGN)简称急性肾炎，是内、儿科的常见病、多发病，大多数发生在感染后，尤其是溶血性链球菌感染之后。5～14 岁为好发年龄，小于 2 岁少见，成人少见，男女之比约为 2∶1。临床上具有血尿、水肿、高血压三大主要症状。

一、病因与发病机制

大多数与溶血性链球菌感染有关，在我国上呼吸道感染占 60%～70%，皮肤感染占 1%～20%。某些肾炎致病性链球菌，主要指咽部感染的 4 型、12 型、18 型，皮肤感染的 2 型、49 型、55 型及 60 型。除链球菌之外，葡萄球菌、肺炎链球菌、脑膜炎双球菌及伤寒杆菌等感染都可引起肾小球肾炎。

本病主要是由感染所诱发的免疫反应引起，链球菌胞浆或分泌蛋白的某些成分可能为主要致病抗原，导致免疫反应后可通过循环免疫复合物沉积于肾小球，或种植于肾小球的抗原与循环中的特异抗体相结合形成原位免疫复合物而致病，肾小球内的免疫复合物可激活补体，导致肾小球内皮细胞及系膜细胞增生，并吸引中性粒细胞及单核细胞浸润，导致肾脏病变。

二、临床表现

(一)潜伏期

链球菌感染后发生急性肾炎的潜伏期，通常为 1～2 周，平均为 10d。一般上呼吸道感染所致急性肾炎多为 6～12d，而皮肤感染所致者为 14～28d。急性感染症状减轻或消退后才出现肾炎症状。

(二)典型表现

起病时可有头痛、食欲缺乏、恶心、呕吐、低热、乏力等一般症状。典型表现有以下几点：

1.血尿

肉眼血尿为常见初起症状，40%～70%的患者可见到。尿呈浓茶样或洗肉水样，一般在数日内消失，也可持续 1～2 周转为镜下血尿。镜下血尿一般持续 3～6 个月，也有持续 1～3 年才完全消失。

2.水肿

约占 70%。发生水肿之前，患者都有少尿。水肿多先出现于面部，特别以眼睑为著，面部及眼睑肿胀及皮肤苍白，呈现肾炎面容，下肢及阴囊水肿亦显著。水肿一般在 2～3 周内开始消退。少数患者可无明显水肿，但有水、钠潴留，尿量减少，体重增加。

3.高血压

大多数患者有高血压,常为中等程度,收缩压及舒张压均增高,一般为18.7～22.7/12.0～14.7kPa(140～170/90～110mmHg),少数病例超过24.0/14.7kPa(180/110mmHg)。血压增高往往与水肿及血尿同时发生,一般持续2～3周,多随水肿消退而降至正常,也可经利尿治疗后,恢复正常。

三、实验室检查

(一)尿液检查

尿蛋白++～+++,定量常为1～3g/d。尿红细胞++～+++,可出现肉眼血尿。尿沉渣见变形红细胞占80%以上,可见红细胞管型、透明管型和颗粒管型。

(二)血常规检查

常有轻、中度贫血,与血液稀释有关。细菌感染时白细胞总数及中性粒细胞常增高。

(三)肾功能检查

肾功能可一过性受损,表现为血尿素氮和血肌酐增高,随利尿消肿后多数逐渐恢复正常。少数病例肾功能损害严重而表现为急性肾衰竭。

(四)免疫学检查

抗链球菌溶血素O(ASO)可增高,占70%～80%,提示近期内曾有过链球菌感染。80%～95%的患者血清补体C3降低,6～8周内大多数恢复正常。C3持续降低不恢复,提示有膜增生性肾炎的可能。

(五)其他检查

尿液纤维蛋白降解产物(FDP)反映肾血管内凝血,也能反映增生性肾小球肾炎的活动性和严重性。

四、诊断与鉴别诊断

根据有1～3周前驱感染史,发生血尿、蛋白尿、水肿、少尿、高血压等临床表现,ASO效价增高,C3浓度降低,B超双肾体积增大,可做出诊断。急性肾炎主要与下列疾病相鉴别。

(一)急进性肾小球肾炎

与急性肾小球肾炎起病过程相似,但多病情发展快,早期迅速出现少尿、无尿、进行性肾功能恶化、贫血等,血清C_3正常,血清抗GBM抗体或ANCA阳性。肾脏体积正常或增大,肾活检证实肾小球有大量新月体形成,可明确诊断。按免疫病理学分类可分为三型:Ⅰ型为抗肾小球基膜抗体型,肾小球基底膜可见IgG呈线状均匀沉积,新月体形成数量多,血清中可检测到抗GBM抗体,预后很差。Ⅱ型为免疫复合物型,IgG及C_3呈颗粒状沉积在肾小球基底膜和系膜区,血清免疫复合物阳性,预后较Ⅰ型为好。Ⅲ型为血管炎型,血清抗中性粒细胞胞浆抗体阳性,肾小球有局灶性节段性纤维素样坏死,是急进性肾小球肾炎中最多见的类型,预后较Ⅰ型为好。治疗上主张积极行糖皮质激素和CTX冲击治疗,应用抗凝、抗血小板解聚药,有条件可行血浆置换疗法,应早期进行血液透析治疗,为免疫抑制剂的使用创造条件。

(二)慢性肾小球肾炎

详见慢性肾小球肾炎。

(三)IgA 肾病

好发于青少年,男性多见,典型患者常在呼吸道、消化道或泌尿道感染后 24～72h 出现肉眼血尿,持续数小时至数日。肉眼血尿有反复发作的特点。还有一部分患者起病隐匿,主要表现为无症状镜下血尿,可伴或不伴有轻度蛋白尿。免疫病理学检查:肾小球系膜区或伴毛细血管壁以 IgA 为主的免疫球蛋白呈颗粒样或团块状沉积。临床表现多样化,治疗方案各不一样。

五、治疗

本病为自限性疾病,不宜应用糖皮质激素及细胞毒药物,治疗以休息和对症治疗为主。

(一)一般治疗

急性期应卧床休息,肉眼血尿消失、水肿消退及血压恢复正常后可下床活动。急性期应予低盐(每日 3g 以下)饮食。尿少的急性肾衰竭患者需要限制液体入量。氮质血症期时应限制蛋白质摄入,以优质动物蛋白为主。

(二)抗感染治疗

常用青霉素肌内注射,连用 10～14d,过敏者可用大环内酯类抗生素。一些慢性感染病灶,如扁桃体炎、咽炎、鼻窦炎、中耳炎等应彻底治疗。反复发作的慢性扁桃体炎,待尿蛋白少于(+),尿沉渣红细胞少于 10 个/HP,可考虑行扁桃体摘除,术前、术后需注射青霉素两周。

(三)对症治疗

1.水肿

本病多数于起病 1～2 周内自发利尿消肿,一般不必使用利尿剂。尿少、水肿明显者常用氢氯噻嗪 25mg,每日 2～3 次;螺内酯 20mg,每日 3 次。利尿治疗效果欠佳时,可选用袢利尿剂如:呋塞米每日 20～120mg,分次口服或静脉注射。

2.高血压

轻度高血压(舒张压＜13.3kPa)可不使用降压药,控制水盐摄入可使血压恢复正常。有水钠潴留容量依赖性高血压患者可选用氢氯噻嗪 12.5～50mg/d,对肾素依赖性高血压则首选 ACEI 制剂,如卡托普利 25～100mg/d,分次口服,或贝那普利 10～20mg,每日 1 次;也可用钙通道阻滞剂,氨氯地平 5～10mg,每日 1 次。肾衰竭时慎用 ACEI 制剂,以免导致高钾血症。

第二节　慢性肾小球肾炎

慢性肾小球肾炎(chronic glomerulonephritis,CGN)简称慢性肾炎,是指以蛋白尿、血尿、水肿、高血压为基本临床表现,起病方式不同,病情进展缓慢,可有不同程度的肾功能减退,最终发展为慢性肾衰竭的一组肾小球疾病。多以中、青年为主,男性多见。

一、病因与发病机制

病因不明,少数有急性肾炎病史,占 15%～20%,多数由各种肾小球疾病发展而来,如 IgA 或非 IgA 系膜增生性肾炎、系膜毛细血管性肾炎、膜性肾病及局灶节段性肾小球硬化等。

起始因素多为免疫炎症介导。在慢性化发病过程中,非免疫非炎症因素占有重要作用:肾脏病变致肾内动脉硬化、缺血,加重了肾小球损害;肾小球内灌注压升高,毛细血管壁对蛋白质的通透性增加,加剧了肾小球结构损害,出现程度不等的肾小球硬化,相应肾单位的肾小管萎缩、肾间质纤维化;疾病晚期肾体积缩小、皮质变薄,病理类型转化为硬化性肾小球肾炎。

二、临床表现

大多数患者起病缓慢、隐袭,病程长,进展慢。少数患者有急性肾炎病史,病程超过1年以上发展至慢性肾炎,有些患者始发疾病即为慢性肾炎,临床表现典型。共同的表现如下。

(一)水肿

水肿可有可无,一般不严重。水肿程度、持续时间不一,常为眼睑水肿和轻度的下肢凹陷性水肿,缓解期可无水肿。

(二)高血压

多数患者血压升高,呈持续性中等程度的升高,血压在21.3～24.0/13.3～14.7kPa(160～180/100～110mmHg)。出现头痛、失眠、记忆力减退,还可有眼底出血、渗出,甚至视神经盘水肿。如血压控制不好,肾功能恶化较快,预后较差。

(三)尿液检查

不同程度的血尿、蛋白尿,尿蛋白定量常在1～3g/d。尿沉渣镜检红细胞可增多,可见颗粒管型。

(四)肾功能损害

随疾病进展,肾小球滤过率逐渐下降,血肌酐、尿素氮正常或轻度升高,以后出现夜尿增多、尿比重降低等肾小管功能损害表现。到晚期肾功能逐渐恶化,出现贫血等临床症状,进入尿毒症期。部分患者因感染、劳累呈急性发作,或用肾毒性药物后病情急剧恶化,及时去除诱因和适当治疗后病情可一定程度缓解。

(五)全身症状

不特异,可表现为头晕、乏力、食欲不佳、腰区酸痛、贫血等。

三、诊断与鉴别诊断

尿化验异常,有蛋白尿、血尿、管型尿,水肿,高血压病史超过1年以上,B超示双肾体积缩小,肾功能损害等多考虑本病。慢性肾炎主要与下列疾病相鉴别。

(一)急性肾小球肾炎

详见前述。

(二)慢性肾盂肾炎

有慢性尿路感染史,尿蛋白量少(一般<2g/d),尿沉渣以白细胞增多为主,有白细胞管型。肾小管功能受损,尿β_2微球蛋白、溶菌酶等增高,静脉肾盂造影见肾盂、肾盏变形,B超提示双肾不等大,肾外型凹凸不平等,可资鉴别。

(三)隐匿性肾小球肾炎

表现为无症状性蛋白尿和(或)血尿,无水肿、高血压和肾功能损害。病理类型多样,单纯性血尿表现者多为IgA肾病。本病多见于青少年,男性多常见,排外生理性蛋白尿,功能性血尿及其他继发性、遗传性肾小球疾病后可确诊本病。治疗上无特殊方案,以保养为主,勿使用肾毒性药物,定期检测血压和尿常规,大多数患者能长期保持肾功能正常,少数患者转归不好,逐渐发展，出现水肿和高血压而转成慢性肾炎。

（四）继发性肾小球肾炎

如狼疮性肾炎、过敏性紫癜肾炎等，依据相应的系统表现和实验室检查，一般不难鉴别。

（五）原发性高血压肾损害

良性高血压中老年患者，有 10 年以上的高血压病史，由于肾小管缺血，远曲小管功能损伤，尿浓缩功能减退，出现夜尿增多，尿 β_2－微球蛋白及 NAG 增高，肾小球滤过率逐渐下降。

尿蛋白量少，不超过 1g/d，早期可有微清蛋白尿，常有高血压的心、脑血管并发症。治疗目标是控制血压达到 17.3/10.7kPa（130/80mmHg）左右，延缓肾脏损害。恶性高血压导致肾损害表现为血压＞24.0/17.3kPa（180/130mmHg），视网膜有出血、渗出、视力障碍，常有蛋白尿，甚至大量蛋白尿，血尿常见，肾功能明显减退，最后发展为尿毒症。治疗应积极合理控制血压，肾功能达尿毒症期时可行血液透析治疗。

四、治疗

慢性肾炎的治疗应以防止或延缓肾功能进一步恶化，改善或缓解临床症状及防治严重并发症为主要的目的，可采用以下治疗措施。

（一）一般治疗

有明显水肿、大量尿蛋白、血尿、持续性中度高血压者均应卧床休息。症状轻，病情稳定者可以从事轻体力工作，但应避免劳累、受凉、感染等。

（二）对症治疗

1.积极控制血压

高血压是加速肾小球硬化，促进肾功能恶化的重要因素。要把血压控制在理想水平：尿蛋白≥1g/d，血压应控制在 16.7/10.0kPa（125/75mmHg）以下；尿蛋白＜1g/d，血压可放宽到 17.3/10.7kPa（130/80mmHg）以下。首选血管紧张素转换酶抑制剂（ACEI）和血管紧张素Ⅱ受体拮抗剂（ARB），如卡托普利 12.5～50mg，3 次/d；贝那普利 10～20mg，1 次/d；缬沙坦80～160mg，1 次/d；氯沙坦 50～150mg，1 次/d。必要时可联合用钙通道阻滞剂和β受体阻滞剂等降压药。

2.限制蛋白及磷的入量

限制食物中蛋白及磷的入量。

3.抗凝治疗

长期口服抗血小板聚集药，如双嘧达莫，先由小剂量 25mg 开始 3 次/d，逐渐增至 100mg，3 次/d；小剂量阿司匹林 75mg，1 次/d，能延缓肾功能衰退，但长期观察的研究结果并未证实该疗效。

4.避免肾受损伤的因素

感染、劳累、妊娠及应用肾毒性药物，均能损害肾脏，导致肾功能恶化，应以避免。

第三节 间质性肾炎

一、急性间质性肾炎

(一)概述

急性间质性肾炎(acute interstitial nephritis,AIN)又被称为急性肾小管间质性肾炎,是指由多种原因引起的急性肾间质损伤,伴或不伴肾功能减退。其发病前常有药物使用史、感染病史或系统性疾病史。

临床表现常为突然出现的急性肾功能减退、蛋白尿、血尿及白细胞尿。病理表现为肾间质水肿、肾间质炎性细胞浸润,常伴有肾小管上皮受损和不同程度的细胞坏死,肾小球病变轻微。由其引起的急性肾衰竭占急性肾衰竭的3%～10%。

常见病因:①药物。②感染。③自身免疫性疾病。④恶性肿瘤。⑤代谢性疾病。⑥特发性急性间质性肾炎等。

据文献报道,急性间质性肾炎发病率在肾活检中占2%～3%,并且以每年1%～4%的速度递增。急性间质性肾炎可以发生在任何年龄,但多见于老年人,儿童相对少见,国外报道平均起病年龄65岁。Baker等人对128例急性间质性肾炎患者的研究表明,药物相关占71.1%,感染相关占15.6%,结节病相关占0.8%,Tinu综合征占4.7%,7.8%的患者病因不明。

对于多数急性间质性肾炎来说,都可以找到明确的病因,及时去除病因、及时治疗,病情多能得到较好的控制。

(二)入院评估

AIN患者无特异性临床表现,仅表现为急性肾衰竭,多数不伴有蛋白尿或少量蛋白尿,为寻找病因,详细的病史询问在诊断中意义重大,肾活检是AIN的确诊依据。

1.病史询问要点

(1)临床症状:AIN患者无特异性临床症状。

1)尿量和血压多正常,表现为少尿性急性肾衰竭的患者小于20%。

2)全身变态反应:如发热(常见于甲氧西林相关的AIN)、皮疹、关节痛等。

3)腰痛:约50%的患者存在单侧或双侧腰痛,是由于肾间质免疫炎症反应和水肿导致肾包膜受牵张所致。

4)肉眼血尿:很少见,偶见于非甾体抗炎药(NSAIDs)引起的AIN。

5)胃肠道症状:如恶心、呕吐、腹泻、腹痛等,可见于利福平或质子泵抑制药引起的AIN。

6)眼部症状:如眼痛、畏光、流泪、视力损害等,可单侧或双侧。可以在急性肾衰竭之前数周、同时或之后数月内出现。可见于特发性AIN中的特殊类型:肾小管间质性肾炎—眼色素膜炎综合征(tubulointerstitial nephritis—uveitis syndrome,TINU综合征)。

7)其他症状:如β—溶血性链球菌感染、猩红热、白喉、流行性出血热、急性肾盂肾炎等感染性疾病的临床表现。如干燥综合征、结节病、ANCA相关性系统性小血管炎等系统性疾病的临床表现,或淋巴瘤、白血病、浆细胞病等肿瘤的相关临床症状。

(2)可能病因。

用药史:常见可以引起 AIN 的药物。不同药物导致的 AIN 潜伏期长短不一,抗生素(尤其是 β 内酰胺类抗生素、磺胺类)接触后 2～3 周(1～2 个月)可以发病;NSAIDs(尤其是布洛芬)持续服用数月到 1 年左右(平均 6 个月)发病,再次服用利福平或间断服用利福平后可以发病,服用别嘌醇的潜伏期为 2～5 个月(平均 34d),服用质子泵抑制药 2 周后可发病。

眼部症状病史。

2.体格检查

一般无特异性体征。偶有单侧或双侧肾区叩击痛。如存在皮疹则多为多形性鲜红色痒疹、多形红斑或脱屑样皮疹。

3.实验室检查

(1)肾功能损害:突然出现轻重程度不等的肾功能损伤是 AIN 的典型临床表现。20%～50%的患者可表现为急性肾衰竭,多数为非少尿型急性肾衰竭,多不需要透析治疗。肾衰竭持续时间通常在数日到数周之间。感染相关性 AIN 中的流行性出血热典型表现为出现少尿性急性肾衰竭,常见在少尿期血尿素氮(BUN)急剧上升,多尿期的早期 BUN 仍可继续升高,随着尿量的增加,BUN 及血肌酐 Scr 可逐渐下降。不同原因导致的 AIN 发生肾功能损害的时间不同。

(2)肾小管损伤表现:AIN 时常见肾小管损伤,但往往不如慢性间质性肾炎明显。特发性 AIN 中的 TINU 综合征的肾小管功能障碍比较明显。可以出现糖尿、氨基酸尿、磷酸盐尿、高氯性代谢性酸中毒等近端小管受损的表现,也可有尿渗量下降、钠排泄障碍等远端小管功能障碍。可以检测到尿中 β_2 微球蛋白、视黄醇结合蛋白(RBP)、N－乙酰－β－D－氨基酸葡萄糖苷酶(NAG)和溶菌酶水平升高。

(3)尿液检查。

白细胞尿:多见,可出现无菌性脓尿、白细胞管型。尿白细胞中嗜酸细胞比例大于 1%。感染相关 AIN 可出现菌尿或尿培养阳性。

蛋白尿:多为少量蛋白尿(小于 1g/24h)。大量蛋白尿多见于 NSAIDs 导致的 AIN,干扰素及氨苄西林过敏也可以出现。

血尿:少见,出现时多为镜下血尿。甲氧西林过敏者约 90%存在镜下血尿,50%的患者出现肉眼血尿。

(4)其他实验室检查。

血嗜酸性细胞增多、IgE 水平上升:多见于伴有全身过敏反应的药物导致的 AIN 患者。

贫血:有些严重的药物导致的 AIN 可以伴有溶血。奥美拉唑引起的 AIN 贫血突出,常表现为正细胞正色素性贫血。

其他:不同原因导致的 AIN 还可以有各自不同的实验室检查异常,如 TINU 综合征还可以出现白细胞增高、红细胞沉降率增快、γ 球蛋白增高、低补体血症,甚至存在自身抗体(如 ANA、抗 dsDNA 抗体、cANCA 抗体等)。

4.病理检查

AIN 的肾病理特征性表现是间质炎性细胞浸润,可伴有局灶分布的肾小管上皮细胞损伤、间质水肿基纤维化。

肾小球及血管病变大多轻微。不同原因导致的AIN还可以见到一些各自的特殊表现，这里不一一详述。

(三)诊断及鉴别诊断

对于急性肾功能损伤的患者，根据详细的病史询问、小管功能受损的表现，不难做出AIN的诊断，必要时通过肾活检病理学确定诊断。

诊断和鉴别诊断过程中重点是对引起AIN原因的寻找和分析，这对于治疗和预防都有着重要的意义。

(四)治疗方法

1.病因治疗

(1)药物引起的AIN。

去除病因：立即停用有关药物。

糖皮质激素：对于糖皮质激素在药物导致的AIN中的作用目前尚无确定性结论，所以一般建议在以下情况时可以考虑短期应用激素：明确为药物导致的AIN且在停用药物1周后肾功能仍不能恢复者；起病时即依赖透析治疗，且肾功能损害持续2～3周者；肾活检见间质水肿且伴大量嗜酸细胞浸润者。通常泼尼松起始剂量可以为1mg/(kg·d)，在1个月内逐渐减量并停药。重症者可以使用甲泼尼龙0.5g/d冲击2～4d后，再以口服泼尼松维持。

(2)感染导致的AIN：治疗原则主要是积极控制感染和处理肾功能不全等并发症。

(3)系统性疾病导致的AIN：大剂量激素能迅速改善自身免疫病相关的AIN，但多需长期维持以避免复发。

(4)肿瘤导致的AIN：需要积极治疗原发病。

(5)特发性AIN：TINU综合征多数情况下激素治疗有效，需维持治疗6～12个月。

2.支持治疗

常用支持治疗包括一般治疗(如检测尿量、血压、肾功能，维持容量平衡，调节水电酸碱平衡紊乱，营养支持，避免感染等)和血液净化治疗。

3.促进肾小管上皮细胞再生的治疗

(1)冬虫夏草：冬虫夏草可以促进肾小管上皮细胞再生和修复，防治肾毒性药物所致的急性肾损伤。

(2)促红细胞生成素(EPO)：EPO可以减少肾小管上皮细胞凋亡，促进肾小管上皮细胞再生，维持血管内皮的完整性，减轻急性肾衰竭肾损伤，促进肾损伤修复。

二、慢性间质性肾炎

(一)概述

慢性肾小管间质性肾炎(chronic tubulointerstitial nephritis，CTIN)，又称为慢性肾小管间质肾病(chronic tubulo interstitial nephropathy，CTIN)，简称慢性间质性肾炎(chronic interstitialnephritis，CIN)，是一组由多种病因引起的慢性肾小管间质性疾病。临床以肾小管功能障碍为主，表现为尿浓缩功能异常、肾小管酸中毒Fanconi综合征、低钾血症等，罕见水肿、大量蛋白尿和高血压。伴随有进展性慢性肾衰竭。

病理表现以肾间质纤维化、单个核细胞浸润和肾小管萎缩为主要特征，早期可无肾小球及血管受累，晚期存在不同程度肾小球硬化、小血管壁增厚或管腔闭塞。

多种原发或继发性肾小球疾病都可以伴有慢性肾小管间质病变，即继发性间质性肾炎。

多种病因均可引起本病，常见病因与急性肾小管间质性肾炎类似。

(1)药物所致，如镇痛剂肾病、马兜铃酸肾病、钙调素抑制药相关肾病、锂相关肾病等。

(2)代谢异常相关 CIN，如慢性尿酸肾病、低钾性肾病、高钙性肾病等。

(3)免疫相关的 CIN，如干燥综合征、系统性红斑狼疮、结节病等合并的 CIN。

(4)特发性，如肾小管间质性肾炎一眼色素膜炎综合征(TINU 综合征)。

(二)入院评估

1.病史询问要点

(1)临床症状：慢性间质性肾炎起病隐匿，临床症状缺乏特异性。

小管功能受损的表现：有时在疾病早期可以出现，多表现为多饮、多尿、烦渴、夜尿增多。存在此类症状时应注意区分失眠、精神性、糖尿病等引起的多尿或夜尿增多。

慢性肾衰竭的相关临床症状：多在疾病的晚期出现。

不同病因引起 CIN 时各自的特异性表现，此类症状多依靠系统回顾来获得。如长期疼痛症状、存在脏器移植病史或自身免疫性疾病，高尿酸血症常见的痛风结节或结石病临床表现、低钾血症导致的肌无力、高钙血症导致的神经肌肉异常(记忆力减退、抑郁、精神错乱、肌无力等)、消化系统症状(恶心、呕吐、腹痛、便秘等)，干燥综合征引起的眼干、口干等症状，或其他系统性疾病导致的相关症状。

(2)相关病史。

用药史：①止痛剂：长期滥用止痛剂或咖啡因、可待因的病史。②含有马兜铃酸成分的中药：如广防己、关木通、青木香、天仙藤、寻骨风等。③钙调素抑制药：如环孢素和他克莫司。④锂制剂：通常用于治疗精神抑郁躁狂疾病。⑤其他毒物接触史：如斑蝥素、鱼胆等生物毒素，铜、铅、镉、汞等重金属接触史。

既往疾病史：如风湿性关节炎、干燥综合征、系统性红斑狼疮、结节病等系统性疾病史；痛风、低钾血症病史；恶性肿瘤病史；神经精神疾患病史；脏器移植病史等。

2.体格检查

CIN 本身在疾病早期没有特异性体征，晚期可以见到慢性肾功能不全的相关体征。有时可以见到并发疾病的相关体征。

3.实验室检查

(1)肾小管功能障碍表现：间质性肾炎都有不同程度的肾小管功能障碍，具体表现因肾小管受累部位不同而各异。近端小管受损可以出现肾性尿糖、氨基酸尿、低尿酸血症、低磷血症、近端肾小管性酸中毒或 Fanconi 综合征。髓袢损伤可导致多尿和夜尿增多。远端小管功能障碍可以出现低钾血症、远端肾小管性酸中毒。集合管功能障碍可能引起多尿或肾性尿崩症。

尿检显示低比重尿、低渗尿。尿中 β 微球蛋白、视黄醇结合蛋白(RBP)、N－乙酰－β－D 氨基酸葡萄糖苷酶(NAG)和溶菌酶水平升高。

(2)慢性肾衰竭：在疾病晚期可以出现慢性肾功能不全相关的实验室检查异常。

(3)尿液检查。①蛋白尿:多为少量蛋白尿,定量常小于1g/d。②白细胞尿:可表现为无菌性白细胞尿或无菌性脓尿。③血尿:少见,多为镜下血尿。

(4)其他实验室检查。①贫血:促红细胞生成素(EPO)是由肾皮质间质细胞分泌的一种激素。慢性间质性肾炎时EPO生成减少明显,可以引起贫血,其贫血程度往往重于肾功能损害程度。②血尿酸:高尿酸肾病时可以存在高尿酸血症,其他原因导致的CIN可以出现低尿酸血症。③血钾:慢性肾功能不全可以出现高钾血症,但CIN往往因为存在远端肾小管功能障碍而导致低钾血症,而低钾性肾病更是存在长期低钾血症的情况。④血钙、血磷:慢性肾功能不全通常表现为低钙高磷,如果出现高钙血症应警惕高钙性肾病的可能。而低磷血症在除营养不良外往往提示存在近端小管功能受损。⑤酸中毒:除慢性肾功能不全可能导致代谢性酸中毒外,因为往往存在肾小管性酸中毒,所以此类患者通常存在较为严重的代谢性酸中毒。

4.影像学检查

(1)CIN时双肾往往显著萎缩,表面凹凸不平,尤其是马兜铃酸肾病时,肾萎缩非常明显,有时与肾衰竭程度不符。

(2)X线或CT检查发现肾乳头钙化、肾皱缩、肾凹凸不平对止痛剂肾病的诊断大有帮助。

5.病理检查

慢性间质性肾炎的病理改变以肾间质纤维化,伴单个核细胞浸润、肾小管萎缩、管腔扩张、上皮细胞扁平和小管基底膜增厚为特征。免疫荧光检查多为阴性。电镜检查对慢性间质性肾炎的意义不大。

(三)诊断及鉴别诊断

在临床上当患者存在长期小管功能障碍表现伴有慢性肾功能不全,同时尿常规检查多为阴性或轻微异常,伴双肾明显萎缩和与肾衰竭程度不符的重度贫血,再结合详细的病史采集,慢性间质性肾炎的诊断多可建立。也应注意对可能病因的寻找和分析,以及对各种并发症的诊断。

(四)治疗

治疗的关键是早期诊断。CIN治疗原则包括如下:

(1)去除病因,停用相关药物、清除感染灶、解除梗阻等。

(2)对症支持治疗,EPO治疗、纠正水电酸碱失衡。

(3)促进肾小管再生,冬虫夏草制剂等。

(4)免疫抑制药,只用于自身免疫性疾病、药物变态反应等免疫因素介导的CIN。

(5)抑制间质纤维化,积极控制血压,使用钙通道阻滞药、ACEI或ARB类药物,低蛋白饮食等。出现慢性肾功能不全时还应针对慢性肾衰竭及其并发症进行治疗。

针对不同原因导致的CIN还有相应不同的特殊治疗,如高尿酸时积极降尿酸治疗。

第四节　慢性肾衰竭

一、概述

美国肾脏病基金会（national kidney foundation，NKF）和肾脏病患者预后及生存质量（kidney disease outcome quality initiative，K-DOQI）将慢性肾脏病（chronic kidney disease，CKD）定义为肾脏损害和（或）肾小球滤过率（glomerular filtration rate，GFR）下降＜60mL/(min·1.73m^2)，持续3个月以上。

据此，K－DOQI按照GFR水平将慢性肾脏病分为5期，代替了慢性肾衰竭（chronic renal failure，CRF）传统的4期临床分期。新的CKD分期将慢性肾脏病易患因素、启动因素、进展和并发症的因素、是否接受替代治疗等纳入分期以便早期干预，延缓慢性肾衰竭的发展，减少并发症。

慢性肾衰竭常常是肾脏以及肾脏相关疾病的最终归宿，是指各种病因作用于肾脏，使肾单位慢性进行性，不可逆性破坏，导致肾功能渐进性不可逆性减退，直至功能丧失所导致的以内环境紊乱和内分泌失调为特征的临床综合征。从原发病到肾衰竭，短则数月，长则数年。若不及时治疗，GFR降至15mL/(min·1.73m^2)，肾小球硬化，肾间质纤维化，并出现尿毒症症状和体征，需要进行透析或肾移植治疗，进展为终末期肾脏病（end stage renal disease，ESRD）。

二、慢性肾衰竭的病因和发病机制

（一）CRF的病因

CRF是多种肾脏疾病晚期的最终结局。凡是能引起肾单位慢性进行性破坏的疾患均能引起慢性肾衰竭，包括原发性肾脏病和继发性肾脏病。引起CRF的原发性肾脏疾病包括原发性肾小球肾炎、继发性肾小球肾炎、慢性间质性肾炎等。继发于全身性疾病的肾损害如糖尿病肾病、高血压性肾损害、高血脂、肥胖相关性肾损害等。CRF的病因因国家、地区、民族有所不同。在我国原发性肾小球疾病是导致终末期肾病的第一位原因，而经济发达国家CKD的重要构成是糖尿病肾病、高血压性及高血脂、肥胖相关肾损害。

（二）CRF的主要发病机制

当功能性肾单位数量减少后，残存的肾单位形态和功能上会出现代偿性变化。代偿早期可以弥补肾单位减少带来的肾功能减退，以维持肾功能在正常范围。如持续代偿、代偿过度，则残存肾单位可进一步损毁，肾功能进行性减退。如果GFR将至正常的25%，即使解除原发病的始动因素，也不可避免地走向ESRD。

人们对慢性肾脏病进展、CRF的发病机制，先后提出了各种各样的假说“尿毒症毒素学说”“完整肾单位学说”“矫枉失衡学说”“肾小球高滤过学说”“脂质代谢紊乱学说”“肾小管高代谢学说”等等，但没有一种学说能完整地解释其全部的发病过程。

近30年，随着分子生物学的飞速发展及其在肾脏病领域的应用，加深了人们对CRF发生机制的认识，已有的学说不能得到补充和纠正，新的学说不断涌现，特别是逐渐认识了各种生长因子和血管活性物质在CRF进展中的作用，又有学者提出了“尿蛋白学说”“慢性酸中毒学说”等。有些假说是针对肾小球病变，有些则重点解释肾小管间质纤维化的机制。实际上，ESRD病理改变呈现肾小球硬化和肾间质纤维化的特征。

生理情况下，肾小球与肾功能存在精确的“球—管反馈”，以维持正常的肾功能和内环境的稳定。病理条件下，两者则互为因果、相互影响。若以肾小球病变为主，硬化的肾小球周围将存在肾小管萎缩和间质纤维化；以肾小管病变为主时，在萎缩的肾小管及纤维化的肾间质病变区的中央往往存在硬化的肾小球。介导肾小球硬化与肾小管间质纤维化的机制有所差异，却相互重叠，不能截然分开。下面简要介绍几个关于慢性肾衰竭的发病机制假说。

1.健存肾单位学说

20世纪60年代初Bricker提出健存肾单位假说，认为各种损害肾脏的因素持续不断地作用于肾脏，造成病变严重部分的肾单位功能丧失，而另一部分损伤较轻或未受损伤的“残存”或“健存”肾单位则仍可保持功能。其中某些受损肾单位的肾小球与肾小管功能成比例地降低，但两个或两个以上受损肾单位功能之和，仍可相当于一个完整的肾单位。“健存”肾单位通过加倍工作代偿以适应机体的需要，维持体液和内环境稳定，因而出现代偿性肥大和滤过功能增强。实验研究表明，病侧肾小球滤过率降至35%，健侧肾小球滤过率则增加11%，故肾小球滤过率降低至50%时，血尿素氮和血肌酐仍可保持在正常水平。随着疾病的进展，健存的肾单位日益减少，即使加倍工作也无法代偿时，临床上即出现肾功能不全的症状。因此，健存肾单位的多少，是决定CRF发展的重要因素。

2.肾小球高滤过学说

20世纪80年代初，Brenner等对大鼠作5/6肾切除，微穿刺研究证实残余肾的单个肾单位肾小球滤过率(singlenephronGFR，SNGFR)增高(高滤过)、血浆流量增高(高灌注)和毛细血管跨膜压增高(高压力)即著名的“三高学说”或“肾小球高滤过学说”。当处于高压力、高灌注、高滤过的血流动力学状态下，肾小球可显著扩展，进而牵拉系膜细胞。应用体外培养的系膜细胞观察到，周期性机械性牵拉系膜细胞，系膜细胞增加细胞外基质的合成聚集，再加以高血流动力学引起肾小球细胞形态和功能的异常，又会使肾小球进行性损伤，最终发展为不可逆的病理改变即肾小球硬化。

另外，肾小球上皮细胞是一种高度分化的终末细胞，出生后在生理情况下它不再增生。当肾小球处于高血流动力学状况下，可发生局部毛细血管袢的扩张，及至整个肾小球的扩张和肥大。但肾小球上皮细胞不能增生，与肾小球容积增加和毛细血管扩张很不适应，上皮细胞足突拉长、变薄和融合，甚至与肾小球基底膜(GBM)分离，形成局部裸露的GBM，裸露的GBM处毛细血管跨膜压骤增，大大增加了大分子物质的滤过，形成大量蛋白尿。严重的上皮细胞损伤，GBM裸露及毛细血管扩张，可引起肾小球毛细血管袢塌陷，最后导致局灶、节段性肾小球硬化发生。肾小球纤维化和硬化将进一步破坏健存肾单位，从而促进肾衰竭。肾小球过度滤过是CRF发展至尿毒症的重要原因之一。

3.矫枉失衡学说

20世纪70年代Bricker等提出矫枉失衡学说使健存肾单位学说得到补充。该学说认为，某些引起毒性作用的体液因子，其浓度增高并非都是肾清除减少所致，而是肾小球滤过率降低时机体的一种代偿过程，或称“矫枉”过程。而在矫枉过程中出现了新的失衡，使机体进一步受损。

CRF 时,甲状旁腺激素(PTH)水平升高是说明矫枉失衡学说的一个例子。当肾小球滤过率下降时,尿磷排泄减少,出现血磷增高和血钙下降。后者使 PTH 分泌增加促进尿磷排泄,从而纠正高磷血症。当肾小球滤过率进一步下降时,再次出现高磷血症,机体仍进一步增加 PTH 的分泌,如此循环,使血浆 PTH 水平不断增高,最终发生继发性甲状旁腺功能亢进,使肾小管间质钙、磷沉积增多和进行性损害,从而引起肾单位的进行性破坏。这种持续性的体液因子(PTH)异常除影响肾小管功能外,也可造成机体其他系统功能失调。例如,PTH 增高使溶骨活动增强引起肾性骨营养不良,以及软组织坏死、皮肤瘙痒与神经传导障碍等发生。因此,这种矫枉失衡使肾单位破坏进一步加剧,加重内环境紊乱,甚至引起多器官功能失调,加重 CRF 发展。

4.肾小管高代谢学说

近年来,肾小管间质病变引起的进行性肾损害引起了人们的广泛重视。研究认为,在慢性肾衰竭进展过程中,肾小管并不是处于被动的代偿适应或单纯受损状态,而是直接参与肾功能持续减低的发展过程。其中,肾小管高代谢已被动物实验所证实,当大鼠切除 5/6 肾后,其残余肾单位氧耗量相当于正常大鼠的 3 倍。其机制可能是多方面的,如可能与残余肾单位生长因子增加、溶质滤过负荷增加、脂质过氧化作用增强、多种酶活性增加、Na^+-H^+ 反向转运亢进和细胞内 Na^+ 流量增多有关。肾小管的高代谢可引起剩余肾单位内氧自由基生成增多,自由基清除剂(如谷胱甘肽)生成减少,进一步引起脂质过氧化作用增强,进而导致细胞和组织的损伤,使肾单位进一步丧失。

此外,间质淋巴一单核细胞的浸润并释放某些细胞因子和生长因子,亦可导致小管一间质损伤,并刺激间质成纤维细胞,加快间质纤维化的过程。

5.蛋白尿学说

现已公认,决定肾脏病预后的主要因素是肾小管一间质性损害而非肾小球病变,除了上面提到肾小管高代谢学说可引起肾小管一间质损害以外,近年来,尿蛋白在肾小管一间质损害中的作用逐渐引起人们的重视,临床和实验研究均证实尿蛋白作为一个独立的因素直接同肾功能损害程度正相关,有学者称之为“蛋白尿学说”。蛋白尿特别是大量蛋白尿,可以通过介导肾小管上皮细胞释放蛋白水解酶,引起免疫反应,造成肾单位梗阻,促进氮质代谢产物产生以及对肾小管上皮细胞的直接毒性等多种机制导致肾间质纤维化、肾小管萎缩。蛋白尿也可激活肾内补体级联反应,通过形成补体攻击复合物与特异受体相互作用从而导致肾脏损伤。

三、慢性肾衰竭的发病过程

最新的 CKD 临床分期是以 GFR 的指标为依据的。不难看出,CKD 进展到 3 期以后患者将出现慢性肾衰竭的临床表现,所以 CRF 的病程也是进行性加重的。

(一)肾脏损伤伴 GFR 正常或上升

虽然多种病因作用于肾脏,肾脏可有血(或)尿成分异常,但由于肾脏具有强大的代偿适应能力,GFR>90mL/(min·$1.73m^2$),故可在相当长的时间内维持肾功能于临界水平,使肾脏的排泄与调节水、电解质及酸碱平衡的功能维持正常,保持内环境相对稳定而不出现肾功能不全的征象。

(二)肾脏损伤伴 GFR 轻度下降

GFR 处于 60～89mL/(min·1.73m^2)时,肾脏仍能保持良好的排泄和调节功能,肾脏有血(或)尿成分异常,无明显临床症状,但肾单位不能耐受额外的负担。一旦发生感染、创伤、失血及滥用肾血管收缩药等导致组织蛋白分解加强而加重肾负担,或因肾血流量减少,肾小球滤过率进一步降低,均可诱发进入 GFR 的进一步降低。

(三)GFR 中度下降

GFR 处于 30～59mL/(min·1.73m^2)时,肾排泄和调节功能下降,患者即使在正常饮食条件下,也可出现轻度的氮质血症和代谢性酸中毒。肾浓缩功能减退,可有夜尿和多尿。另外还可出现轻度贫血、乏力和食欲减退等临床症状。

(四)GFR 严重下降

GFR 下降至 15～29mL/(min·1.73m^2)时,患者出现明显的氮质血症、代谢性酸中毒、高磷血症和低钙血症、高氯及低钠血症,亦可有轻度高钾血症,夜尿多,并出现严重贫血及尿毒症,部分中毒症状如恶心、呕吐和腹泻等。

(五)ESRD 肾衰竭

GFR<15mL/(min·1.73m^2),大量毒性物质在体内积聚,出现全身性严重中毒症状,并出现继发性甲状旁腺功能亢进症,有明显水、电解质和酸碱平衡紊乱,常发生肾毒性脑病和多器官功能障碍和物质代谢紊乱,需进行肾脏替代治疗。

四、慢性肾衰竭时机体的功能代谢变化

(一)机体内环境稳态失衡

1.泌尿功能障碍

(1)尿量的变化。

夜尿:正常成人每日尿量约为 1500mL,白天尿量约占总尿量的 2/3,夜间尿量只占 1/3。CRF 患者,早期即有夜间排尿增多的症状,夜间尿量和白天尿量相近,甚至超过白天尿量,这种情况称之为夜尿。

多尿:每 24h 尿量超过 2000mL 时称为多尿。这是 CRF 较常见的变化,其发生机制是:①残存的有功能肾单位血流量增多,滤过的原尿量超过正常量,且在通过肾小管时因其流速加快,与肾小管接触时间缩短,重吸收减少。②在滤出的原尿中,溶质(尤其是尿素)浓度较高,可引起渗透性利尿。③髓袢和远端小管病变时,因髓质渗透梯度被破坏以及对抗利尿激素的反应降低,以致尿液浓缩能力减低。

在 CRF 时,多尿的出现能排出体内一部分代谢产物(如 K^+ 等),有一定代偿意义,但此时由于肾单位广泛破坏,肾小球滤过面积减小,滤过的原尿总量少于正常,不足以排出体内不断生成的代谢产物。因此,在出现多尿的同时,血中非蛋白氮(NPN)仍可不断升高,这是由于此种多尿是未经浓缩或浓缩不足,故含代谢产物少所致。

少尿:当肾单位极度减少时,尽管残存的尚有功能的每一个肾单位生成尿液仍多,但 24h 总尿量还是少于 400mL。

(2)尿渗透压的变化:因测定方法简便,临床上常以尿比重来判定尿渗透压变化。正常尿比重为 1.003～1.030。CRF 早期,肾浓缩能力减退而稀释功能正常,出现低比重尿或低渗尿。

CRF晚期,肾浓缩功能和稀释功能均丧失,以致尿比重常固定在1.008～1.012,尿渗透压为260～300mmol/L,因此值接近于血浆晶体渗透压,故称为等渗尿。

CRF晚期等渗尿的出现,表明患者对水的调节能力很差,不能适应水负荷的突然变化,易发生水代谢紊乱。在摄水不足或由于某些原因丢失水过多时,因肾对尿浓缩功能丧失,易引起血容量减低;当摄水过多时,因肾无稀释能力,又可导致水潴留和低钠血症。因此,应严格控制液体摄入量。

(3)尿成分的变化:CRF时,由于肾小球滤过膜通透性增强,致使肾小球滤出蛋白增多,或(和)肾小管对原尿中蛋白质重吸收减少,出现轻度至中度蛋白尿。肾小球严重损伤时,尿中还可有红细胞和白细胞。在肾小管内尚可形成各种管型,随尿排出,其中以颗粒管型最为常见。

2.氮质血症

CRF时,由于肾小球滤过下降导致含氮的代谢终产物,如尿素、肌酐、尿酸等在体内蓄积,因而血中非蛋白氮(non－protein nitrogen,NPN)含量增高(＞28.6mmol/L,相当于＞40mg/dL),称为氮质血症。

(1)血浆尿素氮:CRF患者血浆尿素氮(blood urea nitrogen,BUN)的浓度与肾小球滤过率的变化密切相关,但不呈线性关系。肾小球滤过率减少到正常值的50%时,BUN含量仍未超出正常范围。当肾小球滤过率降至正常值20%以下时,BUN可高达71.4mmol/L(200mg/dL)以上。由此可见,BUN浓度的变化并不能平行地反映肾功能变化,只有在较晚期才较明显地反映肾功能损害程度。BUN值还受外源性(蛋白质摄入量)与内源性(感染、肾上腺皮质激素的应用、胃肠出血等)尿素负荷的大小影响,因此,根据BUN值判断肾功能变化时,应考虑这些尿素负荷的影响。

(2)血浆肌酐:血浆肌酐含量与蛋白质摄入量无关,主要与肌肉中磷酸肌酸分解产生的肌酐量和肾排泄肌酐的功能有关。其含量改变在CRF早期也不明显,只是在晚期才明显升高。临床上常同时测定血浆肌酐浓度和尿肌酐排泄率,根据计算的肌酐清除率(尿中肌酐浓度×每分钟尿量/血浆肌酐浓度)反映肾小球滤过率。肌酐清除率和肾的结构改变,如纤维性变、功能肾单位数减少等也有很大关系。因此,在某种意义上,肌酐清除率代表仍具有功能的肾单位数目。

(3)血浆尿酸氮:CRF时,血浆尿酸氮虽有一定程度的升高,但较尿素、肌酐为轻。这主要与肾远曲小管分泌尿酸增多和肠道尿酸分解增强有关。

3.酸碱平衡和电解质紊乱

(1)代谢性酸中毒:在CRF的早期,肾小管上皮细胞氨生成障碍,与尿中H^+结合减少,尿液酸化障碍。同时PTH继发性分泌增多,抑制近曲小管上皮细胞碳酸酐酶活性,使H^+分泌减少,H^+-Na^+交换障碍,造成$NaHCO_3$重吸收减少。此外Na^+随水经尿排出增多,使细胞外液容量降低,从而激活肾素—血管紧张素—醛固酮系统,使来自饮食中的NaCl潴留,引起血氯增高,结果发生AG正常型高血氯性酸中毒。

在严重CRF患者,其肾小球滤过率降低至正常人的20%以下时,体内酸性代谢产物特别是硫酸、磷酸等在体内积蓄,H^+在体内大量积聚,每日可达20～40mmol。此时(HCO_3^-)浓度下降,Cl^-浓度无明显变化,则形成AG增高型正常血氯代谢性酸中毒。

(2)钠代谢障碍:正常肾脏可以依靠调节肾小球滤过及肾小管的重吸收维持钠离子代谢平衡。CRF早期,由于GFR和肾小管重吸收功能虽然都减低,但两者之间处于暂时的平衡状态,故血钠水平在较长时间内仍可保持正常。

随着CRF的进展,有功能的肾单位进一步破坏,肾贮钠能力降低。如果钠的摄入不足以补充肾丢失的钠,即可导致机体钠总量的减少和低钠血症。其发生原因主要有。

通过残存肾单位排出的溶质(如尿素、尿酸、肌酐)增多,产生渗透性利尿作用,使近曲小管对水重吸收减少,而钠随水排出增多。同时残存肾单位的尿流速加快,妨碍肾小管对钠的重吸收。

体内甲基胍的蓄积可直接抑制肾小管对钠的重吸收。

呕吐、腹泻等可使消化道丢失钠增多。这些原因不仅引起低钠血症,还同时伴有水的丢失,造成血容量减少,导致肾血流量降低,残存肾单位的GFR下降,肾功能进一步恶化,甚至出现明显的尿毒症。

CRF晚期,肾已丧失调节钠的能力,常因尿钠排出减少而致血钠增高。如摄钠过多,极易导致钠、水潴留,水肿和高血压。

(3)钾代谢障碍:CRF患者只要尿量不减少,血钾可以长期维持正常。醛固酮代偿性分泌增多、肾小管上皮和集合管泌钾增多以及肠道排钾增加可维持血钾在正常水平。

由于CRF时尿中排钾量相对固定,和摄入量无关,因此一旦钾摄入量与排泄速度不平衡则很容易导致血钾水平异常。如严重酸中毒,急性感染、应用钾盐过多或急性并发症引起少尿,可很快发展成致命的高钾血症。而当患者进食甚少或伴有腹泻,则可出现严重的低钾血症。不论高钾血症或低钾血症均可影响神经肌肉和心脏功能,严重时可危及生命。

(4)镁代谢障碍:CRF患者的肾小球滤过率<30mL/min时,镁排出就可减少而引起血镁升高。常表现为恶心、呕吐、全身乏力、血管扩张、中枢神经系统抑制等。当血清镁浓度>3mmol/L时可导致反射消失、呼吸麻痹、神志昏迷和心跳停止等。CRF患者很难排泄过量的镁,应当避免使用含镁的药物治疗,防止严重的高镁血症。

(5)钙和磷代谢障碍:CRF往往伴有高磷血症和低钙血症。

高磷血症:人体正常时有60%~80%磷由尿排出。在CRF早期,尽管肾小球滤过率下降,可引起血磷浓度上升,但为维持钙磷乘积不变,血中游离Ca^{2+}减少,进而刺激甲状旁腺分泌PTH,后者可抑制肾小管对磷的重吸收,使尿磷排出增多而维持血磷浓度在正常范围内。到CRF晚期,由于肾小球滤过率极度下降(<30mL/min),继发性增多的PTH不能使磷充分排出,血磷水平明显升高。同时PTH的增多又增强溶骨活动,促使骨磷释放增多,从而形成恶性循环,导致血磷水平不断上升。

低钙血症:其原因有以下几种。①血磷升高:为维持血浆[Ca]×[P]乘积不变,在CRF出现高磷血症时,必然会导致血钙下降。②维生素D代谢障碍:肾功能受损使肾小管合成$1,25-(OH)_2D_3$减少,影响肠道对钙的吸收。③肠道钙吸收减少:血磷增高使磷从肠道排出增多,在肠内与食物中的钙结合成难溶的磷酸钙排出,导致钙吸收减少,此外体内某些毒性物质的滞留使小肠黏膜对钙的吸收减少。

CRF患者血钙降低很少出现手足搐搦,主要因为患者常伴有酸中毒,使血中结合钙趋于解离，故而游离钙浓度得以维持。同时 H^+ 对神经肌肉的应激性具有直接抑制作用，因此在纠正酸中毒要注意防止低钙血症引起的手足搐搦。

(二)多系统并发症

1.肾性骨营养不良

肾性骨营养不良又称肾性骨病，是指 CRF 时，由于钙磷及维生素 D 代谢障碍、继发性甲状旁腺功能亢进、酸中毒、铝中毒等所引起的骨病。可发生儿童的肾性佝偻病、成人的纤维性骨炎、骨软化、骨质疏松和骨硬化等。

(1)钙磷代谢障碍和继发性甲状旁腺功能亢进：CRF 患者由于高血磷及低血钙，可刺激甲状旁腺引起继发性甲状旁腺功能亢进，分泌大量 PTH，使骨质生成与改建活动加强，导致骨质疏松和硬化，因此亦常将 PTH 所致的肾性骨营养不良为高代谢性骨病。

(2)维生素 D 代谢障碍：$1,25-(OH)_2D_3$ 具有促进骨盐沉着及肠吸收钙的作用。在 CRF 时，由于有功能的肾单位减少以及肾小管内磷浓度增加而使 $1,25-(OH)_2D_3$ 生成减少，导致骨盐沉着障碍而引起骨软化症。同时，肠吸收钙减少，使血钙降低，从而导致继发性甲状旁腺功能亢进而引起纤维性骨炎。

(3)酸中毒：CRF 时，多伴有长时间持续的代谢性酸中毒，可通过以下机制促进肾性骨营养不良的发生：①由于体液中 $[H^+]$ 持续升高，于是动员骨盐来缓冲，促进骨盐溶解。②酸中毒干扰 $1,25\text{-}(OH)_2D_3$ 的合成。③酸中毒干扰肠吸收钙。

(4)铝中毒：CRF 时，肾排铝功能减弱，当服用铝剂时，铝被吸收并在体内潴留，发生铝中毒。铝可直接抑制骨盐沉着和抑制 PTH 分泌，干扰骨质形成过程，导致骨软化，因此也有人将铝中毒所致的骨病称为低代谢性骨病。此外，铝在骨内沉积可抑制成骨细胞的功能，使骨质形成受阻，引起再生障碍性骨病，而 $1,25\text{-}(OH)_2D_3$ 减少也可促进铝在骨内沉积，加重骨质软化。

2.肾性高血压

由肾脏疾病引起的高血压称为肾性高血压。属于继发性高血压中最常见者。终末期肾病需要透析维持生命的患者几乎均伴发高血压。引发肾性高血压的发生机制主要包括以下几种。

(1)水钠潴留：CRF 时，肾脏排钠功能降低进而继发水潴留。患者水、钠摄入过多和低蛋白血症也可导致体内水钠潴留。水钠潴留可引起：①血容量增多，心脏收缩加强，心排出量增加，血压升高。②动脉系统灌注压升高，反射性地引起血管收缩，外周阻力增加。③长时间血管容量扩张可刺激血管平滑肌细胞增生，血管壁增厚，血管阻力增加。上述这些因素共同促进了肾性高血压的发展。主要由水钠潴留所致的高血压称为钠依赖性高血压。对该类高血压患者限制钠盐摄入和应用利尿药以加强尿钠的排出，可以收到较好的降压效果。

(2)肾素—血管紧张素系统活性增高：肾素—血管紧张素系统活性增高主要见于慢性肾小球肾炎、肾小动脉硬化症、肾硬化症等疾病引起的 CRF，由于常伴随肾血液循环障碍，使肾相对缺血，激活肾素—血管紧张素系统，使血管紧张素Ⅱ形成增多。血管紧张素Ⅱ可直接引起小动脉收缩和外周阻力增加，又能促使醛固酮分泌，导致水钠潴留，并可兴奋交感—肾上腺髓质系统，引起儿茶酚胺释放和分泌增多，故可导致血压上升。这种主要由于肾素和 AngⅡ增多引起的高血压称为肾素依赖性高血压。对此类患者限制钠盐摄入和应用利尿药,不能收到良好的降压效果。只有采用药物疗法(如血管紧张素转化酶抑制药等)抑制肾素—血管紧张素系统的活性,消除血管紧张素Ⅱ对血管的作用,才有明显的降压作用。

(3)肾分泌的抗高血压物质减少:正常肾脏能生成前列腺素 I_2 和 E_2 等血管舒张物质。这些物质具有排钠、扩张血管、降低交感神经活性的作用。它们与肾素—血管紧张素系统既相互对抗又维持着平衡。所以,当肾髓质破坏时,产生抗高血压物质减少,则可促使高血压的发生。

上述三种机制,在肾性高血压发病中的作用,因肾疾患的种类、部位和程度不同而异。但在慢性肾疾患时,由于病变性质和部位复杂,三种机制常同时参与作用。出现高血压后又可进一步损害肾功能,形成恶性循环。

3.肾性贫血和出血倾向

(1)肾性贫血:97%的CRF患者常伴有贫血。贫血程度往往与肾功能损害程度一致。有时贫血可能是严重肾衰竭的最初表现。其发生机制如下。

促红细胞生成素减少:由于肾实质破坏,促红细胞生成素产生减少,从而使骨髓干细胞形成红细胞受到抑制,红细胞生成减少。这是肾性贫血的主要原因。

血液中潴留的毒性物质:CRF时一些毒性产物如甲基胍对红细胞生成具有抑制作用。

造血原料不足:CRF患者胃肠功能减退,导致铁和叶酸吸收减少、丢失过多,造血原料不足,影响红细胞生成。另外严重的慢性肾衰竭患者还可出现铁的再利用障碍。

红细胞破坏增加:由于ATP生成不足以及红细胞膜上ATP酶活性下降,钠泵失灵,导致红细胞内钠、水含量增多,细胞脆性增加,易于溶血。PTH也可增加红细胞脆性,而胍类物质则可引起溶血。此外,肾血管内常有纤微蛋白沉着,妨碍红细胞在血管内流动,使红细胞易受机械损伤而破裂。

失血:肾衰竭患者常有出血倾向与出血,因而可加重贫血。

(2)出血倾向:CRF患者有17%～20%的出现皮下瘀斑、紫癜、鼻黏膜出血、牙龈出血、胃肠道黏膜出血等症状。目前研究认为,出血是因为血小板质的变化,而非数量减少所引起。血小板功能异常的表现如下。

血小板的黏附性降低,使出血时间延长,认为与血清肌酐浓度有相关性。

血小板在ADP作用下的聚集功能减退。

血小板第三因子释放受抑,使凝血酶原激活物形成减少。有证据表明,尿毒症患者血浆中胍基琥珀酸含量显著增加,抑制了患者血小板第三因子的正常释放。

五、慢性肾衰竭的防治原则

近20年来以来,对各种慢性疾病的一级、二级预防已引起了医学界的广泛重视。CRF的防治是以CKD的发生发展为依据的,有效的预防治疗原则如下。

(一)积极治疗原发病与去除加重肾损伤因素

积极治疗某些原发病如慢性肾小球肾炎、肾结核等慢性肾脏疾病,可防止肾实质的继续破坏,从而改善肾功能。控制加重肾损伤的因素如感染、高血压、糖尿病等,避免使用血管收缩药物与肾毒性药物,及时纠正水、电解质和酸碱平衡紊乱,可以明显改善CRF患者的临床症状,延缓疾病进展。

(二)饮食控制与营养疗法

饮食控制与营养疗法是CRF非透析治疗最基本、有效的措施。其关键是蛋白质摄入量及成分的控制,要求采取优质低蛋白高热量饮食,保证足够的能力供给,减少蛋白质分解。其他方面还包括磷、嘌呤及脂质摄入的控制。

(三)防治并发症

防治并发症主要原则包括以下几条:

(1)有效控制CRF患者的高血压,可延缓肾功能恶化,减少心力衰竭和脑血管意外的发生率,但又要注意降压速度不能太快,以保证肾灌注压不下降,避免肾功能急剧恶化。

(2)根据发生心力衰竭的具体原因进行相应的处理:限制水、钠摄入和应用利尿药,以降低心脏前负荷,应用血管扩张剂以降低心脏后负荷。纠正电解质紊乱和酸碱平衡紊乱,有利于控制心律失常和增强心肌收缩力。纠正贫血,改善心肌供养。血液净化治疗,减轻肾毒素对心肌细胞的损伤。

(3)正确使用重组人红细胞生成素(rHuEPO),适当补充铁剂和叶酸,以治疗肾性贫血。

(4)限制食物中磷的摄入,控制钙、磷代谢失调,用维生素D和甲状旁腺次全切除术以治疗肾性骨病。

(5)选择有效的、肾毒性最小的抗生素控制可能出现的继发感染。

(四)透析疗法

CRF患者每日可从肠道排出一定量的尿素、肌酐、肌酸和磷。可利用某些药物如大黄制剂和甘露醇等刺激肠蠕动增加或提高肠道内渗透压,促进有毒代谢产物从肠道排出。肾功能严重障碍患者需采用透析疗法。透析疗法是用人工方法部分代替肾的排泄功能,但不能代替肾内分泌和代谢功能。常用方法有血液透析和腹膜透析。

第二篇　外科疾病

第一章　普通外科疾病

第一节　胃肠道异物

胃肠道异物主要见于误食、进食不当或经肛门塞入。美国消化内镜学会2011年《消化道异物和食物嵌塞处理指南》指出，异物摄入和食物团嵌塞在临床上并非少见，80％以上的异物可以自行排出，无须治疗。但故意摄入的异物63％～76％需要行内镜治疗，12％～16％需要外科手术取出。经肛途径异物常见于借助器具的经肛门性行为，医源性（纱布、体温计等）遗留，外伤或遭恶意攻击塞入，绝大多数可通过手法取出，少数需外科手术治疗。下文按两种途径分别阐述。

一、经口吞入异物

（一）病因

1.发病对象

多数异物误食发生在儿童，好发年龄段在6个月至6岁之间；成年人误食异物多发生于精神障碍，发育延迟，酒精中毒以及在押人员等，可一次吞入多种异物，也可有多次吞入异物病史；牙齿缺如的老年人易吞入没有咀嚼大块食物或义齿。

2.异物种类

报道种类相当多，多为动物骨刺、牙签、果核、别针、鱼钩、食品药品包装、义齿、硬币、纽扣、电池等，也有磁铁、刀片、缝针、毒品袋及各种易于拆卸吞食的物品，笔者曾手术取出订书机、门扣、钢笔等。在押人员吞食的尖锐物品较多，常用纸片、塑料等包裹后再吞下，但仍存在风险。

（二）诊断

1.临床表现

多数病例并无明显症状。完全清醒、有沟通能力的儿童和成人，一般都能确定吞食的异物，指出不适部位。一些患者并不知道他们吞食了异物，而在数小时、数天甚至数年后出现并发症。幼儿及精神病患者可能对病史陈述不清，如果突然出现呛咳、拒绝进食、呕吐、流涎、哮鸣、血性唾液或呼吸困难等症状时，应考虑到吞食异物的可能。颈部出现肿胀、红斑、触痛或捻发音提示口咽部损伤或上段食管穿孔。腹痛、腹胀、肛门停止排气应考虑肠梗阻。发热、剧烈腹痛、腹膜炎体征提示消化道穿孔可能。在极少数情况下可出现脸色苍白、四肢湿冷，心悸、口渴，焦虑不安或淡漠以至昏迷，可能为异物刺破血管，造成失血性休克。

2.体格检查

对于消化道异物病例、病史、辅助检查远较体格检查重要。多数患者无明显体征。当出现穿孔、梗阻及出血时，相应出现腹膜炎、腹胀或休克等体征。

3.辅助检查

(1)胸腹正侧位X线片:可诊断大多数消化道异物及位置,了解有无纵隔和腹腔游离气体,然而鱼刺、木块、塑料、大多数玻璃和细金属不容易被发现。不推荐常规钡餐检查,因有误吸危险,且造影剂裹覆异物和食管黏膜,可能会给内镜检查造成困难。

(2)CT:可提高异物检出的阳性率,且更好的显示异物位置和与周围脏器的关系,但是对透X线的异物为阴性。

(3)手持式金属探测仪:可检测多数吞咽的金属异物,对儿童可能是非常有用的筛查工具。

(4)内镜检查:结肠镜和胃镜是消化道异物诊疗的最常用方法,且可以直接取出部分小异物。

需特别指出的是,一些在押人员为逃避关押,常用乳胶避孕套或透明薄膜包裹尖锐金属异物后吞食,或将金属异物贴于后背造成X线片假象,应当予以鉴别。

(三)治疗

首先了解通气情况,保持呼吸道通畅。

1.非手术治疗

包括等待或促进异物自行排出和内镜治疗。

(1)处理原则:消化道异物一旦确诊,必须决定是否需要治疗、紧急程度和治疗方法。影响处理方法的因素包括患者年龄,临床状况,异物大小、形状和种类,存留部位,内镜医师技术水平等。内镜介入的时机,取决于发生误吸或穿孔的可能性。锋利物体或纽扣电池停留在食管内,需紧急进行内镜治疗。异物梗阻食管,为防止误吸,也需紧急内镜处理。圆滑无害的小型异物则很少需要紧急处理,大多可经消化道自发排出。任何情况下异物或食团在食管内的停留时间都不能超过24h。儿童患者异物存留于食管的时间可能难以确定,因此可发生透壁性糜烂、瘘管形成等并发症。喉咽部和环咽肌水平的尖锐异物,可用直接喉镜取出。而环咽肌水平以下的异物,则应用纤维胃镜。胃镜诊治可以在患者清醒状态下或是在静脉基础麻醉下进行,取决于患者年龄、配合能力、异物类型和数量。

(2)器械:取异物必须准备的器械包括鼠齿钳、鳄嘴钳、息肉圈套器、息肉抓持器、Dormier篮、取物网、异物保护帽等。有时可先用类似异物在体外进行模拟操作,以设计适当的方案。在取异物时使用外套管可以保护气道,防止异物掉入。取多个异物或食物嵌塞时允许内镜反复通过,取尖锐异物时可保护食管黏膜免受损伤。对于儿童外套管则并不常用。异物保护帽用于取锋利的或尖锐的物体。为确保气道通畅,气管插管是一种备选方法。

(3)钝性异物的处理:使用异物钳、鳄嘴钳、圈套器或者取物网,可较容易地取出硬币。光滑的球形物体最好用取物网或取物篮。在食管内不易抓取的物体,可以推入胃中以更易于抓取。有报道在透视引导下使用Foley导管取出不透X线的钝性物体的方法,但取出异物时Foley导管不能控制异物,不能保护气道,亦不能评估食管损伤状况,故价值有限。如果异物进入胃中,大多在4～6d内排出,有些异物可能需要长达4周。在等待异物自行排出的过程中,要指导患者日常饮食,可以增服一些富有纤维素的食物(如韭菜),以利于异物排出,并注意观察粪便以发现排出的异物。小的钝性异物,如果未自行排出,但无症状,可每周进行一次X线检查,以跟踪其进程。在成人,直径＞2.5 cm的圆形异物不易通过幽门,如果3周后异物仍在胃内，就应进行内镜处理。异物一旦通过胃，停留在某一部位超过1周，也应考虑手术治疗。发热、呕吐、腹痛是紧急手术探查的指征。

(4)长形异物的处理：长度超过6～10 cm的异物，诸如牙刷、汤勺，很难通过十二指肠。可用长型外套管(＞45cm)通过贲门，用圈套器或取物篮抓住异物拉入外套管中，再将整个装置(包括异物、外套管和内镜)一起拉出。

(5)尖锐异物的处理：因为许多尖锐和尖细异物在X线下不易显示，所以，X线检查阴性的患者必须行内镜检查。停留在食管内的尖锐异物应急诊治疗。环咽肌水平或以上的异物也可用直接喉镜取出。尖锐异物虽然大多数能够顺利通过胃肠道而不发生意外，但其并发症率仍高达35%。故尖锐异物如果已抵达胃或近端十二指肠，应尽量用内镜取出，否则应每天行X线检查确定其位置，并告诉患者在出现腹痛、呕吐、持续体温升高、呕血、黑便时立即就诊。对于连续3d不前行的尖锐异物，应考虑手术治疗。使用内镜取出尖锐异物时，为防黏膜损伤，可使用外套管或在内镜端部装上保护兜。

(6)纽扣电池的处理：对吞入纽扣电池的患者要特别关注，因纽扣电池可能在被消化液破坏外壳后有碱性物质外泄，直接腐蚀消化道黏膜，很快发生坏死和穿孔，导致致命性并发症，故应急诊处理。

通常用内镜取石篮或取物网都能成功。另一种方法如下：使用气囊，空气囊可通过内镜工作通道，到达异物远端，将气囊充气后向外拉，固定住电池一起取出。操作过程中应使用外套管或气管插管保护气道。如果电池不能从食管中直接取出，可推入胃中用取物篮取出。若电池在食管以下，除非有胃肠道受损的症状和体征，或反复X线检查显示较大的电池(直径＞20 mm)停留在胃中超过48h，否则没有必要取出。电池一旦通过十二指肠，85%会在72h内排出。这种情况下每3～4d进行一次X线检查是适当的。使用催吐药处理吞入的纽扣电池并无益处，还会使胃中的电池退入食管。胃肠道灌洗可能会加快电池排出，泻药和抑酸剂并未证明对吞入的电池有任何作用。

(7)毒品袋的处理："人体藏毒"是现代毒品犯罪的常见运送方法，运送人常将毒品包裹在塑料中或乳胶避孕套中吞入。这种毒品包装小袋在X线下通常可以看到，CT检查也可帮助发现。毒品袋破损会致命，用内镜取出时有破裂危险，所以禁用内镜处理。毒品袋在体内若不能向前运动，出现肠梗阻症状，或怀疑毒品袋有破损可能时，应行外科手术取出。

(8)磁铁的处理：吞入磁铁可引起严重的胃肠道损伤和坏死。磁铁之间或与金属物体之间的引力，会压迫肠壁，导致坏死、穿孔、肠梗阻或肠扭转，因此应及时去除所有吞入的磁铁。

(9)硬币的处理：最常见于幼儿吞食。如果硬币进入食管内，可观察12～24 h，复查X线检查，通常可自行排出且无明显症状。若出现流涎、胸痛、喘鸣等症状，应积极处理取出硬币。若吞入大量硬币，还需警惕并发锌中毒。

(10)误食所致直肠肛管异物的处理：多因小骨片、鱼刺、小竹签等混在食物中，随进食时大口吞咽而进入消化道，随粪便进入直肠，到达狭窄的肛管上口时，因位置未与直肠肛管纵轴平行而嵌顿，可刺伤或压迫肠壁过久，导致直肠肛管损伤。小骨片等直肠异物经肛门钳夹取出一般不难，但有时异物大部分刺入肠壁，肛窥直视下不易寻找，需用手指仔细触摸确定部位，取出异物后还需仔细检查防止遗漏。

2.手术治疗

(1)处理原则。需手术治疗的情况如下。

尖锐异物停留在食管内,或已抵达胃或近端十二指肠,内镜无法安全取出者,或已通过近端十二指肠,每天行X线检查连续3d不前行。

钝性异物停留胃内3周以上,内镜无法取出,或已通过胃,但停留在某一部位超过1周。

长形异物很难通过十二指肠,内镜也无法取出。

出现梗阻、穿孔、出血等症状及腹膜炎体征。

(2)手术方式。进入消化道的异物可停留在食管、幽门、回盲瓣等生理性狭窄处,需根据不同部位采取不同手术方式。

开胸异物取出术:尖锐物体停留在食管内,内镜无法取出,或已造成胸段食管穿孔,甚至气管割伤,形成气管一食管瘘,继发纵隔气肿、脓肿、肺脓肿等,均应行开胸探查术,酌情可采用食管镜下取出异物加一期食管修补术、食管壁切开取出异物或加空肠造瘘术。

胃前壁切开异物取出术:适用于胃内尖锐异物,或钝性异物停留胃内3周以上,内镜无法取出者,术中全层切开胃体前壁,取出异物后再间断全层缝合胃壁切口,并作浆肌层缝合加固。

幽门切开异物取出术:适用于近端十二指肠内尖锐异物,或钝性异物停留近端十二指肠1周以上,或长形异物无法通过十二指肠,内镜无法取出者。沿胃纵轴全层切开幽门,使用卵圆钳探及近端十二指肠内的异物并钳夹取出,过程中注意避免损伤肠壁,不可强行拉出,取出异物后沿垂直胃纵轴方向横行全层缝合幽门切口,并作浆肌层缝合加固,行幽门成形术。

小肠切开异物取出术:适用于尖锐异物位于小肠内,连续3d不前行,或钝性异物停留小肠内1周以上时。术中于异物所在部位沿小肠纵轴全层切开小肠壁,取出异物后,垂直小肠纵轴全层缝合切口,并作浆肌层缝合加固。

结肠异物取出术:适用于尖锐异物位于结肠内连续3d不前行,或钝性异物停留结肠内1周以上,肠镜无法取出者。绝大多数结肠钝性异物可推动,对于降结肠、乙状结肠的钝性异物多可开腹后顺肠管由肛门推出,对于升结肠、横结肠的钝性异物可挤压回小肠,再行小肠切开异物取出术。对于结肠内尖锐异物,可在其所处部位切开肠壁取出,根据肠道准备情况决定是否一期缝合,也可将缝合处外置,若未愈合则打开成为结肠造瘘,留待以后行还瘘手术,若顺利愈合则可避免结肠造瘘,3个月后再将外置肠管还纳腹腔。

特殊情况:对于梗阻、穿孔、出血等并发症,如梗阻严重术中可行肠减压术、肠造瘘术等;穿孔至腹腔者,需行肠修补术(小肠)或肠造瘘术(结肠),并彻底清洗腹腔,放置引流;肠坏死较多者需切除坏死肠段,酌情一期吻合(小肠)或肠造瘘(结肠);尖锐异物刺破血管者予相应止血处理。

二、经肛门置入异物

(一)病因

1.发病对象

多由非正常性行为引起,患者多见为30～50岁之间男性。偶有外伤造成异物插入,体内藏毒,或因排便困难用条状物抠挖过深难以取出等,极少数为医疗操作遗留。

2.异物种类

多为条状物和瓶状物，种类繁多，曾见于临床的有按摩棒、假阳具、黄瓜、衣架、茄子、苹果、雪茄、灯泡、圣诞饰品、啤酒瓶、扫帚、钢笔、木条等，也有因外伤插入的钢条，极少数情况为医源性纱布、体温计等。

(二)诊断

1.临床表现

异物部分或全部进入直肠，造成肛门疼痛腹胀，直肠黏膜和肛门括约肌损伤者有疼痛及出血，若导致穿孔可出现剧烈腹痛、会阴坠胀、发热等症状，并发膀胱损伤者有血尿、腹痛、排尿困难等症状。一部分自行取出异物的患者，仍有可能出现出血和穿孔，此类患者往往羞于讲述病因，可能为医生诊断带来困难。较轻的异物性肛管直肠损，由于就诊时间晚，多数发生局部感染症状。

2.体格检查

由于患者多羞于就医，就医前多自行反复试图取出异物，就医后也可能隐瞒部分病史，因此体格检查尤为重要。腹部体检有腹膜炎体征者，应怀疑穿孔和腹腔脏器损伤，肛门指诊为必需项目，可触及异物，探知直肠和括约肌损伤情况。

3.辅助检查

体格检查怀疑穿孔可能时，血常规检查白细胞计数和中性粒细胞比值升高有助于帮助判断。放射学检查尤为重要，腹部立卧位 X 线片可显示异物形状、位置，CT 有助于判断是否穿孔及发现其他脏器损伤。

(三)治疗

1.处理原则

(1)对直肠异物病例首先需明确是否发生直肠穿孔，向腹腔穿孔将造成急性腹膜炎，腹膜返折以下穿孔将引起直肠周围间隙严重感染。X 线腹平片可显示异物位置和游离气体，可帮助诊断穿孔。若患者出现低血压，心动过速，严重腹痛或会阴部红肿疼痛，发热，体查发现腹膜炎体征，X 线腹平片存在游离气体，可诊断为直肠穿孔。应立即抗休克和抗生素治疗，尽快完善术前准备，放置尿管，急诊手术。若病情稳定，生命体征正常，但不能排除穿孔，可行 CT 检查以协助诊断。此类穿孔通常发生于腹膜返折以下，CT 可发现直肠系膜含气、积液，周围脂肪模糊。当异物被取出或进入乙状结肠，行肛门镜或肠镜检查可明确乙状结肠直肠损伤或异物位置。

(2)对于没有穿孔和腹膜炎，生命体征稳定的患者，大多数异物可在急诊室或手术室内取出。近肛门处异物可直接或在骶麻下取出。对远离肛门进入直肠上段或乙状结肠的异物不可使用泻剂和灌肠，这可能造成直肠损伤，甚至可能将异物推至更近端的结肠，可尝试在肛门镜或肠镜下取出，否则只能手术取出异物。

(3)取出异物后，应再次检查直肠，以排除缺血坏死或肠壁穿孔。

(4)应当指出的是，直肠异物患者中同性恋者较多，为 HIV 感染高危人群，在处理直肠异物尤其是尖锐异物时，医务人员应注意自身防护。

2.经肛异物取出

多采用截石位,有利于暴露肛门,而且便于下压腹部,以助取出异物。

使直肠和肛门括约肌放松是经肛异物取出的关键,可以用腰麻、骶麻或静脉麻醉,配合充分扩肛,以利于暴露和观察。如果异物容易被手指触到,可在扩肛后使用 Kocher 钳或卵环钳夹持住异物,将其拉至肛缘取出。之后需用乙状结肠镜或肠镜检查远端结肠和直肠有无损伤。直肠异物种类很多,需根据具体情况设计不同方式取出。

(1)钝器:如前所述,在患者充分镇静、扩肛、异物靠近肛管的情况下,使用器械钳夹或手指可较为容易地取出异物。在操作过程中可要求患者协助作用力排便动作,使异物下降靠近肛管,以便取出。

(2)光滑物体:光滑物体如酒瓶、水果等不易抓取,水果等破碎后无伤害的物体可以破碎后取出,但酒瓶、灯泡等破裂后可造成损伤的物体应小心避免其破碎。光滑异物与直肠黏膜紧密贴合,将异物向下拉扯时可形成真空吸力妨碍取出,此时可尝试放置 Foley 尿管在异物与直肠壁之间,扩张尿管球囊,使空气进入,去除真空状态,取出异物。

(3)尖锐物体:尖锐物体的取出比较困难,而且存在黏膜撕裂、出血、穿孔等风险,需要外科医生在直视或内镜下仔细、耐心操作。异物取出后应再次检查直肠以排除损伤。

3.肠镜下异物取出

适用于上段直肠或中下段乙状结肠,肠镜可提供清晰的画面,可观察到细小的直肠黏膜损伤。有报道使用肠镜可顺利取出 45%的乙状结肠异物和 76%的直肠异物,而避免了外科手术。

常用方法如下:用息肉圈套套住异物取出。使用肠镜还可起到去除真空状态的作用,适用于光滑异物的取出。成功取出异物后应在肠镜下再次评估结直肠损伤情况。

4.手术治疗

经肛门或内镜多次努力仍无法取出异物时需手术取出。有穿孔、腹膜炎等情况也是明确的手术适应证。在开腹或腹腔镜手术中,可尝试将异物向远端推动,以尝试经肛门取出。不能成功则须开腹切开结肠取出异物,之后可根据结肠清洁程度一期缝合,或将缝合处外置。若异物已导致结直肠穿孔,则按结直肠损伤处理。还应注意勿遗漏多个异物,或已破碎断裂的异物部分。

第二节　十二指肠内瘘

十二指肠内瘘是指在十二指肠与腹腔内的其他空腔脏器之间形成的病理性通道开口分别位于十二指肠及相应空腔脏器。十二指肠仅与单一脏器相沟通称“单纯性十二指肠内瘘”,与 2 个或以上的脏器相沟通则称为“复杂性十二指肠内瘘”前者临床多见,后者较少发生。内瘘时十二指肠及相应空腔脏器的内容物可通过该异常通道相互交通,由此引起感染、出血体液丧失(腹泻呕吐)水电解质紊乱、器官功能受损以及营养不良等一系列病变。

先天性十二指肠内瘘极为罕见，仅见少数个案报道十二指肠可与任何相邻的空腔脏器相沟通形成内瘘，但十二指肠胆囊瘘是最常见的一种类型，据统计其发生率占十二指肠内瘘的44%～83%，十二指肠胆总管瘘占胃肠道内瘘的5%～25%。韦靖江报道胆内瘘72例，其中十二指肠胆总管瘘，占8.3%(6/72)。其次为十二指肠结肠瘘，十二指肠胰腺瘘发生罕见。

一、病因

十二指肠内瘘形成的原因较多，如先天发育缺陷医源性损伤、创伤、疾病等。在疾病中，可由十二指肠病变所引致，如十二指肠憩室炎，亦可能是十二指肠毗邻器官的病变所造成，如慢性结肠炎胆结石等。一组资料报道，引起十二指肠内瘘最常见的病因是医源性损伤，其次是结石、开放性和闭合性损伤。肿瘤、结核、溃疡病、克罗恩病及放射性肠炎等病理因素低于10%。

(一)先天因素

真正的先天性十二指肠内瘘极为罕见，仅见少数个案报道。许敏华等人报道1例先天性胆囊十二指肠内瘘，术中见十二指肠与胆囊间存在异常通道，移行处黏膜均光滑，无瘢痕。

(二)医源性损伤

医源性损伤引起的十二指肠内瘘一般存在于十二指肠与胆总管之间，多见于胆管手术中使用硬质胆管探条探查胆总管下端所致，因解剖上胆总管下端较狭小，探查时用力过大穿破胆总管和十二指肠壁，形成胆总管十二指肠乳头旁瘘。薛兆祥等人报道8例胆管术后发生胆总管十二指肠内瘘，原因均是由于胆总管炎性狭窄，胆管探条引入困难强行探查所致提示对胆总管炎性狭窄胆总管探查术中使用探条应慎重，不可暴力探查以减少医源性损伤。再者胆总管T形管引流时，T形管放置位置过低、置管时间过长、T形管压迫十二指肠壁致缺血坏死穿孔，引起胆总管十二指肠内瘘，亦属于医源性损伤。樊献军等人报道2例胆管术后T形管压迫十二指肠穿孔胆总管T形管引流口与十二指肠穿孔处形成十二指肠内瘘，由此提示：胆总管T形管引流时位置不宜放置过低，或者在T形管与十二指肠之间放置小块大网膜并固定、隔断，以免压迫十二指肠，造成继发性损伤。

(三)结石

十二指肠内瘘常发生于十二指肠与胆管系统间，大多数是被胆石穿破的结果。90%以上的胆囊十二指肠瘘，胆总管十二指肠瘘，胆囊十二指肠结肠瘘，均来自慢性胆囊炎、胆石症，内瘘多在胆、胰十二指肠汇合区，与胆管胰腺疾病有着更多关系，胆囊炎、胆石症的反复发作导致胆囊或胆管与其周围某一器官之间的粘连，是后来形成内瘘的基础。在粘连的基础上，胆囊内的结石压迫胆囊壁引起胆囊壁缺血、坏死、穿孔并与另一器官相通形成内瘘。胆囊颈部是穿孔形成内瘘最常见部位之一，这与胆囊管比较细小、胆囊受炎症或结石刺激后强烈收缩、颈部承受压力较大有关。胆囊炎反复发作时最常累及的器官是十二指肠、结肠和胃，当胆管系统因炎症与十二指肠粘连，胆石即可压迫十二指肠造成肠壁的坏死、穿孔、自行减压引流，胆石被排到十二指肠从而形成胆囊十二指肠瘘、胆总管十二指肠瘘、胆囊十二指肠结肠瘘。这种因结石嵌顿、梗阻、感染导致十二指肠穿孔自行减压形成的内瘘，常常是机体自行排石的一种特殊过程或视为胆结石的一种并发症，有时可引起胆石性肠梗阻。

(四)消化性溃疡

十二指肠的慢性穿透性溃疡，常因慢性炎症向邻近脏器穿孔而形成内瘘，如溃疡位于十二指肠的前壁或侧壁者可穿入胆囊，形成胆囊十二指肠瘘。而溃疡位于十二指肠后壁者穿入胆总管，引起胆总管十二指肠瘘，十二指肠溃疡亦可向下穿入结肠引起十二指肠结肠瘘，或胆囊十二指肠结肠瘘。也有报道穿透性幽门旁溃疡所形成的胃、十二指肠瘘，肝门部动脉瘤与十二指肠降部紧密粘连向十二指肠内破溃而导致大出血的报道，亦是一种特殊的十二指肠内瘘。因抗分泌药对十二指肠溃疡的早期治疗作用，由十二指肠溃疡引起的十二指肠内瘘目前在临床上已十分少见。

（五）恶性肿瘤

恶性肿瘤引起的十二指肠内瘘亦称为恶性十二指肠内瘘，主要是十二指肠癌浸润结肠肝曲或横结肠，或结肠肝区癌肿向十二指肠的第3、4段浸润穿孔所致。Hersheson 收集 37 例十二指肠—结肠瘘，其中 19 例起源于结肠癌。近年国内有报道十二指肠结肠瘘是结肠癌的少见并发症，另外由十二指肠或结肠引起的霍奇金病，或胆囊的癌肿也可引起十二指肠内瘘。随着肿瘤发病率的增高，由恶性肿瘤引起十二指肠内瘘的报道日益增多。

（六）炎性疾病

因慢性炎症向邻近脏器浸润穿孔可形成内瘘。炎性疾病包括十二指肠憩室炎、克罗恩病溃疡性结肠炎、放射性肠炎及肠道特异性感染，如腹腔结核等均可引起十二指肠结肠瘘或胆囊十二指肠结肠瘘。

二、发病机制

先天性十二指肠内瘘的病理改变：异常通道底部为胆囊黏膜，颈部为十二指肠腺体上方0.5 cm可见胆囊腺体与十二指肠腺体相移行证实为先天性异常。王元和谭卫林报道 2 例手术证实的先天性十二指肠结肠瘘均为成年女性。内瘘瘘管都发生在十二指肠第三部与横结肠之间。鉴于消化系统发生的胚胎学研究，十二指肠后 1/3 与横结肠前 2/3 同属中肠演化而来。因此从胚胎发生学的角度来分析，如果中肠在胚胎发育过程中发生异常，则形成这类内瘘是完全有可能的。

三、检查

（一）实验室检查

选择做血、尿、便、常规生化及电解质检查。

（二）其他辅助检查

1.X 线检查

X 线检查包括腹部透视、腹部平片和消化道钡剂造影。

(1)腹部透视和腹部平片：有时可见胆囊内积气，是诊断十二指肠内瘘的间接依据但要与产气杆菌引起的急性胆囊炎相鉴别。十二指肠肾盂(输尿管)瘘时，腹部平片可见肾区有空气阴影和不透 X 线的结石(占 25%～50%)。

(2)消化道钡剂造影：消化道钡剂造影能提供内瘘存在的直接依据，可显示十二指肠内瘘瘘管的大小、走行方向、有无岔道及多发瘘。上消化道钡剂造影可见影像有以下几种。

胃、十二指肠瘘：胃幽门管畸形及与其平行的幽门管瘘管。

十二指肠胆囊瘘：胆囊或胆管有钡剂和(或)气体，瘘管口有黏膜征象。以前者更具诊断意义此外，胆囊造瘘时不显影也为间接证据之一。

十二指肠结肠瘘:结肠有钡剂充盈。

十二指肠胰腺瘘:钡剂进入胰腺区域。

下消化道钡剂灌肠:可发现钡剂自结肠直接进入十二指肠或胆管系统,对十二指肠结肠瘘的正确诊断率可达90%以上做结肠气钡双重造影,可清楚地显示瘘管的位置,结合观察显示的黏膜纹,有助于鉴别十二指肠结肠瘘、空肠结肠瘘、结肠胰腺瘘和结肠肾盂瘘。

(3)静脉肾盂造影:十二指肠肾盂(输尿管)瘘患者行此检查时,因病肾的功能遭到破坏,常不能显示瘘的位置,但从病肾的病变可提供瘘的诊断线索,并且治疗也需要通过造影来了解健肾的功能,所以仍有造影的意义。

2.超声、CT、MRI检查

可从不同角度不同部位显示肝内外胆管结石及消化道病变的部位、范围及胆管的形态学变化,而对十二指肠内瘘的诊断只能提供间接的诊断依据。如胆管积气、结肠瘘浸润十二指肠等。

3.ERCP检查

内镜可直接观察到十二指肠内瘘的瘘口,同时注入造影剂,可显示瘘管的走行大小等全貌,确诊率可达100%,是十二指肠内瘘最可靠的诊断方法。

4.内镜检查

(1)肠镜检查:可发现胃肠道异常通道的开口,并做鉴别诊断。十二指肠镜进入十二指肠后见黏膜呈环形皱襞柔软光滑,乳头位于十二指肠降段内侧纵行隆起的皱襞上,一般瘘口位于乳头开口的上方,形态多呈不规则的星状形,无正常乳头形态及开口特征。当瘘口被黏膜覆盖时不易发现,但从乳头开口插管,导管可从瘘口折回至肠腔,改从乳头上方瘘口插管,异常通道显影而被确诊,此时将镜面靠近瘘口观察,可见胆汁或其他液体溢出。内镜下十二指肠内瘘应注意与十二指肠憩室相鉴别,憩室也可在十二指肠乳头附近有洞口,但边缘较整齐,开口多呈圆形,洞内常有食物残渣,拨开残渣后能见到憩室底部导管向洞内插入即折回肠腔注入造影剂可全部溢出,同时肠道内可见到造影剂,而无异常通道显影。一组资料报道47例胆总管十二指肠内瘘同时合并十二指肠憩室5例,有1例乳头及瘘口均位于大憩室的腔内,内镜检查后立即服钡剂检查,证实为十二指肠降段内侧大憩室纤维结肠镜检查对十二指肠结肠瘘可明确定位,并可观察瘘口大小,活组织检查以确定原发病灶的性质为选择手术方式提供依据。

(2)腹腔镜检查:亦可作为十二指肠内瘘诊断及治疗的手段且有广泛应用前景。

(3)膀胱镜检查:疑有十二指肠肾盂(输尿管)瘘时,此检查除可发现膀胱炎征象外,尚可在病侧输尿管开口处看到有气泡或脓性碎屑排出;或者经病侧输尿管的插管推注造影剂后摄片,可发现十二指肠内有造影剂。目前诊断主要依靠逆行肾盂造影,将近2/3的患者是阳性。

5.骨炭粉试验

口服骨炭粉,15～40min后有黑色炭末自尿中排出。此项检查仅能肯定消化道与泌尿道之间的内瘘存在,但不能确定瘘的位置。

四、临床表现

十二指肠瘘发生以后,患者是否出现症状,应视与十二指肠相通的不同的空腔脏器而异。与十二指肠相交通的器官不同,内瘘给机体带来的后果亦不同,由此产生的症状常因被损害的器官的不同而差异较大，如十二指肠胆管瘘是以胆管感染为主要病变，故临床以肝脏损害症状为主；而十二指肠结肠瘘则以腹泻呕吐、营养不良等消化道症状为主。

(一)胃、十二指肠瘘

胃、十二指肠瘘可发生于胃与十二指肠球部横部及升部之间，几乎都是由于良性胃溃疡继发感染、粘连继而穿孔破入与之粘连的十二指肠球部，或因胃穿孔后形成局部脓肿，继而破入十二指肠横部或升部。胃、十二指肠瘘形成后，对机体的生理功能干扰不大，一般多无明显症状。绝大部分患者都因长期严重的溃疡症状而掩盖了瘘的临床表现；少数患者偶尔发生胃输出道梗阻。

(二)十二指肠胆囊瘘

十二指肠胆囊瘘症状颇似胆囊炎如嗳气、恶心呕吐、厌食油类、消化不良有时有寒战高热、腹痛出现黄疸而酷似胆管炎、胆石症的表现。有时表现为十二指肠梗阻，也有因胆石下行到肠腔狭窄的末端回肠或回盲瓣处而发生梗阻，表现为急性机械性肠梗阻症状，如为癌症引起，则多属晚期，其症状较重，且很快出现恶病质。

(三)十二指肠胆总管瘘

通常只出现溃疡病的症状，有少数可发生急性化脓性胆管炎而急诊入院。

(四)十二指肠胰腺瘘

十二指肠胰腺瘘发生之前常先有胰腺脓肿或胰腺囊肿的症状，故可能追问出有上腹部肿块的病史。其次，多数有严重的消化道出血症状。手术前不易明确诊断。Berne 和 Edmondson 认为消化道胰腺瘘具有 3 个相关的临床经过，即胰腺炎后出现腹内肿块及突然出现严重的胃肠道出血，应警惕内瘘的发生，腹内肿块消失之时，常为内瘘形成之日，这个经验可供诊断时参考。

(五)十二指肠结肠瘘

良性十二指肠结肠瘘常有上腹部疼痛、体重减轻、乏力、胃纳增大，大便含有未消化的食物或严重的水泻。有的患者伴有呕吐，可闻到呕吐物中的粪臭结合既往病史有诊断意义。内瘘发生的时间，据统计从 1 周到 32 周，多数(70%以上)患者至少在内瘘发生 3 个月才被确诊而进行手术。内瘘存在时间越长，症状就越突然，后果也越严重。先天性十二指肠结肠瘘最突出的症状是腹泻，往往自出生即出现，病史中查不到腹膜炎、肿瘤和腹部手术的有关资料。由于先天性内瘘在十二指肠一侧开口位置较低而且内瘘远端不存在梗阻，故很少发生粪性呕吐与腹胀。如无并发症，则不产生腹痛。要注意与非先天性良性十二指肠结肠瘘的区别。若为恶性肿瘤浸润穿破所造成的十二指肠结肠瘘，除了基本具备上述症状外，病情较重，恶化较快，常同时又有恶性肿瘤的相应症状。

(六)十二指肠肾盂(输尿管)瘘

十二指肠肾盂(输尿管)瘘临床上可先发现有肾周围脓肿，即病侧腰痛局部有肿块疼痛向大腿或睾丸放射，腰大肌刺激征阳性。以后尿液可有气泡，或者尿液混浊，或有食物残渣，以及尿频、尿急尿痛等膀胱刺激症状。如果有突然发生水样、脓性腹泻同时伴有腰部肿块的消失，往往提示内瘘的发生。此时腰痛减轻，也常有脱水及血尿。此外尚有比较突出的消化道症状如恶心、呕吐和厌食，肾结石自肛门排出甚为罕见未能得到及时治疗者呈慢性病容乏力和贫血，有时可以引起明显的脓毒血症，患者始终有泌尿道的感染症状，有的患者有高氯血症的酸中毒。宁天枢等人曾报道1例先天性输尿管十二指肠瘘并发尿路蛔虫病，患者自4岁起发病到18岁就诊估计自尿道排出蛔虫达400条左右，该例经手术证实且治愈。原武汉医学院附属第一医院泌尿外科报道1例5岁男性右输尿管十二指肠瘘的患者，也有排蛔虫史，由于排蛔虫，首先想到的是膀胱低位肠瘘，很容易造成误诊。该例手术发现不仅右输尿管上段与十二指肠间有一瘘管，而且右肾下极1cm处有一交叉瘘管与十二指肠降部相通，实为特殊。故对尿路蛔虫病的分析不能只局限于膀胱低位肠瘘的诊断。

五、诊断

十二指肠内瘘，术前诊断较为困难，因为大部分十二指肠内瘘缺乏特征性表现，漏诊率极高。有学者报道10例胆囊十二指肠内瘘，术前诊断7例为胆囊炎胆囊结石，3例诊断为肠梗阻提高十二指肠内瘘的正确诊断率，应注意以下几个方面。

(一)病史

正确详细的既往史、现病史是临床诊断的可靠信息来源，有下列病史者应考虑有十二指肠内瘘存在的可能。

(1)既往有反复发作的胆管疾病史尤其是曾有胆绞痛黄疸后又突然消失的患者。

(2)既往彩超或B超提示胆囊内有较大结石，近期复查显示结石已消失，或移位在肠腔内。

(3)长期腹痛、腹泻消瘦、乏力伴程度不等的营养不良。

(二)辅助检查

十二指肠内瘘诊断的确定常需要借助影像学检查，如X线检查、彩超或B超、CT、MRI、ERCP等，能提供直接的或间接的影像学诊断依据，或内镜检查发现胃肠道异常通道的开口等即可明确诊断。

六、治疗

十二指肠内瘘的治疗分为手术治疗和非手术治疗，如何选择争议较大。

(一)非手术治疗

鉴于部分十二指肠内瘘可以自行痊愈，加之部分十二指肠内瘘可以长期存在而不发生症状，目前多数学者认为只对有临床症状的十二指肠内瘘行手术治疗，方属合理。一组资料报道13年行胆管手术186例，术后发生8例胆总管十二指肠内瘘(4.7%)，经消炎、营养支持治疗，6例内瘘治愈(75%)仅有2例经非手术治疗不好转而改行手术治疗而治愈。非手术治疗包括纠正水电解质紊乱、选用有效足量的抗生素控制感染积极的静脉营养支持，必要时可加用生长激素严密观察生命体征及腹部情况，如临床表现不好转应转手术治疗。

(二)手术治疗

在输液(建立两条输液通道)输血、抗感染等积极抗休克与监护下施行剖腹探查术。

1.胃、十二指肠瘘

根据胃溃疡的部位和大小，做胃大部分切除术及妥善地缝闭十二指肠瘘口，疗效均较满意。若瘘口位于横部及升部，往往炎症粘连较重，手术时解剖、显露瘘口要特别小心避免损伤肠系膜上动脉或下腔静脉。Webster推荐在解剖、显露十二指肠瘘口之前，先游离、控制肠系膜上动脉和静脉，这样既可避免术中误伤血管，又可减轻十二指肠瘘口的修补张力。

2.十二指肠胆囊瘘

术中解剖时应注意十二指肠胆囊瘘管位置有瘘口短而较大的直接内瘘，也有瘘管长而狭小的间接内瘘。由于粘连多，解剖关系不易辨认，故宜先切开胆囊，探明瘘口位置与走向，细致地游离，才不致误伤十二指肠及其他脏器，待解剖完毕后，切除十二指肠瘘口边缘的瘢痕组织，再横行缝合十二指肠壁。若顾虑缝合不牢固者，可加用空肠浆膜或浆肌片覆盖然后探查胆总管是否通畅置 T 管引流，最后切除胆囊。对瘘口较大或炎性水肿较重者，应做相应的十二指肠或胃造口术进行十二指肠减压引流，以利于缝合修补的瘘口愈合，术毕须放置腹腔引流。

3.十二指肠胆总管瘘

单纯性的由十二指肠溃疡并发症引起的十二指肠胆总管瘘可经非手术治疗而痊愈。对经常发生胆管炎的病例或顽固的十二指肠溃疡须行手术治疗，否则内瘘不能自愈。较好的手术方法如下：迷走神经切断胃次全切除的胃空肠吻合术。十二指肠残端的缝闭，可采用 Bancroft 法。十二指肠胆总管无须另做处理，胃内容改道后瘘管可以自行闭合。如有胆管结石、胆总管积脓，则不宜用上述手术方法。应先探查胆总管胆管内结石、积脓、食物残渣等均须清除、减压，置 T 形管引流，或者待十二指肠与胆总管分离后分别修补十二指肠和胆总管的瘘孔，置“T”形管引流另外做十二指肠造口减压。切除胆囊，然后腹腔安置引流。

4.十二指肠胰腺瘘

关键在于胰腺脓肿或囊肿得到早期妥善的引流，及时解除十二指肠远端的梗阻和营养支持，则十二指肠胰腺瘘均能获得自愈。因胰液侵蚀肠壁血管造成严重的消化道出血。如非手术治疗无效，应及时进行手术，切开十二指肠壁，用不吸收缝线缝扎出血点。

5.十二指肠结肠瘘

有学者曾报道 1 例因溃疡穿孔形成膈下脓肿所致的十二指肠结肠瘘，经引流膈下脓肿后，瘘获得自愈结核造成内瘘者，也有应用抗结核治疗后而痊愈的报道，但大多数十二指肠结肠瘘内瘘(包括先天性)，均需施行手术治疗。由于涉及结肠，术前须注意充分的肠道准备与患者全身状况的改善。良性的可做单纯瘘管切除后分别做十二指肠和结肠修补，缝闭瘘口，倘瘘口周围肠管瘢痕较重或粘连较多要行瘘口周围肠切除和肠吻合术。对位于十二指肠第三部的内瘘切除后，有时十二指肠壁缺损较大，则修补时应注意松解屈氏韧带，以及右侧系膜上血管在腹膜后的附着处，保证修补处无张力。必要时应用近段空肠袢的浆膜或浆肌覆盖修补十二指肠壁的缺损。由十二指肠溃疡引起者，只要患者情况允许宜同时做胃次全切除术。先天性者，有多发性瘘的可能，因此手术时要认真而仔细地探查，防止遗漏。因结肠癌浸润十二指肠而引起恶性内瘘者，视具体情况选择根治性手术或姑息性手术。

(1)根治性手术：Callagher 曾介绍以扩大的右半结肠切除术治疗位于结肠肝曲恶性肿瘤所致的十二指肠结肠瘘。所谓的扩大右半结肠切除，即标准右半结肠切除加部分性胰十二指肠切除然后改建消化道。即行胆总管(或胆囊)-空肠吻合，胰腺-空肠吻合(均须分别用橡皮管或塑料管插管引流)，胃-空肠吻合，回肠-横结肠吻合术。

(2)姑息性手术：对于无法切除者，可做姑息性手术。即分别切断胃幽门窦横结肠、末端回肠，再分别闭锁胃与回肠的远端，然后胃-空肠吻合回肠-横结肠吻合与空肠输出袢同近侧横结肠吻合。无论是根治性或姑息性手术，术中均需安置腹腔引流。

6.十二指肠肾盂(输尿管)瘘

(1)引流脓肿：伴有肾周围脓肿或腹膜后脓肿者，须及时引流。

(2)排除泌尿道梗阻：如病肾或输尿管有梗阻应设法引流，可选择病侧输尿管逆行插管或暂时性肾造口术。经上述治疗，有少数瘘管可闭合自愈。

(3)肾切除和瘘修补术：病肾如已丧失功能或者是无法控制的感染而健肾功能良好，可考虑病肾的切除，以利于内瘘的根治。采用经腹切口，以便同时做肠瘘修补。因慢性炎症使肾周围粘连较多解剖关系不清，故对术中可能遇到的困难有充分的估计并做好相应准备，包括严格的肠道准备。十二指肠侧瘘切除后做缝合修补，并做十二指肠减压，腹腔内和腹膜外的引流。

(4)十二指肠输尿管瘘多数需将病肾和输尿管全切除。如仅在内瘘的上方切除肾和输尿管，而未切除其远侧输尿管，则瘘可持续存在。少数输尿管的病变十分局限，肾未遭到严重破坏，则可考虑做病侧输尿管局部切除后行端端吻合术。术后须严密观察病情，继续应用有效的抗生素给予十二指肠减压。

第三节　肝囊肿

肝囊肿是一种较常见的肝脏良性疾病，可分为寄生虫性、非寄生虫性和先天遗传性。国内外资料表明，肝囊肿的发病率为1%～2%，尸检检出率为0.16%～0.19%。本病以女性多见，男女发病率之比为1∶4。

它可发生于任何年龄，但以20～50岁多见，发病部位以肝右叶居多，约为肝左外叶的2倍。多发性肝囊肿又称多囊肝，比单发性多见，有半数患者并发肾囊肿，亦有并发胰、脾、卵巢、肺、脑等囊肿以及其他先天性畸形者。

通俗意义上的肝囊肿是指非寄生虫性肝囊肿。非寄生虫性肝囊肿按病因可分为：先天性囊肿、创伤性囊肿、炎症性囊肿、潴留性囊肿、肿瘤性囊肿。本文重点讨论先天性肝囊肿。肝囊肿的病因尚不十分明确，有两种观点：一是为胚胎期肝内胆管或淋巴管发育障碍，或肝内迷走胆管形成；二是为胚胎期肝内感染引起胆管炎，致肝内小胆管闭锁，近端小胆管逐渐呈囊性扩大，形成囊肿。

先天发育障碍可因遗传所致，如成人型多囊性肝病，为常染色体显性遗传性疾病。按Debakey的病因学分类，可分为原发性肝实质性肝囊肿和原发性胆管性肝囊肿两大类。前者分为：①孤立性肝囊肿(可分为单个或多个肝囊肿)；②多发性(多囊性)肝囊肿(即多囊肝)。后者分为：①局限性肝内主要胆管扩张；②肝内胆管多发性囊状扩张。

先天性肝囊肿因生长缓慢可长期或终身无症状，常在体检、腹部手术时发现。其主要临床表现随囊肿位置、大小、数目以及有无压迫邻近器官和有无并发症而异。临床上较常见的症状和体征如下：囊肿较大时，可出现右上腹不适、隐痛、餐后饱胀感等。肝大和右上腹肿块，触之呈囊性感，无明显压痛。多发性肝囊肿的肝表面可触及散在的囊性结节。如囊内出血，并发感染或带蒂囊肿扭转时,可有急腹症表现。肝囊肿主要依赖影像检查进行诊断,以超声波检查最为重要。

一、手术适应证

对于先天性肝囊肿的治疗,首先是要建立正确的诊断,以防将一些恶性或潜在的恶性囊性病变误认为先天性囊肿而延误治疗。无症状的先天性囊肿一般不需要外科处理。对于囊肿直径<5cm者,一般不行手术治疗,定期行B超复查,观察其变化。当有以下情况时,可以考虑手术治疗:①单发性囊肿直径5~10cm者或多发性肝囊肿,有2个直径>5cm者;②有腹部包块、疼痛或压迫症状明显;③囊肿继发感染;④囊肿继发出血;⑤囊肿扭转者。但是对于年迈体差或重要脏器功能明显异常者,决定手术治疗时要慎重。并发多囊肾而肾功能严重损害者,一般不宜手术。

二、治疗方法

(一)囊肿穿刺抽液术

在B超监控引导下经皮囊肿穿刺,抽尽囊液。此法操作简单,可重复穿刺或穿刺后置管。穿刺前须除外肝包虫囊肿后方可实施。应严格无菌技术,避免囊内出血及脓肿形成。穿刺抽液术具有不开腹、创伤轻、痛苦小、病程短、费用低等优点。但是穿刺抽液减压只能作为暂时缓解压迫症状的措施而不是确定性的治疗,因为囊内压力对囊液分泌的速率有一定的调控作用,当囊内压力减低时,囊液分泌增加,并很快恢复到穿刺前的囊内压,症状加剧,但是,在巨大的先天性囊肿时,穿刺抽液可用于术前准备,以避免巨大囊肿切开时,突然减压所导致的严重生理紊乱。

(二)肝囊肿的硬化治疗

肝囊肿的硬化治疗是在超声或CT引导下抽尽囊肿的囊液后向囊腔内注射1/4~1/3囊液量的血管硬化剂(常用95%~99.8%的无水乙醇)破坏囊腔的内皮,经1至数次穿刺抽液注药后,囊腔可逐渐缩小,能收到较好的近期效果。手术适应证有:①直径在15cm以下的单纯性囊肿;②年老体弱不能耐受手术的肝囊肿;③并发感染的肝囊肿。手术禁忌证有:①散在多发性的小肝囊肿;②肿瘤性肝囊肿;③寄生虫性肝囊肿;④伴有胆漏的肝囊肿;⑤有出血倾向或其他严重全身性疾病者。

肝囊肿穿刺硬化治疗方法有两种:囊内注入酒精留置法和穿刺置管酒精冲洗法。

1.囊内注入酒精留置法

局麻下,穿刺时嘱患者屏气,B超引导下穿入囊腔内,拔出针芯,抽净囊液,腔内注入2%利多卡因10~20mL,2~3min后注入无水酒精,注入量为抽出量的1/5~1/4为宜,总量最多100mL左右,亦有用较小剂量者(占抽出液5%~15%)。囊液过多,可分次治疗。注药后嘱患者转动体位,增加无水酒精对囊壁的作用,对于抽出的囊液应注意检查,若有混浊、血性、混有胆汁则禁止注入酒精,囊液应常规送细菌培养,脱落细胞检查。治疗结束时,插入针芯屏气拔针,防止腔内酒精入腹腔引起反应,术后卧床休息4h。

2.穿刺置管酒精冲洗法

穿刺将导管留置囊腔内持续引流,囊液排空后用无水酒精冲洗囊壁,反复至囊腔闭合拔管,此方法的优点可避免酒精对肝脏损害,囊壁完全闭合。

肝囊肿的硬化治疗具有不开腹、创伤轻、痛苦小、病程短、费用低等优点。但该方法的缺点：①穿刺后的复发率极高；②引流管易导致逆行感染，且造成患者生活不便；③为凝固囊内壁分泌细胞预防复发，向囊内注入无水酒精，有时注入的酒精从囊内溢出，造成局部化学性腹膜炎，引起剧痛，甚至肠粘连等危险。

（三）囊肿“开窗”术

用于囊肿位于肝的浅层且无感染或胆管与囊肿无交通的情况。手术方法是切除突出至肝表面处的一块囊壁和肝包膜（即“开窗”），吸净囊液，使囊腔向腹腔内开放。有开腹和腹腔镜两种方法。手术适应证有：①有明显临床症状的突向肝表面的巨大囊肿；②诊断明确，囊肿无并发症；③其他上腹部手术（最常见是胆囊切除术）时一并处理囊肿；④患者的条件适合手术者。手术禁忌证有：①其他原因的肝脏囊性病变；②交通性肝内多发囊肿；③肝囊性腺瘤；④有并发症的肝囊肿；⑤小的无症状的囊肿；⑥位置深且未突出于肝表面的囊肿。

若囊肿并发感染或囊内有陈旧性出血时，开窗后清理囊腔，并将部分带蒂大网膜填塞囊腔，腹腔内“烟卷”引流。若囊液染有胆汁时，清理囊腔，确定无继续漏胆后，按上述方法行大网膜堵塞囊腔。此手术方法简单，创伤性小，一般效果较好，但有时因开窗处“窗口”为腹腔内脏器粘连阻塞致囊肿复发。腹腔镜肝囊肿开窗引流术的治疗效果不亚于剖腹手术，且损伤小，恢复快，已成为首选的治疗方法，尤其对单发性肝囊肿效果更佳，术后复发率低，而对于先天性多囊肝病由于囊肿多分布于整个肝脏，且多伴有肝纤维化，治疗效果尚欠佳。

（四）囊肿摘除术

容易剥离的单发性囊肿可采用此种手术，治疗较彻底。

1.手术适应证

（1）有明显临床症状的肝囊肿。

（2）位于肝脏下段较表浅的肝囊肿。

（3）因囊肿压迫已引起肝叶的萎缩及纤维化（多见于肝左叶），可将已萎缩的肝叶连同囊肿切除，多发性肝囊肿不宜行肝叶切除术。

（4）有并发症的局限性肝囊肿，如有囊内出血，胆瘘，慢性感染，疑有恶性变者，宜行囊肿切除术。

（5）患者情况能承受较大手术者。

2.手术禁忌证

（1）老年患者有重要器官功能不全者。

（2）多发性肝囊肿或多囊肝。

（3）囊肿位置深，贴近肝门处的重要结构，剥离面积广泛，囊壁分离出血多，技术上有困难。

（五）囊肿内引流术

用于囊腔内有溢漏胆汁又不易找出胆管开口或囊壁较坚厚及感染严重的囊肿。常用囊肿空肠 Rouxen-Y 吻合术。

（六）不规则肝部分切除并用囊肿“开窗”术

弥散性肝囊肿某一叶囊肿密集、压迫致使该叶肝实质明显萎缩，可行不规则肝部分切除术，而其余肝囊肿并用“开窗”术。

(七)囊肿外引流术

囊肿感染而又不易耐受其他较复杂手术时,可行暂时性外引流术,但易形成长期不愈的外瘘,往往需二期手术。

(八)多囊肝的手术

除非病变局限于肝的一叶,且伴有症状,或疑有恶变者,一般多不主张手术治疗。多囊肝当发现其中个别囊肿增大迅速,压迫邻近脏器,严重影响患者日常生活或心肺功能时,可以对较大的囊肿进行反复穿刺抽液。如果患者全身情况良好,肝功正常,也可作开窗术,以减轻压力,缓解症状,促使肝细胞再生。有条件者可进行肝移植,以根治本病。

第四节　肝脓肿

一、细菌性肝脓肿

(一)流行病学

细菌性肝脓肿通常指由化脓性细菌引起的感染,故亦称化脓性肝脓肿。本病病原菌可来自胆管疾病(占16%～40%),门静脉血行感染(占8%～24%),经肝动脉血行感染报道不一,最多者为45%,直接感染者少见,隐匿感染占10%～15%。致病菌以革兰阴性菌最多见,其中2/3为大肠埃希菌,粪链球菌和变形杆菌次之;革兰阳性球菌以金黄色葡萄球菌最常见。临床常见多种细菌的混合感染。细菌性肝脓肿70%～83%发生于肝右叶,这与门静脉分支走行有关。左叶者占10%～16%;左右叶均感染者为6%～14%。脓肿多为单发且大,多发者较少且小。少数细菌性肝脓肿患者的肺、肾、脑及脾等亦可有小脓肿。尽管目前对本病的认识、诊断和治疗方法都有所改进,但病死率仍为30%～65%,其中多发性肝脓肿的病死率为50%～88%,而孤立性肝脓肿的病死率为12.5%～31%。本病多见于男性,男女比例约为2∶1。但目前的许多报道指出,本病的性别差异已不明显,这可能与女性胆管疾患发生率较高,而胆源性肝脓肿在化脓性肝脓肿发展中占主导地位有关。本病可发生于任何年龄,但中年以上者约占70%。

(二)病因

肝由于接受肝动脉和门静脉双重血液供应,并通过胆管与肠道相通,发生感染的机会很多。但是在正常情况下由于肝的血液循环丰富和单核吞噬细胞系统的强大吞噬作用,可以杀伤入侵的细菌并且阻止其生长,不易形成肝脓肿。但是如各种原因导致机体抵抗力下降时,或当某些原因造成胆管梗阻时,入侵的细菌便可以在肝内重新生长引起感染,进一步发展形成脓肿。化脓性肝脓肿是一种继发性病变,病原菌可由下列途径进入肝。

1.胆管系统

这是目前最主要的侵入途径,也是细菌性肝脓肿最常见的原因。当各种原因导致急性梗阻性化脓性胆管炎,细菌可沿胆管逆行上行至肝,形成脓肿。胆管疾病引起的肝脓肿占肝脓肿发病率的21.6%～51.5%,其中肝胆管结石并发肝脓肿更多见。胆管疾病引起的肝脓肿常为多发性，以肝左叶多见。

2.门静脉系统

腹腔内的感染性疾病，如坏疽性阑尾炎、内痔感染、胰腺脓肿、溃疡性结肠炎及化脓性盆腔炎等均可引起门脉属支的化脓性门静脉炎，脱落的脓毒性栓子进入肝形成肝脓肿。近年来由于抗生素的应用，这种途径的感染已大为减少。

3.肝动脉

体内任何部位的化脓性疾患，如急性上呼吸道感染、亚急性细菌性心内膜炎、骨髓炎和痈等，病原菌由体循环经肝动脉侵入肝。当机体抵抗力低下时，细菌可在肝内繁殖形成多发性肝脓肿，多见于小儿败血症。

4.淋巴系统

与肝相邻部位的感染如化脓性胆囊炎、膈下脓肿、肾周围脓肿、胃及十二指肠穿孔等，病原菌可经淋巴系统进入肝，亦可直接侵及肝。

5.肝外伤后继发感染

开放性肝外伤时，细菌从创口进入肝或随异物直接从外界带入肝引发脓肿。闭合性肝外伤时，特别是中心型肝损伤患者，可在肝内形成血肿，易导致内源性细菌感染。尤其是并发肝内小胆管损伤，则感染的机会更高。

6.医源性感染

近年来，由于临床上开展了许多肝脏手术及侵入性诊疗技术，如肝穿刺活检术、经皮肝穿刺胆管造影术(PTC)、内镜逆行胰胆管造影术(ERCP)等，操作过程中有可能将病原菌带入肝形成肝的化脓性感染。肝脏手术时由于局部止血不彻底或术后引流不畅，形成肝内积血积液时均可引起肝脓肿。

7.其他

有一些原因不明的肝脓肿，如隐源性肝脓肿，可能肝内存在占位性病变。当机体抵抗力减弱时，隐匿病灶“复燃”，病菌开始在肝内繁殖，导致肝的炎症和脓肿。Ranson 指出，25%隐源性肝脓肿患者伴有糖尿病。

(三)临床表现

细菌性肝脓肿并无典型的临床表现，急性期常被原发性疾病的症状所掩盖，一般起病较急，全身脓毒性反应显著。

1.寒战和高热

寒战和高热多为最早也是最常见的症状。患者在发病初期骤感寒战，继而高热，发热呈弛张型，体温在 38～40℃，最高可达 41℃，伴有大量出汗，脉率增快，一日数次，反复发作。

2.肝区疼痛

由于肝增大和肝被膜急性膨胀，肝区出现持续性钝痛；出现的时间可在其他症状之前或之后，亦可与其他症状同时出现，疼痛剧烈者常提示单发性脓肿；疼痛早期为持续性钝痛，后期可呈剧烈锐痛，随呼吸加重者提示脓肿位于肝膈顶部；疼痛可向右肩部放射，左肝脓肿也可向左肩部放射。

3.乏力、食欲缺乏、恶心和呕吐

由于伴有全身毒性反应及持续消耗，患者可出现乏力、食欲缺乏、恶心、呕吐等消化道症状。少数患者还出现腹泻、腹胀以及顽固性呃逆等症状。

4.体征

肝区压痛和肝增大最常见。右下胸部和肝区叩击痛，若脓肿移行于肝表面，则其相应部位的皮肤呈红肿，且可触及波动性肿块。右上腹肌紧张，右季肋部饱满，肋间水肿并有触痛。左肝脓肿时上述症状出现于剑突下。并发于胆管梗阻的肝脓肿患者常出现黄疸。其他原因的肝脓肿，一旦出现黄疸，表示病情严重，预后不良。少数患者可出现右侧反应性胸膜炎和胸腔积液，可查及肺底呼吸音减弱、啰音和叩诊浊音等。晚期患者可出现腹腔积液，这可能是由门静脉炎以及周围脓肿的压迫影响门静脉循环及肝受损，长期消耗导致营养性低蛋白血症引起的。

(四)诊断

1.病史及体征

在急性肠道或胆管感染的患者中，突然发生寒战、高热、肝区疼痛、压痛和叩击痛等，应高度怀疑本病的可能，做进一步详细检查。

2.实验室检查

白细胞计数明显升高，总数达(1～2)×10^{10}/L 或以上，中性粒细胞在 90%以上，并可出现核左移或中毒颗粒，谷丙转氨酶、碱性磷酸酶升高，其他肝功能检查也可出现异常。

3.B 超检查

B 超检查是诊断肝脓肿最方便、简单又无痛苦的方法，可显示肝内液性暗区，区内有絮状回声，并可显示脓肿部位、大小及距体表深度，并用以确定脓腔部位作为穿刺点和进针方向，或为手术引流提供进路。此外，还可供术后动态观察及追踪随访。能分辨肝内直径 2cm 以上的脓肿病灶，可作为首选检查方法，其诊断阳性率可达 96%以上。

4.X 线片和 CT 检查

X 线片检查可见肝阴影增大、右侧膈肌升高和活动受限，肋膈角模糊或胸腔少量积液，右下肺不张或有浸润，以及膈下有液气面等。肝脓肿在 CT 图像上均表现为密度减低区，吸收系数介于肝囊肿和肝肿瘤之间。CT 可直接显示肝脓肿的大小、范围、数目和位置，但费用昂贵。

5.其他

如放射性核素肝扫描(包括 ECT)、选择性腹腔动脉造影等对肝脓肿的诊断有一定价值。但这些检查复杂、费时，因此在急性期患者最好选用操作简便、安全、无创伤性的 B 超检查。

(五)鉴别诊断

1.阿米巴性肝脓肿

阿米巴性肝脓肿的临床症状和体征与细菌性肝脓肿有许多相似之处，但两者的治疗原则有本质上的差别，前者以抗阿米巴和穿刺抽脓为主，后者以控制感染和手术治疗为主，故在治疗前应明确诊断。阿米巴肝脓肿常有阿米巴肠炎和脓血便的病史，发生肝脓肿后病程较长，全身情况尚可，但贫血较明显。肝显著增大，肋间水肿，局部隆起和压痛较明显。若粪便中找到阿米巴原虫或滋养体，则更有助于诊断。此外，诊断性肝脓肿穿刺液为“巧克力”样，可找到阿米巴滋养体。

2.胆囊炎、胆石症

此类病有典型的右上部绞痛和反复发作的病史，疼痛放射至右肩或肩胛部，右上腹肌紧张，胆囊区压痛明显或触及增大的胆囊，X线检查无膈肌抬高，运动正常。B超检查有助于鉴别诊断。

3.肝囊肿合并感染

这些患者多数在未并发感染前已明确诊断。对既往未明确诊断的患者并发感染时，需详细询问病史和仔细检查，亦能加以鉴别。

4.膈下脓肿

膈下脓肿往往有腹膜炎或上腹部手术后感染史，脓毒血症和局部体征较化脓性肝脓肿为轻，主要表现为胸痛，深呼吸时疼痛加重。X线检查见膈肌抬高、僵硬、运动受限明显，或膈下出现气液平。B超可发现膈下有液性暗区。但当肝脓肿穿破并发膈下感染者，鉴别诊断就比较困难。

5.原发性肝癌

巨块型肝癌中心区液化坏死而继发感染时易与肝脓肿相混淆。但肝癌患者的病史、发病过程及体征等均与肝脓肿不同，如能结合病史、B超和AFP检测，一般不难鉴别。

6.胰腺脓肿

有急性胰腺炎病史，脓肿症状之外尚有胰腺功能不良的表现；肝无增大，无触痛；B超以及CT等影像学检查可辅助诊断并定位。

(六)治疗

细菌性肝脓肿是一种继发疾病，如能及早重视治疗原发病灶可起到预防的作用。即便在肝脏感染的早期，如能及时给予大剂量抗生素治疗，加强全身支持疗法，也可防止病情进展。

1.药物治疗

对急性期，已形成而未局限的肝脓肿或多发性小脓肿，宜采用此法治疗。即在治疗原发病灶的同时，使用大剂量有效抗生素和全身支持治疗，以控制炎症，促使脓肿吸收自愈。全身支持疗法很重要，由于本病的患者中毒症状严重，全身状况较差，故在应用大剂量抗生素的同时应积极补液，纠正水、电解质紊乱，给予B族维生素、维生素C、维生素K，反复多次输入少量新鲜血液和血浆以改善低蛋白血症，改善肝功能和输注免疫球蛋白。目前多主张有计划地联合应用抗生素，如先选用对需氧菌和厌氧菌均有效的药物，待细菌培养和药敏结果明确再选用敏感抗生素。多数患者可望治愈，部分脓肿可局限化，为进一步治疗提供良好的前提。多发性小脓肿经全身抗生素治疗不能控制时，可考虑在肝动脉或门静脉内置管滴注抗生素。

2.B超引导下经皮穿刺抽脓或置管引流术

适用于单个较大的脓肿，在B超引导下以粗针穿刺脓腔，抽吸脓液后反复注入生理盐水冲洗，直至抽出液体清亮，拔出穿刺针。亦可在反复冲洗吸净脓液后，置入引流管，以备术后冲洗引流之用，至脓腔直径小于1.5cm时拔除。这种方法简便，创伤小，疗效亦满意。特别适用于年老体虚及危重患者。操作时应注意：①选择脓肿距体表最近点穿刺，同时避开胆囊、胸腔或大血管；②穿刺的方向对准脓腔的最大径；③多发性脓肿应分别定位穿刺。但是这种方法并不能完全替代手术，因为脓液黏稠，会造成引流不畅，引流管过粗易导致组织或脓腔壁出血，对多分隔脓腔引流不彻底，不能同时处理原发病灶，厚壁脓肿经抽脓或引流后，脓壁不易塌陷。

3.手术疗法

(1)脓肿切开引流术：适用于脓肿较大或经非手术疗法治疗后全身中毒症状仍然较重或出现并发症者，如脓肿穿入腹腔引起腹膜炎或穿入胆管等。常用的手术途径有以下几种：①经腹腔切开引流术：取右肋缘下斜切口，进入腹腔后，明确脓肿部位，用湿盐水垫保护手术野四周以免脓液污染腹腔。先试穿刺抽得脓液后，沿针头方向用直血管钳插入脓腔，排出脓液，再用手指伸进脓腔，轻轻分离腔内间隔组织，用生理盐水反复冲洗脓腔。吸净后，脓腔内放置双套管负压吸引。脓腔内及引流管周围用大网膜覆盖，引流管自腹壁截口引出。脓液送细菌培养。这种入路的优点是病灶定位准确，引流充分，可同时探查并处理原发病灶，是目前临床最常用的手术方式；②腹膜外脓肿切开引流术：位于肝右前叶和左外叶的肝脓肿，与前腹膜已发生紧密粘连，可采用前侧腹膜外入路引流脓液。方法是做右肋缘下斜切口或右腹直肌切口，在腹膜外间隙，用手指推开肌层直达脓肿部位。此处腹膜有明显的水肿，穿刺抽出脓液后处理方法同上；③后侧脓肿切开引流术：适用于肝右叶膈顶部或后侧脓肿。患者左侧卧位，左侧腰部垫一沙袋。沿右侧第12肋稍偏外侧做一切口，切除一段肋骨，在第1腰椎棘突水平的肋骨床区做一横切口，显露膈肌，有时需将膈肌切开到达肾后脂肪囊区。用手指沿肾后脂肪囊向上分离，显露肾上极与肝下面的腹膜后间隙直达脓肿。将穿刺针沿手指方向刺入脓腔，抽得脓液后，用长弯血管钳顺穿刺方向插入脓腔，排出脓液。用手指扩大引流口，冲洗脓液后，置入双套管或多孔乳胶管引流，切口部分缝合。

(2)肝叶切除术适用于：①病期长的慢性厚壁脓肿，切开引流后脓肿壁不塌陷，长期留有无效腔，伤口经久不愈合者；②肝脓肿切开引流后，留有窦道长期不愈者；③合并某肝段胆管结石，因肝内反复感染、组织破坏、萎缩，失去正常生理功能者；④肝左外叶内多发脓肿致使肝组织严重破坏者。肝叶切除治疗肝脓肿应注意术中避免炎性感染扩散到术野或腹腔，特别对肝断面的处理要细致妥善，术野的引流要通畅，一旦局部感染，将导致肝断面的胆瘘、出血等并发症。肝脓肿急诊切除肝叶，有使炎症扩散的危险，应严格掌握手术指征。

二、阿米巴性肝脓肿

(一)流行病学

阿米巴性肝脓肿是肠阿米巴病最多见的主要并发症。本病常见于热带与亚热带地区。好发于20～50岁的中青年男性，男女比例约为10∶1。脓肿以肝右后叶最多见，占90%以上，左叶不到10%，左右叶并发者亦不罕见。脓肿单腔者为多。国内临床资料统计，肠阿米巴病并发肝脓肿者占1.8%～20%，最高者可达67%。综合国内外报道4819例中，男性为90.1%，女性为9.9%。农村高于城市。

(二)病因

阿米巴性肝脓肿是由溶组织阿米巴原虫所引起的，有的在阿米巴痢疾期间形成，有的发生于痢疾之后数周或数月。据统计，60%发生在阿米巴痢疾后4～12周，但也有在长达20～30年或之后发病者。溶组织阿米巴是人体唯一的致病型阿米巴，在其生活史中主要有滋养体型和虫卵型。前者为溶组织阿米巴的致病型，寄生于肠壁组织和肠腔内，通常可在急性阿米巴痢疾的粪便中查到，在体外自然环境中极易破坏死亡，不易引起传染；虫卵仅在肠腔内形成，可随粪便排出，对外界抵抗力较强，在潮湿低温环境中可存活 12d，在水中可存活 9～30d，在低温条件下其寿命可为 6～7 周。虽然没有侵袭力，但为重要的传染源。当人吞食阿米巴虫卵污染的食物或饮水后，在小肠下段，由于碱性肠液的作用，阿米巴原虫脱卵而出并大量繁殖成为滋养体，滋养体侵犯结肠黏膜形成溃疡，常见于盲肠、升结肠等处，少数侵犯乙状结肠和直肠。寄生于结肠黏膜的阿米巴原虫，分泌溶组织酶，消化溶解肠壁上的小静脉，阿米巴滋养体侵入静脉，随门静脉血流进入肝；也可穿过肠壁直接或经淋巴管到达肝内。进入肝的阿米巴原虫大多数被肝内单核吞噬细胞消灭；仅当侵入的原虫数目多、毒力强而机体抵抗力降低时，其存活的原虫即可繁殖，引起肝组织充血炎症，继而原虫阻塞门静脉末梢，造成肝组织局部缺血坏死；又因原虫产生溶组织酶，破坏静脉壁，溶解肝组织而形成脓肿。

(三)临床表现

本病的发展过程一般比较缓慢，急性阿米巴肝炎期较短暂，如不能及时治疗，继之为较长时期的慢性期。其发病可在肠阿米巴病数周至数年之后，甚至可长达 30 年后才出现阿米巴性肝脓肿。

1.急性肝炎期

在肠阿米巴病过程中，出现肝区疼痛、肝增大、压痛明显，伴有体温升高(持续在 38～39℃)，脉速、大量出汗等症状亦可出现。此期如能及时有效治疗，炎症可得到控制，避免脓肿形成。

2.肝脓肿期

临床表现取决于脓肿的大小、位置病程长短及有无并发症等。但大多数患者起病比较缓慢，病程较长，此期间主要表现为发热、肝区疼痛及肝增大等。

(1)发热：大多起病缓慢，持续发热(38～39℃)，常以弛张热或间歇热为主；在慢性肝脓肿患者体温可正常或仅为低热；如继发细菌感染或其他并发症时，体温可高达 40℃以上；常伴有畏寒、寒战或多汗。体温大多晨起低，在午后上升，夜间热退时有大汗淋漓；患者多有食欲缺乏、腹胀、恶心、呕吐，甚至腹泻、痢疾等症状；体重减轻、虚弱乏力、消瘦、精神不振、贫血等亦常见。

(2)肝区疼病：常为持续性疼痛，偶有刺痛或剧烈疼痛；疼痛可随深呼吸、咳嗽及体位变化而加剧。疼痛部位因脓肿部位而异，当脓肿位于右膈顶部时，疼痛可放射至右肩胛或右腰背部；也可因压迫或炎症刺激右膈肌及右下肺而导致右下肺肺炎、胸膜炎，产生气急、咳嗽、肺底湿啰音等。如脓肿位于肝的下部，可出现上腹部疼痛症状。

(3)局部水肿和压痛：较大的脓肿可出现右下胸、上腹部膨隆，肋间饱满，局部皮肤水肿发亮，肋间隙因皮肤水肿而消失或增宽，局部压痛或叩痛明显。右上腹部可有压痛、肌紧张，有时可扪及增大的肝脏或肿块。

(4)肝增大：肝往往呈弥散性增大，病变所在部位有明显的局限性压痛及叩击痛。右肋缘下常可扪及增大的肝，下缘钝圆有充实感，质中坚，触痛明显，且多伴有腹肌紧张。部分患者的肝有局限性波动感，少数患者可出现胸腔积液。

(5)慢性病例：慢性期疾病可迁延数月甚至 1～2 年。患者呈消瘦、贫血和营养性不良性水肿甚至胸腔积液和腹腔积液；如不继发细菌性感染，发热反应可不明显。上腹部可扪及增大坚硬的包块。少数患者由于巨大的肝脓肿压迫胆管或肝细胞损害而出现黄疸。

(四)辅助检查

1.实验室检查

(1)血液常规检查:急性期白细胞总数可达$(10\sim20)\times10^9/L$,中性粒细胞在80%以上,明显升高者应怀疑合并有细菌感染。慢性期白细胞升高不明显。病程长者贫血较明显,血沉可增快。

(2)肝功能检查:肝功能多数在正常范围内,偶见谷丙转氨酶、碱性磷酸酶升高,白蛋白下降。少数患者血清胆红素可升高。

(3)粪便检查:仅供参考,因为阿米巴包囊或原虫阳性率不高,仅少数患者的新鲜粪便中可找到阿米巴原虫,国内报道阳性率约为14%。

(4)血清补体结合试验:对诊断阿米巴病有较大价值。有报道结肠阿米巴期的阳性率为15.5%,阿米巴肝炎期为83%,肝脓肿期可为92%~98%,且可发现隐匿性阿米巴肝病,治疗后即可转阴。但由于在流行区内无症状的带虫者和非阿米巴感染的患者也可为阳性,故诊断时应结合具体患者进行分析。

2.超声检查

B超检查对肝脓肿的诊断有肯定的价值,准确率在90%以上,能显示肝脓肿液性暗区。同时B超定位有助于确定穿刺或手术引流部位。

3.X线检查

由于阿米巴性肝脓肿多位于肝右叶膈面,故在X线透视下可见到肝阴影增大,右膈肌抬高,运动受限或横膈呈半球形隆起等征象。有时还可见胸膜反应或积液,肺底有云雾状阴影等。此外,如在X线片上见到脓腔内有液气面,则对诊断有重要意义。

4.CT

CT可见脓肿部位呈低密度区,造影强化后脓肿周围呈环形密度增高带影,脓腔内可有气液平面。囊肿的密度与脓肿相似,但边缘光滑,周边无充血带;肝肿瘤的CT值明显高于肝脓肿。

5.放射性核素肝扫描

放射性核素肝扫描可发现肝内有占位性病变,即放射性缺损区,但直径小于2cm的脓肿或多发性小脓肿易被漏诊或误诊,因此仅对定位诊断有帮助。

6.诊断性穿刺抽脓

这是确诊阿米巴肝脓肿的主要证据,可在B超引导下进行。典型的脓液呈巧克力色或咖啡色,黏稠无臭味。脓液中查滋养体的阳性率很低(为3%~4%),若将脓液按每毫升加入链激酶10U,在37℃条件下孵育30min后检查,可提高阳性率。从脓肿壁刮下的组织中,几乎都可找到活动的阿米巴原虫。

7.诊断性治疗

如上述检查方法未能确定诊断,可试用抗阿米巴药物治疗。如果治疗后体温下降,肿块缩小,诊断即可确立。

(五)诊断及鉴别诊断

对中年男性患有长期不规则发热、出汗、食欲缺乏、体质虚弱、贫血、肝区疼痛、肝增大并有压痛或叩击痛,特别是伴有痢疾史时,应疑为阿米巴性肝脓肿。但缺乏痢疾史,也不能排除本病的可能性,因为40%阿米巴肝脓肿患者可无阿米巴痢疾史,应结合各种检查结果进行分析。应与以下疾病相鉴别。

1.原发性肝癌

同样有发热、右上腹痛和肝大等,但原发性肝癌常有传染性肝炎病史,并且并发肝硬化占80%以上,肝质地较坚硬,并有结节。结合B超检查、放射性核素肝扫描、CT、肝动脉造影及AFP检查等,不难鉴别。

2.细菌性肝脓肿

细菌性肝脓肿病程急骤,脓肿以多发性为主,且全身脓毒血症明显,一般不难鉴别。

3.膈下脓肿

膈下脓肿常继发于腹腔继发性感染,如溃疡病穿孔、阑尾炎穿孔或腹腔手术之后。本病全身症状明显,但腹部体征轻;X线检查肝向下推移,横膈普遍抬高和活动受限,但无局限性隆起,可在膈下发现液气面;B超提示膈下液性暗区而肝内则无液性区;放射性核素肝扫描不显示肝内有缺损区;MRI检查在冠状切面上能显示位于膈下与肝间隙内有液性区,而肝内正常。

4.胰腺脓肿

本病早期为急性胰腺炎症状。脓毒症状之外可有胰腺功能不良,如糖尿、粪便中有未分解的脂肪和未消化的肌纤维。肝增大亦甚轻,无触痛。胰腺脓肿时膨胀的胃挡在病变部前面。B超扫描无异常所见,CT可帮助定位。

(六)治疗

本病的病程长,患者的全身情况较差,常有贫血和营养不良,故应加强营养和支持疗法,给予高糖类、高蛋白、高维生素和低脂肪饮食,必要时可补充血浆及蛋白,同时给予抗生素治疗,最主要的是应用抗阿米巴药物,并辅以穿刺排脓,必要时采用外科治疗。

1.药物治疗

(1)甲硝唑(灭滴灵):为首选治疗药物,视病情可给予口服或静脉滴注,该药疗效好,毒性小,疗程短,除妊娠早期均可适用,治愈率为70%～100%。

(2)依米丁(吐根碱):由于该药毒性大,目前已很少使用。对阿米巴滋养体有较强的杀灭作用,可根治肠内阿米巴慢性感染。本品毒性大,可引起心肌损害、血压下降、心律失常等。此外,还有胃肠道反应、肌无力、神经闪痛、吞咽和呼吸肌麻痹。故在应用期间,每天测量血压。若发现血压下降应停药。

(3)氯喹:本品对阿米巴滋养体有杀灭作用。口服后肝内浓度高于血液200～700倍,毒性小,疗效佳,适用于阿米巴性肝炎和肝脓肿。成人口服第1、第2日每日0.6g,以后每日服0.3g,3～4周为1个疗程,偶有胃肠道反应、头痛和皮肤瘙痒。

2.穿刺抽脓

经药物治疗症状无明显改善者,或脓腔大或并发细菌感染病情严重者,应在抗阿米巴药物应用的同时,进行穿刺抽脓。穿刺应在B超检查定位引导下和局部麻醉后进行,取距脓腔最近部位进针，严格无菌操作。每次尽量吸尽脓液，每隔 3～5d 重复穿刺，穿刺术后应卧床休息。如并发细菌感染，穿刺抽脓后可于脓腔内注入抗生素。近年来也加用脓腔内放置塑料管引流，收到良好疗效。患者体温正常，脓腔缩小为 5～10mL 后，可停止穿刺抽脓。

3.手术治疗

常用术式有 2 种。

(1)切开引流术：下列情况可考虑该术式。①经抗阿米巴药物治疗及穿刺抽脓后症状无改善者；②脓肿伴有细菌感染，经综合治疗后感染不能控制者；③脓肿穿破至胸腔或腹腔，并发脓胸或腹膜炎者；④脓肿深在或由于位置不好不宜穿刺排脓治疗者；⑤左外叶肝脓肿，抗阿米巴药物治疗不见效，穿刺易损伤腹腔脏：器或污染腹腔者。在切开排脓后，脓腔内放置多孔乳胶引流管或双套管持续负压吸引。引流管一般在无脓液引出后拔除。

(2)肝叶切除术：对慢性厚壁脓肿，引流后腔壁不易塌陷者，遗留难以愈合的无效腔和窦道者，可考虑做肝叶切除术。手术应与抗阿米巴药物治疗同时进行，术后继续抗阿米巴药物治疗。

第二章　心胸外科疾病

第一节　房、室间隔缺损

一、卵圆孔未闭与房间隔缺损

房间隔缺损(atrial septal defect,ASD)是指房间隔上的异常孔道,造成左右心房直接相通的先天性心脏畸形。房间隔组织发育正常,但继发房间隔与原发房间隔在卵圆窝上端未融合者称卵圆孔未闭(foramen ovale,FO)。FO 虽也可使左右心房相通,但由于活瓣作用不形成心内分流,不产生血流动力学异常。

房间隔缺损是最常见的心脏畸形之一,占先天性心脏病的 10%～20%,女性发病多于男性,女性与男性发病率之比为(2～3)∶1。房间隔缺损可单独存在,亦可并发其他心脏畸形。

(一)解剖

1.胚胎学发病机制

约在胚胎的第 4 周末,原始心腔开始分隔为四个腔。其过程为:原始心腔腹背两侧的中部向内突出生长增厚,形成心内膜垫。腹背两心内膜垫逐渐靠近,在中线互相融合,其两侧组织则形成房室瓣膜一部分;在右侧为三尖瓣的隔瓣,左侧为二尖瓣的大瓣。此外,侧垫亦发育成瓣膜,共同组成三尖瓣和二尖瓣,将心房和心室隔开;同时,心房和心室也有间隔自中线向心内膜垫方向生长,将心房和心室分隔成为左、右心房和左、右心室。

起初房间隔自后上壁中线开始突起,向心内膜垫方向生长,下缘呈新月形,最终和心内膜垫融合,称为原发房间隔。如在发育的过程中,原发房间隔停止生长,不与心内膜垫融合而遗留间隙,即成为原发孔缺损。当原发房间隔向下生长,尚未和心内膜垫融合之前,其上部逐步被吸收,形成两侧心房的新通道,称为房间隔继发孔。在继发孔形成的同时,于原发房间隔的右侧,出现继发房间隔,其下缘呈新月形遮盖继发孔但并不融合而是形成活瓣,只允许血液自右向左转流,不允许自左向右的逆流,从而满足胎心循环需要,此谓卵圆孔。如原发房间隔被吸收过多,或继发房间隔发育障碍,则不能形成活瓣而造成缺口,此谓继发孔缺损。婴儿出生后,随着左心房压力超过右心房,卵圆孔处活瓣紧贴继发房间隔,从而关闭卵圆孔。

一般在第 8 个月或更长的时间,完全断绝左、右两心房间的血液运输。但有 20%～25%的正常人,卵圆孔活瓣和房间隔并不完全融合,称为卵圆孔未闭,虽不引起血液分流,但却可成为矛盾性栓塞的危险因素。矛盾性栓塞是指静脉系统和右心房的血栓通过心脏内交通从右心系统进入左心系统,引起心、脑、肾及外周血管动脉栓塞。此外,在施行心脏导管术检查时,心导管可通过卵圆孔进入左心房。

2.继发孔缺损的类型

继发孔房间隔缺损根据其发生部位可分为四种类型。

(1)中央型缺损:又称卵圆孔型缺损,为临床上最常见的类型,约占75%。大多数缺损为单发性,呈椭圆形,长2～4cm,位于冠状窦的后上方,周围有良好的边缘,距离传导系统较远,容易缝合。个别病例的缺损,可呈筛孔形。

(2)下腔型缺损:约占10%。缺损为单发性,位置较低,呈椭圆形,下缘缺如,与下腔静脉的入口无明显分界。手术时应特别注意勿将下腔静脉瓣误认为缺损下缘。

(3)上腔型缺损:又名静脉窦缺损,较少见。缺损位于卵圆孔上方,紧靠上腔静脉入口。其下缘为状如新月形的房间隔,上界缺如,常和上腔静脉连通,使上腔静脉血流至左、右心房。这类病例常伴有右上或右中叶肺静脉异常引流入上腔静脉内。

(4)混合型:兼有上述两种以上特征的巨大缺损。

(二)病理生理

由于左心房压力(8～10mmHg)高于右心房(3～5mmHg),当房间隔缺损存在时血液自左向右分流,分流量与缺损大小和左、右心房间的压力阶差成正比。患儿刚出生时,左右心室的顺应性几乎相等,血液为双向分流。出生后数周内,随着肺血管阻力下降,右心室压降低,左向右分流增加,导致右心房、右心室容量负荷增加,肺血流量随之增加,而左心室容量负荷减少。因此,右心房、右心室和肺动脉扩大,属于典型的舒张期负荷过重类型,而左心房、左心室和主动脉相应缩小,类似失用性萎缩。在鲁登巴赫综合征,即先天性房间隔缺损伴风湿性二尖瓣狭窄,由于二尖瓣狭窄加重了心房水平左向右分流,左室缩小更加明显。

肺血流量增多导致肺小动脉痉挛,随着病程延长逐渐产生肺血管内膜增生和中层增厚,引起管腔狭小和阻力增高,形成肺动脉高压。肺动脉高压发生后,肺动脉明显扩张和延长,甚至累及最小的肺动脉分支,易于造成小气道分泌物滞留和支气管炎。同时由于右心室后负荷增加而产生右心室和右心房肥大,最终导致起右心衰竭。当右心压力增高到一定限度时,右心房内的部分血液可逆流入左心房,形成自右向左的分流,临床上产生发绀症状,这说明病程的演变进入晚期阶段。

(三)临床表现

1.症状

大多数患儿早期无症状。无症状期可持续数十年,患者往往在常规体格检查时发现心脏杂音。一旦出现症状,主要表现为活动后心悸、气促及易于疲劳,反复发生呼吸道感染。年龄较大的患者,可因阵发性房性心:动过速或心房纤颤而出现心悸。有时可有一些不典型表现。明显的发绀可引起患儿家长的注意而就医,为下腔型ASD,有较多的腔静脉血进入左心房所致,但临床上极为罕见。新生儿巨大ASD患者也可出现发绀,啼哭时加重。这是由于婴儿出生后肺循环阻力仍较高,出现右向左分流所致,以后随着肺循环阻力逐渐下降,转变为左向右分流,发绀随之消失。病程晚期可继发肺动脉高压,导致右向左分流,患者出现发绀。

2.体征

随着年龄增长,ASD患者的右心室逐渐扩大,使相邻的胸骨、肋骨及肋间隙膨隆饱满。触诊时可发现收缩期抬举性搏动。

心脏听诊方面可有肺动脉瓣区第2心音亢进和第2心音固定性分裂,对诊断有重要意义。胸骨左缘第2、3肋间可闻及Ⅱ～Ⅲ级柔和的肺动脉瓣收缩中期血流性杂音。该杂音是因大量血流通过肺动脉瓣而形成相对狭窄所致，并非血液经房间隔缺损分流所致。出现重度肺动脉高压后，第2心音亢进明显但第2心音分裂变窄或消失，肺动脉瓣区收缩期杂音可见减轻。少数患者因ASD较大，大量血流通过三尖瓣口进入右心室，使三尖瓣呈相对性狭窄，三尖瓣听诊区可闻及滚筒样舒张期杂音。由于右心室扩大后导致三尖瓣相对性关闭不全，极少数病例胸骨左缘第4、5肋间可闻及收缩期杂音。发生右心衰竭时，心脏显著增大，颈静脉怒张，肝大，常伴有腹腔积液和下肢水肿。

3.X线胸片

主要表现为：心脏扩大，尤为右心房和右心室最明显，这在右前斜位照片中更为清晰；肺动脉段突出；肺门阴影增深，肺野充血；主动脉结缩小。此外，一般病例并无左心室扩大，可与室间隔缺损或动脉导管未闭鉴别。

4.心电图检查

典型的房间隔缺损常显示P波增高，电轴右偏，大部分病例可有不完全性或完全性右束支传导阻滞和右心室肥大，伴有肺动脉高压者可有右心室劳损。

5.超声心动图

超声心动图是目前诊断房间隔缺损最主要和最有价值的方法。心脏超声检查能够准确地探明缺损的位置、大小、分流量、肺动脉压力及并发畸形。

(1)多普勒超声心动图：可确定分流束的部位并测量其宽度、分流量以及右室和肺动脉压力；发现左房内血流穿过房间隔进入右房，形成分流束，在整个心动周期持续存在，而速度较慢。三尖瓣和肺动脉血流速度加快，二尖瓣和主动脉血流速度减慢。在右心房和右心室流出道内，可分别出现三尖瓣和肺动脉瓣反流信号。

(2)二维超声心动图：可确定ASD的部位并测量其大小。检查时表现为房间隔回声中断，室间隔与左心室后壁呈同向运动，右心房和右心室扩大，主肺动脉增宽，三尖瓣活动幅度增大。

(3)经食管心脏超声：适用于所有怀疑房间隔缺损而不能明确诊断者。可清晰显示房间隔缺损类型、部位及大小。

6.心导管检查

绝大多数病例用无创伤性方法即可明确诊断，不需要进行心导管检查。对于并发肺动脉高压患者，应用右心导管检查直接测量肺动脉压力增高程度、计算肺血管阻力仍是明确有否手术适应证和评估手术预后的一种不可替代的方法。并发肺静脉异位引流的患者，应行右心导管检查和左心房造影，可以明确诊断。老年患者则应同时进行选择性冠状动脉造影。右心导管检查右心房平均血氧含量超过上下腔静脉平均血氧含量1.9mL/dL以上即有诊断意义。判断伴有肺动脉高压的患者是否具备手术适应证是一个特殊问题，因为在房间隔缺损患者即使出现Eisenmenger综合征及心房水平右向左分流，肺动脉压也极少超过体循环动脉压的2/3。最可靠的判断标准是根据心导管测定的数据和氧消耗量计算出经过体表面积标准化的肺血管阻力。一般认为，如静息状态下肺血管阻力大于或等于$8U/m^2$，则不宜手术；如应用血管扩张剂或吸入100%氧，肺血管阻力能降至$7U/m^2$以下可考虑手术，手术后肺血管阻力有可能下降。否则，即使闭合了房间隔，肺血管阻力还会继续升高，房间隔完整无缺的情况下，不能通过心房水平的右向左分流缓解右心压力，患者更难以耐受，反而缩短患者寿命。

(四)诊断和鉴别诊断

如上所述,房间隔缺损的诊断一般不难。根据临床症状、听诊发现、放射线胸片、心电图检查和超声心动图往往可以明确诊断。15%~20%房间隔缺损的病例,伴有其他先天性心脏病,如肺动脉瓣狭窄、右肺静脉异位回流、二尖瓣狭窄等,应于手术前做出明确诊断。

在鉴别诊断方面,首先应和原发孔缺损型鉴别,这一点非常重要,关系到手术时基本方法的选用。原发孔缺损的患者,症状出现较早而且严重,多见于小儿或少年时期。心电图在鉴别诊断上有重要意义。房间隔缺损伴有肺动脉瓣狭窄(即法洛三联征)约有10%。房间隔缺损的患者常发生肺动脉高压,致使肺动脉扩大,其瓣口处相应狭窄,产生收缩期杂音与第2音亢进和分裂。如伴有肺动脉瓣狭窄,其收缩期杂音更加响亮而粗糙,并常能触及收缩期震颤,但肺动脉第2音反而减弱,甚至消失,这都可作为鉴别诊断的要点。

有Lutembacher综合征的病例,除有房间隔缺损体征外,在心尖区可听到明显的第一心音亢进、舒张期杂音和开放拍击声,放射线照片可显示左心房扩大等。

此外,房间隔缺损也应和其他先天性心脏病鉴别,如室间隔缺损、动脉导管未闭等,这些病例虽也能引起肺部充血和肺动脉压力增高,但多数都有左心室肥大、左心室负荷过重的表现,除了听诊心脏杂音特点不同之外,放射线和心电图检查可帮助鉴别诊断。

(五)手术适应证

无并发症的ASD,有右室容量负荷过重的表现,是手术治疗的适应证。最佳手术年龄为5岁以下。因右室容量负荷过重的有害作用,还可考虑将手术年龄提前到1~2岁。然而,并不是每位患者都有机会早期手术,往往在年龄较大时才得到明确诊断。年龄很小或年龄很大都不是手术禁忌证。

严重肺血管病变,当静息时肺血管阻力升高到8~12U/m^2,使用肺血管扩张剂也不能降至7U以下,即为手术禁忌证。这种情况见于Qp/Qs=2,肺动脉压升高后,静息时Qp/Qs<1.5的患者。

老年患者,尤其是50岁以上,病死率及肺血栓发生率均高,但也应争取手术。年龄大、并发三尖瓣或二尖瓣关闭不全,不是手术禁忌证。在闭合ASD的同时予以修复即可。并发心力衰竭者应先控制心力衰竭,病情改善后再行手术治疗。并发心内膜炎者,应在感染控制后3~6个月手术。

(六)手术方法

1.基本方法

ASD闭合手术常规在体外循环下进行。患者取仰卧位,背部略垫高,常规采用胸骨正中切口。考虑到胸骨正中切口皮肤瘢痕的外观,近年来不少国内外学者提倡采用美学切口。有的学者采用双侧第4肋间乳房下皮肤切口,向上下掀开皮瓣,再纵行正中劈开胸骨。更多的学者采用右胸切口,手术简单易行,但应除外PDA、PS等经右胸切口难以处理的畸形。采用右前外侧开胸切口时,患者仰卧,右侧抬高40°~45°,右上肢在肘部弯曲,前臂悬吊在手术台头侧的支架上。第4肋间切开皮肤,前端止于胸骨外缘,后至背阔肌边缘。经第4或第3肋间进胸。

切开心包,心包的切缘以粗丝线固定于皮肤切口上。于心包内游离上、下腔静脉,并环绕套带，插升主动脉供血管，经右心耳和右心房壁分别插上、下腔引流管。为缩短手术时间和减少低温对全身的影响和不良作用，一般不必全身降温，我院常规采用在常温体外循环下进行房间隔缺损修补术。也可在浅低温下手术。如有左上腔静脉，要游离并置阻断带，可经右心房壁及冠状静脉窦口插入左上腔引流管，并连接人工心肺机。经右上肺静脉根部安置左心房引流管。

在置好右心耳荷包缝线，套好橡胶阻断管，尚未行上腔静脉插管前，可经荷包线内切开心耳，伸入左手食指探查 ASD，同时探查肺静脉入口部位，三尖瓣及二尖瓣关闭不全的有无及其程度等。

阻断升主动脉，经主动脉根部灌注冷心脏停搏液，心包内以冰屑、冰盐水降温。近年来，不少学者为更好地保护心肌，主张采用不阻断主动脉，不灌注心脏停搏液和心脏局部置冰屑的方法，只阻断上下腔静脉，切开右房壁闭合 ASD 的手术技术，取得了良好的效果。

右心房做斜切口，向后延长切口时注意避开窦房结。心房切口边缘以细丝线缝合固定。用心内吸引器吸引左房流入右房的血液时，只需配合缝合操作清楚显露 ASD 边缘即可，切忌伸入左房内吸引，使空气进入左房，造成术后气栓的危险。如疑有二尖瓣关闭不全，需仔细检查二尖瓣，是属例外，但应注意心内操作完毕彻底排净左房内气体。

2.中央型 ASD 的修补

ASD 小于 2cm 者，可直接缝合。确定是否用直接缝合法，关键要看缝合后有无张力，张力牵拉可导致术后心律失常或造成残余 ASD。缝合 ASD 左缘时不要进针过远，以免损伤或牵拉传导束，也不要钳夹或刺激 Koch 三角内的传导组织。可用 3－0 Prolene 或无创伤线，一头针从 ASD 下端开始连续缝合至上端，另一头针沿原缝线方向交叉跨线缝合。缝至上端时用血管钳撑开缝合口，停止左心房引流，由麻醉师膨肺，或用生理盐水充满左心腔，充分排气后立即收紧打结。

ASD 较大者，宜采用心包片或涤纶织片修补。补片应略小于 ASD，通常用 4－0 Prolene 线连续缝合法。缝合结束前停止左心房引流，充分排气后打结，关闭 ASD。

3.下腔型 ASD 的修补

下腔型 ASD 的特点是左心房后壁构成 ASD 的后缘，下腔静脉入口与 ASD 边缘相连，注意切勿将下腔静脉瓣误认为 ASD 的边缘，避免将下腔静脉隔入左心房，造成大量右向左分流。宜先在 ASD 下缘左心房壁作半个荷包缝合，然后行连续缝合或用补片修补。

4.上腔型 ASD 的修补

手术中应向两侧剪开心包反折，充分显露上腔静脉。肺静脉与上腔静脉的异常连接可于心外探知。上腔静脉插管应高于异常连接处。修补 ASD 时应将所有肺静脉都隔于左心房侧。可分别控制上腔静脉及奇静脉，或结扎奇静脉。尽可能靠近头侧置上腔静脉阻断带。应注意检查有无左上腔静脉，及时游离并套带，以备阻断。因 ASD 靠近头侧，需切断界嵴将切口向上腔静脉延伸。如右上肺静脉引流至上腔静脉的位置较高，宜作右心房后位切口，可获得极好显露。如 ASD 较小，可将其扩大。用心包片将来自肺静脉的血先导入 ASD，再引入左心房。另用心包片修补右心房切口，并扩大上腔静脉，避免术后狭窄。

5.ASD 合并部分性肺静脉异位连接

应在闭合 ASD 的同时，将肺静脉开口隔入左心房。可采用自体心包片，绕过肺静脉入口上缘及右侧缘缝合，使肺静脉血液通过ASD引流入左心房。

6.经胸小切口超声引导下封堵房间隔缺损

近年已有多家单位成功开展超声引导下经胸右前外侧小切口封堵房间隔缺损手术。其优点是创伤小，不需体外循环，避免射线下操作，花费也低于心导管介入封堵术。其基本治疗原理及效果与心导管介入封堵相同，适应证相似，但可放置更大口径的封堵器，适用于中央型房间隔缺损。具体方法是在右前外侧第3或4肋间做5cm左右的皮肤切口，进胸后悬吊心包，在右心耳缝荷包，选择口径合适的封堵器，在经食管心脏超声的引导下由荷包送入封堵器封闭缺损。

第二节　二尖瓣狭窄

一、病因与病理

风湿热是二尖瓣狭窄的最主要病因。其他如恶性类癌、类风湿关节炎、系统性红斑狼疮、感染性心内膜炎、二尖瓣环钙化症、左心肿瘤等也可引起二尖瓣狭窄，但较为少见。先天性的二尖瓣狭窄罕见，且多并发有其他心脏畸形。

患风湿性心脏病的患者中女性约占2/3，其发展可分为风湿活动期和风湿静止期两个阶段：风湿活动期多在青少年时期；风湿静止期是指风湿活动停止后，因前期反复炎症损害和愈合过程而遗留的瓣膜病变进一步通过血流动力学紊乱损害心肌，形成慢性风湿性心脏病。

风湿性炎症产生的二尖瓣狭窄因病程不同，可产生四种瓣膜结构的改变：①瓣叶交界融合；②瓣叶特别是后瓣叶纤维化增厚伴有散在的钙化；③腱索融合增粗和短缩，乳头肌肥厚变形；④瓣膜结构包括瓣叶、腱索和乳头肌的病变，使瓣膜活动受限，多并发一定程度的关闭不全的瓣膜。狭窄的二尖瓣呈典型的漏斗状，瓣口呈鱼口状，伴有瓣膜的钙质沉着，有时累及瓣环。除风湿性瓣膜病变之外，瓣膜钙化的严重程度，受到因狭窄产生的血液涡流的持续性影响，促使瓣膜结构呈进行性纤维化、硬化与钙化，致瓣膜活动度进一步下降。因此，风湿性二尖瓣病变患者中25%～40%为单纯二尖瓣狭窄或以二尖瓣狭窄为主，而约半数的患者则为二尖瓣狭窄和关闭不全的混合病变。

从急性风湿热发作至形成重度二尖瓣狭窄，一般需要20年的时间，大多数患者至少可保持10年的无症状期，因此常在30～40岁出现症状。但如病变严重，在青少年即可发生重度二尖瓣狭窄。

慢性二尖瓣狭窄可引起左心房增大、房壁增厚与钙化、附壁血栓形成以及肺血管闭塞等继发病理改变。

二、病理生理

正常成人二尖瓣口面积为4～6cm^2。一般来说，当瓣口面积缩小至2cm^2时，即可认为出现了中等程度的狭窄。当二尖瓣开口缩小至1cm^2以下，则为重度狭窄，此时房室压力阶差约为20mmHg。平均左心房压约为25mmHg，只有这样才能维持正常的心排血量。但左心房压力为25mmHg水平时，引起的肺静脉压升高足以导致肺水肿的出现，发生呼吸困难症状。当患者从事体力活动时，跨瓣血流量增加，房室压力阶差增大；当心率加快时，左心室充盈时间缩短，左心房压随之上升；另外，当出现心房颤动时，左心房主动收缩排血消失，左心房压也会被动上升。因此，以上情况常常成为二尖瓣狭窄患者出现症状的诱因。

二尖瓣狭窄引起的另一个重要病理生理改变是继发性肺动脉高压，其发生与下列因素有关：①左心房压力升高，被动性逆向传导至肺动脉系统；②由于持续肺静脉压升高，引起肺血管的结构性重塑（如肺小动脉壁中层肥厚、内膜纤维化等），管腔缩小，常不可逆，故称为固定性成分；③肺动脉血管的收缩，常可逆转，又称为反应性成分。由于肺动脉高压持续存在并加重，可引起右心室扩大和功能不全，继而导致三尖瓣环扩张弓起功能性关闭不全，出现体循环淤血的右侧心力衰竭表现。

三、临床表现与诊断

（一）临床症状

二尖瓣狭窄患者的主要症状是呼吸困难，特别是劳力性呼吸困难，严重者可有端坐呼吸和发作性肺水肿。左心房压力显著升高时，咯血较常见。此外，因心排血量减少，患者可出现心悸、乏力、头昏等症状。

（二）体格检查

重度二尖瓣狭窄的患者，由于心排血量低下和全身血管收缩，常出现二尖瓣面容（面颊部有紫红色斑片），并有脉搏减弱，心尖部搏动不明显。听诊可闻及典型的舒张期低调隆隆样杂音。瓣膜活动度尚好时，可闻及心尖部第一心音亢进和二尖瓣开放拍击音，但在瓣叶明显硬化或钙化时则往往无法闻及。在出现肺动脉高压、右心室扩大引起三尖瓣关闭不全的患者，有时可在心前区或剑突下闻及收缩期杂音，但更加常见的发现是肺动脉瓣区第二音亢进、颈静脉扩张、肝大和下肢水肿。肺动脉高压严重的患者，因肺动脉扩张导致相对性肺动脉瓣关闭不全，引起的 Graham Steell 杂音也偶可闻及。

（三）心电图检查

轻度二尖瓣狭窄患者心电图可以正常，或仅有电轴右偏，P 波增宽伴有切迹（二尖瓣 P 波）。中度或重度狭窄常有右心室肥大伴有劳损。如电轴左偏或左心室肥大，可能提示并发二尖瓣关闭不全，或并发主动脉瓣病变。

（四）X 线检查

二尖瓣狭窄患者后前位胸片心影可基本正常，常见左心房增大呈双心影；在侧位和左前斜位，左心房明显增大表现为左侧主支气管被推高移位和食管被推向后方。肺动脉压升高患者可见肺动脉段突出、右心房扩大等。肺静脉高压的患者，可出现明显肺淤血表现，如：上肺野血管纹理增多和 Kerley B 线等间质水肿表现。

（五）超声心动图检查

超声心动图检查是明确二尖瓣狭窄诊断的主要无创性手段。二维超声心动图可直接测定瓣口面积，较 M 型超声心动图更准确地显示瓣膜的病变程度。利用多普勒超声心动图同样可评价二尖瓣狭窄严重程度，根据跨瓣压差减半时间测量值，利用公式（二尖瓣口面积＝220÷跨瓣压差减半时间）可以计算出二尖瓣的开口大小，但此方法对于轻、中度的二尖瓣狭窄准确性稍差。对于二尖瓣狭窄患者，详细的超声心动图检查应包括二维超声心动图、多普勒检查及多普勒彩色血流成像，常可获得充分的资料以制订治疗方案，一般不需要行心导管检查。如准备手术，对可能并发冠状动脉病变的患者，应行冠状动脉造影检查。

四、外科治疗

传统的二尖瓣狭窄手术治疗方法有三种：①闭式二尖瓣狭窄扩张分离术；②直视二尖瓣交界切开成形术；③二尖瓣置换术。目前，随着介入治疗方法的开展，在许多较发达国家二尖瓣球囊扩张术已取代了二尖瓣闭式扩张术，成为治疗病变较轻尖瓣狭窄的首选方法。其应用范围主要为瓣叶活动度尚好、无瓣膜钙化、无瓣下结构严重病变的中度以上二尖瓣狭窄，而对于并发中度以上二尖瓣反流和左心房血栓者则为禁忌。

对于不适合二尖瓣球囊扩张的患者，目前多采用直视下二尖瓣交界切开成形术或二尖瓣置换术。

（一）手术适应证

轻度二尖瓣狭窄，症状轻微的患者，可暂缓手术，进行定期随访。对于中、重度二尖瓣狭窄的患者，如果出现症状（心功能Ⅱ～Ⅳ级），或无明显症状但并发肺动脉压升高（肺动脉收缩压静息时＞50mmHg，活动后＞60mmHg）或房颤者，应积极予以手术；对于同时存在中度以上二尖瓣反流、左心房血栓形成或发生体循环血栓栓塞的患者，也应该予以手术治疗。严重二尖瓣狭窄（瓣口面积＜$1.0cm^2/m^2$BSA），即使症状较轻，为阻止病情的恶化，也应手术治疗。

严重肺动脉高压和右侧心力衰竭的晚期患者，虽然手术的危险性增加，但术后临床症状及血流动力学均有明显的改善，肺血管阻力也明显下降。二尖瓣狭窄并发妊娠的患者，经积极内科治疗，仍有严重的肺淤血发生，则应及时手术治疗，为避免体外循环对胎儿影响，首选二尖瓣球囊扩张术或闭式二尖瓣扩张术。急性肺水肿和大量咯血，如内科治疗无效，则应进行急诊手术，只有解除梗阻，才能挽救患者的生命。风湿活动表明有活动性心脏病的存在，一般认为应首先应用抗风湿热综合治疗，待治疗停止 3 个月后手术为宜。但反复风湿热活动，特别是年龄较轻的患者，也可施行手术，术后有利于风湿热的控制。

（二）手术方法

二尖瓣置换术是治疗二尖瓣狭窄的主要手术方式。以下介绍闭式二尖瓣扩张术和直视二尖瓣交界切开成形术。

1.闭式二尖瓣扩张术

闭式二尖瓣扩张术的适应证基本与二尖瓣球囊扩张术相同，故目前已很少应用。其手术方法分左侧径路经左心室扩张法，两侧径路经左心室扩张法，右侧径路经左心房扩张法三种，其中第一种方法应用较多。

左侧径路经左心室二尖瓣狭窄扩张法：采用左胸前外侧切口，经第四或第五肋间进胸，在左膈神经前方纵行切开心包，显露左心耳与心尖部。用心耳钳夹闭左心耳基底部，于其上方置荷包缝合线，套入 Rumel 止血器。剪开心耳，手术者右手食指经切口伸入心房内，探查二尖瓣病变及其活动度，特别注意瓣膜钙化的程度，估计瓣孔的狭窄情况，并注意有无反射性血流。确定瓣膜狭窄适合分离后，将扩张器经心尖切口插入左心室内，由心房内的食指引导，沿流入道进入二尖瓣口，使撑开架的中部处于狭窄瓣孔，然后施行撑开分离，首次扩张分离狭窄 2.5cm，然后闭合撑开架并退入左心室内，以左心房内的示指探查扩张的程度与有无反流。如有反流则停止再次扩张。否则，调整扩张架张开的幅度，再次进入二尖瓣孔进行扩张，一般逐步扩张至3.5cm。扩张完毕，先拔出左心室的扩张器，收紧心尖部的缝线对合左心室切口；再退出左心房内的食指，用心耳钳夹闭心耳切口止血。以粗线结扎心耳基部，并结扎预置的荷包缝线。然后结扎心尖部缝线，并做褥式缝合加固。最后闭合胸部切口，于第7或第8肋间腋中线处置放胸部闭式引流管。

2.直视二尖瓣交界切开成形术

该术式的主要优点是手术的精确性和避免瓣膜置换后的抗凝相关并发症，主要应用于青少年患者。在直视下可准确切开瓣膜交界处的融合，解除瓣口部位的狭窄；而且可以切开分离瓣下融合的腱索与乳头肌，增加其活动度，同时解除瓣下结构的梗阻，并且清除钙化，矫正并发的二尖瓣关闭不全。同时可清除左心房血栓或缝闭左心耳，减少术后血栓栓塞的风险。该术式能否施行主要取决于瓣膜病变程度，特别是瓣下结构变形和钙化的程度。

一般做胸骨正中切口，纵行切开心包，分别做上、下腔静脉与升主动脉插管，并连接体外循环机开始心肺转流。经主动脉根部灌注心肌保护液使心脏停搏。经房间隔或房间沟切口进入左心房，清除血栓，缝闭左心耳。切开二尖瓣前、后交界至距离瓣环2～3mm处，清除钙斑，必要时削薄瓣叶。然后提起瓣膜显露瓣下结构，切开融合的瓣下腱索与乳头肌，增加瓣叶活动度。西班牙医师Duran等还报道了使用自体心包扩大前瓣叶以及使用人工腱索改善后半活动度的手术技术。彻底纠正瓣膜狭窄后，检查有无瓣膜反流，对于术前就有明显二尖瓣关闭不全的患者，植入成形环是必要的。缝合心脏切口，并进行心腔排气，恢复心脏供血，待心脏复跳稳定后，逐步停止体外循环。

3.手术效果

二尖瓣狭窄交界切开术的早期病死率，无论是闭式或直视手术，均为1.0%～3.0%。手术效果主要取决于患者年龄、心肌受累情况、心功能分级以及并发的其他重要脏器病变。术后5年生存率为90%～96%。晚期二尖瓣再狭窄的发生率根据手术矫正的程度相差较大，可从2%到60%。5年因病变复发再手术率约为10%，10年后将升至60%。但症状的重新出现有的不是因为再狭窄，而与再次手术遗留的残留狭窄以及主动脉瓣病变的发展有关。

第三节　二尖瓣关闭不全

一、病因与病理

完整的二尖瓣装置包括瓣叶、瓣环、腱索和乳头肌，相连续的左心室和左心房也部分地参与二尖瓣的正常功能。二尖瓣装置中任何一个部分出现异常均可引起二尖瓣关闭不全。一般来说，二尖瓣关闭不全的患者在多数情况下均存在二尖瓣结构的多处异常，从而导致瓣膜反流。

从全球范围看，慢性风湿性心脏病仍是引起二尖瓣关闭不全的主要原因，约占40%。由于瓣叶纤维化与钙化，引起瓣膜的缩短与变硬，腱索融合、短缩，乳头肌增粗，使二尖瓣结构的活动严重受限，这种情况多与二尖瓣狭窄同时存在。

二尖瓣脱垂综合征是另一种常见的二尖瓣关闭不全病因，又称退行性二尖瓣病变据西方国家报道人群中的发病率达2%～5%。退行性二尖瓣病变又分为两类：一是Barlow病，二是弹力纤维缺陷症。前者多见于60岁以下的人群，有时出现家族性发病和马方样特征，主要因瓣膜组织的黏液样变性造成，常累及整个瓣膜结构，表现为广泛瓣叶冗长、过多，常见增厚，瓣环可见钙化，腱索延长、增粗，也可能变细或断裂，乳头肌常见纤维化、钙化。而后者多见于60岁以上患者，由纤维结缔组织的产生能力下降造成，常表现为瓣叶和腱索组织纤细、薄弱，二尖瓣脱垂部位多局限于瓣下腱索断裂处，使该处呈连枷样活动，并在血流冲刷下变厚，其他部位一般结构正常。这两类病因的区分有助于选择不同手术方法，改善长期预后。

二尖瓣还可能因外伤或感染性心内膜炎导致瓣叶穿孔、腱索断裂和瓣膜反流。在二尖瓣环钙化症中，瓣环硬化固定也可导致瓣膜关闭不全。左心室扩大时，二尖瓣环扩大使收缩期瓣叶对合不良，也会造成瓣膜关闭不全。另外，缺血性心脏病导致的乳头肌功能障碍甚至断裂，以及心肌梗死后心室重塑导致的乳头肌移位，均可引起二尖瓣关闭不全。

二、病理生理

二尖瓣反流量取决于反流口的大小和左心室、左心房之间的压力阶差。当左心室收缩力减弱以及前、后负荷增加时，左心室扩张，二尖瓣环相应扩大，反流口的面积也随之扩大；而在外周阻力增加，左心室后负荷上升，前向心排量下降时，左心室、左心房间的压差增大，二尖瓣反流加重。

二尖瓣关闭不全造成的无效射血，使左心室处于容量过负荷状态，逐步导致左心室扩大和心肌肥厚，最终出现心肌劳损和心力衰竭。由于反流面向左心房低压区，左心室射血分数呈假性升高。实际上，当二尖瓣重度反流患者的左心室射血分数轻度降低时，左心室收缩功能已有明显减退。

由于二尖瓣关闭不全使左心房容量增加，压力升高致使肺静脉淤血，出现劳力性呼吸困难症状。

肺静脉压升高可进一步引起肺动脉高压，继而影响右心室，导致右心室心肌肥厚劳损甚至衰竭。

应该指出，急性与慢性二尖瓣关闭不全的病理生理改变不同。急性二尖瓣关闭不全的左心室缺乏代偿性扩大与肥厚，难以承受突然增加的容量负荷，易发生急性左侧心力衰竭；左心房大小也基本正常，二尖瓣，反流致使左心房压急剧升高，可引起急性肺水肿。而对于慢性二尖瓣关闭不全，左心室容量负荷增加引起左心室代偿性扩大与心肌肥厚，保证了前向心排血量；左心房的代偿性扩大则有效地缓冲了反流，使左心房压保持在较低水平，故可较长时期无明显症状，称为代偿期。但是，当最终左心室收缩力显著降低，前向心排血量下降，左心室舒张末压升高，收缩末容积增加，反流量进一步增大，即可发生失代偿，出现左侧心力衰竭症状。

三、临床表现与诊断

(一)临床症状

二尖瓣关闭不全的临床表现是劳力性气急、胸闷和活动耐力下降等左侧心力衰竭症状，严重程度主要取决于二尖瓣关闭不全的严重程度、病变进展的速度、肺动脉高压的程度以及左心室收缩功能状态。慢性轻度二尖瓣关闭不全的患者可终身无症状；急性重度二尖瓣关闭不全则可迅速导致急性肺水肿。慢性中、重度二尖瓣关闭不全的患者可长期无明显症状，但是左心室心肌损害却隐匿、持续进展；一旦出现左侧心力衰竭症状，左心室心肌常已发生不可逆的损害。

风湿性二尖瓣关闭不全患者，自风湿热初次发作至出现症状的时间比二尖瓣狭窄病程长，而且急性并发症少，因心排血量低下引起的长期倦怠乏力是其显著的表现。房颤的发生虽可使心排血量进一步降低，但对症状的加重程度较二尖瓣狭窄为轻。

（二）体格检查

明显二尖瓣关闭不全的患者，心尖区搏动广泛而增强，心尖区可闻及吹风样收缩期杂音，向左腋下和肩胛区传导。二尖瓣后瓣叶病变时，杂音可向胸骨或主动脉瓣区传导。全收缩期和收缩晚期杂音是二尖瓣关闭不全的特征性表现，同时伴有肺动脉瓣区第二音亢进、分裂。此外，在重度二尖瓣关闭不全患者，还可在胸骨左下缘闻及功能性三尖瓣关闭不全的收缩期杂音。风湿性心脏病二尖瓣关闭不全常与狭窄并存，因此，听诊时既有收缩期又有舒张期杂音。出现心力衰竭患者两肺可闻及啰音和哮鸣音。此外，晚期患者则出现颈静脉怒张，肝大、腹腔积液与下肢水肿等右侧心力衰竭表现。

（三）心电图检查

主要的心电图表现为左心房肥大和心房颤动，重症患者可有左心室肥大的心电图表现，少数患者由于严重肺动脉高压显示右心室肥大。

（四）X 线检查

左心房与左心室增大是重度二尖瓣关闭不全的常见表现，特别是巨大左心房往往提示二尖瓣关闭不全。肺门血管明显增粗，肺野显示有淤血表现，如并发急性关闭不全，则可见肺间质水肿。

（五）超声心动图检查

二维和多普勒超声心动图检查可明确二尖瓣关闭不全诊断，测定心脏腔室大小和左心室收缩功能，对反流严重程度进行半定量评价。较之经胸超声心动图检查，经食管检查可更为准确地显示瓣膜病变情况（如瓣环扩大、腱索延长或断裂、瓣叶穿孔、瓣叶赘生物导致闭合不良等）具体病变部位以及瓣膜功能不全的类型。Carpentier 根据二尖瓣瓣叶开、闭运动的特征，提出了非常实用的二尖瓣关闭不全功能分型。

Ⅰ型：瓣叶活动正常，常见于左心室扩张导致的瓣环扩大或感染性心内膜炎导致的瓣叶穿孔。

Ⅱ型：瓣叶活动过度，瓣叶游离缘在收缩期超出瓣环平面以上，此种类型多见于退行性病变引起的腱索乳头肌延长或断裂。

Ⅲ型：瓣膜活动受限，又分为Ⅲa 型和Ⅲb 型。Ⅲa 型指收缩期瓣叶闭合和舒张期瓣叶开放均受限的情况，主要见于风湿性病变；Ⅲb 型指仅有收缩期瓣叶闭合运动受限的情况，多见于缺血性心脏病导致的乳头肌移位。

通过超声检查术前明确二尖瓣关闭不全的功能分型有助于选择相应的外科处理技术，对手术具有较强的指导意义。

四、外科治疗

(一)手术适应证

二尖瓣关闭不全的外科治疗策略应综合考虑以下几个方面:病因、起病情况(急、慢性)、反流大小、症状程度、左心室形态和功能、并发症情况(肺动脉高压、房颤等)以及可能施行的手术方式。

1.急性二尖瓣关闭不全

病情一般较重,心脏功能储备低下,全身状况差,手术风险高。一般应先予以积极内科处理,待心力衰竭纠正、全身状况改善后,择期手术。但是,如病情持续危重,则应考虑在积极抗心力衰竭治疗的前提下早期手术,挽救生命。

2.慢性二尖瓣关闭不全

一般说来,可依照以下建议决定慢性二尖瓣关闭不全患者手术策略:①轻到中度二尖瓣关闭不全不需要进行单独的二尖瓣手术。②无症状的重度二尖瓣关闭不全,如果患者左心室功能良好(EF>0.60,左心室收缩末内径<40mm)、无房颤、无肺动脉高压,可考虑行二尖瓣修复成形手术;若瓣膜修复术机会不大,也可以暂缓手术,密切随访。如新发房颤或肺动脉高压,则应进行手术,即使置换瓣膜也有利于长远效果。③无症状的重度二尖瓣关闭不全患者,如果出现左心室功能减退(EF≤0.60 或左心室收缩末内径≥40mm),则应积极进行瓣膜成形或置换手术。④有症状的重度二尖瓣关闭不全患者,只要没有左心室功能尚可(EF>0.30,左心室收缩末内径<55mm),均应积极进行瓣膜成形或置换手术;对于存在左心室功能严重低下者(EF>0.30或左心室收缩末内径<55mm),只要可以保留瓣下腱索,手术也是有利的。⑤对于非风湿性心脏病患者,一般均首选二尖瓣成形术,不能成形或成形失败的采用二尖瓣置换术。

风湿性病变患者通常均并发二尖瓣狭窄或主动脉瓣病变,缺血性二尖瓣关闭不全患者常需要进行冠脉旁路移植手术,这类情况应综合考虑病情后决定手术指征。

(二)手术方法

主要有两种,二尖瓣成形术与二尖瓣置换术。一般公认,二尖瓣成形术在多个方面比二尖瓣置换术更有优势。第一,由于成形术后二尖瓣装置的结构完整性得以保存,术后左心室功能保护较好;而二尖瓣置换术常需要切除部分腱索,术后心功能影响较大;第二,二尖瓣置换术后面临机械瓣抗凝并发症生物瓣衰坏及人造瓣膜心内膜炎的风险;第三,二尖瓣成形术后的早、晚期生存均优于二尖瓣置换术,可能与左心室功能保护较好有关。尽管如此,具体施行何种术式,主要依据是不同病因引起的瓣膜结构损害形式与严重程度在手术中最后决定。风湿性二尖瓣关闭不全,在早期主要是瓣叶结构的炎性改变与纤维化,并伴有不同程度的瓣环扩大,这种情况可以应用瓣膜成形术矫正;如进一步发展引起瓣膜及其瓣下结构变形、钙化,腱索融合与短缩,应用瓣膜成形术难以奏效,则需行人造瓣膜置换术。二尖瓣脱垂则多为瓣膜的黏液退行性变化,随着黏液基质的进一步增多,引起瓣叶过剩与脱垂,而且由于腱索的张力增加可引起断裂。这类病变多可用瓣膜成形术矫正。这两种手术各有其优点与缺点,瓣膜置换术须终生服抗凝药预防可能引起的血栓栓塞,瓣膜成形术有复发的可能。一般而论,风湿性二尖瓣关闭不全,修复成形术的可能性较少,而退行性病变修复成形术的可能性较大。

1.二尖瓣修复成形术

基本方法是进行胸部正中切口，纵行切开心包，经升主动脉、上腔静脉和下腔静脉插管，建立体外循环，并行血液降温，主动脉根部灌注心肌保护液。心脏停搏后，经左心房切口显露二尖瓣。仔细探查、分析瓣膜，根据二尖瓣关闭不全的病因、病变和功能分型，采取相应的成形技术，常用的方法有后瓣叶矩形或三角形切除术、前瓣叶三角形切除术、腱索转移术、人工腱索植入术、腱索折叠缩短手术、融合腱索劈开或开窗、人造成形环植入术以及缘对缘缝合双孔成形术等。二尖瓣关闭不全往往是多种因素引起的，例如二尖瓣脱垂的患者，既有腱索延长或断裂，又有瓣环扩大，因此瓣膜成形必须综合采用多种方法，同时矫正不同病变而达到恢复瓣膜关闭功能的目的。

瓣膜修复成形术完成以后，必须向左心室内注水观察瓣膜的形态和活动，待心脏恢复跳动并循环稳定后，应用经食管多普勒超声心动图观察瓣膜的开闭状况。如遗留显著的关闭不全，应重新灌注心脏停搏液，在心脏静止的状态下切开左心房探查矫正的情况，如不能彻底矫正，应改用人造瓣膜置换术。

2.二尖瓣置换术

麻醉手术切口与体外循环的基本方法与瓣膜修复成形术相同。经左心房切口显露二尖瓣后，探查瓣膜病变，用瓣膜钳夹住二尖瓣叶牵拉，沿瓣叶根部距瓣环 2mm 处环形切除瓣膜。应尽可能保留全瓣下结构，瓣叶可采用折叠缝合，将其卷缩靠近瓣环，然后在瓣环上采用带垫片间断褥式缝合 14～18 针。如果腱索与乳头肌病变较重，可仅保留后瓣叶部分腱索与乳头肌的连续性。缝合完毕，用生理盐水冲洗左心室，清除残留的碎屑与细微的腱索。选用相适应型号的人造瓣膜固定在持瓣器上，把瓣膜缝线依次缝合在人造瓣膜缝环上，然后整理并提起缝线，把人造瓣膜送入二尖瓣口，旋转入造瓣膜至正确的方位，依次缝合打结固定。缝合完毕，检查人造瓣膜的启闭功能，然后缝合左心房切口，待心脏自动或电击复跳后，逐渐体外循环血液复温，待心跳搏动有力、心跳血压恢复正常后，停止体外循环，依次缝合心包与关闭胸腔各层切口。

实践与临床研究表明，保留二尖瓣瓣下结构，可维护左心室的收缩功能，避免左心室破裂。因此，对各种病因引起的二尖瓣与瓣下结构异常，在二尖瓣置换术时，应力争保留腱索与乳头肌的完整性。近年来，临床实践应用的各种保留瓣下结构的方法，如保留前后瓣的腱索与乳头肌，或保留后瓣的瓣下结构，甚至因腱索损害严重无法保留的患者，采用人工腱索来维系左心室的收缩功能，均收到良好的效果。

人造心脏瓣膜主要有机械瓣膜与生物瓣膜两大类可供选用。当前，机械瓣膜均选用有效开口面积较大的双叶瓣，因其耐久性强，主要用于较年轻的患者，但须终生抗凝治疗，因此存在与抗凝有关的血栓栓塞和出血并发症。生物瓣中最常用经低压和防钙化处理的异种猪瓣与牛心包瓣，增加了其耐久性，血液相容性较好，主要用于 65 岁以上的老年患者，对于窦性心律患者无须术后华法林抗凝。

(三)疗效评价

二尖瓣关闭不全的患者施行瓣膜修复成形术的早期病死率已降至 1%～4%；二尖瓣置换术为 2%～7%。术前心功能Ⅱ级，左心室舒张期压力＜12mmHg，左心室射血分数和收缩末期容量正常的患者,手术效果较好。二尖瓣修复成形与瓣膜置换术后长期生存的患者,大部分临床症状和生活质量获得改善,左心室重量和舒张末期容量下降,心肌收缩功能改善。但术前明显左心功能不全的患者,术后长期的生存和功能预后相对较差。二尖瓣关闭不全的病因对手术效果也有重要影响,继发于局部缺血性心脏病的患者,术后5年生存率约为40%,而风湿性二尖瓣关闭不全,5年生存率约为70%。在适应证选择较好的患者中,二尖瓣修复成形术后复发率小于每年1%。

第四节 三尖瓣狭窄与关闭不全

一、病因与病理生理

三尖瓣狭窄通常是风湿性心脏病的表现,单纯发病者罕见,多与左心瓣膜病合并存在,即风湿性二尖瓣病变合并三尖瓣病变;或二尖瓣、主动脉瓣病变合并三尖瓣病变,约占风湿性瓣膜病的5%,因此,风湿性三尖瓣病变是联合瓣膜病的一个组成部分。风湿性三尖瓣病变的病理改变较二尖瓣病理改变较轻,瓣叶多为纤维化增厚,钙化者少见;交界融合多发生在前瓣与隔瓣和前瓣与后瓣的交界处,乳头肌病变轻微。三尖瓣狭窄的血流动力学特点,表现为舒张期右心房和右心室之间出现压力阶差,并在运动与吸气时因血液流经瓣膜增多而升高,在静息和呼气时因血流减少而降低。三尖瓣跨瓣压差超过2～5mmHg,就足以因右心房平均压升高引起体循环静脉系统淤血,发生颈静脉怒张、肝脏淤血、腹腔积液、胸膜腔积液和下肢水肿,同时出现心排血量下降。

三尖瓣关闭不全多为继发性,最常见的原因是左心瓣膜病变,特别是二尖瓣病变引起的左心房压与肺动脉压升高,继而右心室及三尖瓣环扩大所致的功能性关闭不全。扩张型心肌病、原发性肺动脉高压和艾森曼格综合征也可导致右心室及三尖瓣环扩大引起继发性三尖瓣关闭不全。另外,吸毒相关的心内膜炎多侵犯三尖瓣,右心房肿瘤可累及三尖瓣,右心室梗死造成乳头肌断裂或功能异常,类癌综合征造成三尖瓣叶心室面纤维沉着,胸部钝性外伤可导致三尖瓣腱索断裂,这些情况均可引起三尖瓣关闭不全。三尖瓣关闭不全可使右心房容量增加和压力升高,右心室舒张末容量增多及舒张充盈压升高,引起右心房和右心室扩大,三尖瓣环随之扩大,进一步加重三尖瓣反流。右心室显著扩张可使室间隔向左侧移位,挤压左心室使其舒张受限制,又会引起或加重肺动脉高压,进一步加重右心的负担。如此恶性循环又称为"限制—扩张综合征",最终导致右侧心力衰竭。

二、临床表现与诊断

(一)临床症状和体征

三尖瓣狭窄通常并发于二尖瓣狭窄,临床特征为低心排出量引起的乏力以及体循环淤血表现,如腹胀、肝大、下肢水肿和颈静脉怒张等,很少能够闻及三尖瓣狭窄本身引起的心脏杂音。轻、中度三尖瓣关闭不全患者常无任何直接相关的症状、体征;重度三尖瓣关闭不全的患者无肺动脉高压时,一般耐受良好,但当合并肺动脉高压时,可有明显的右侧心力衰竭表现,如虚弱、乏力等低心排血量表现以及全身静脉淤血表现，有时出现恶病质、腹腔积液和黄疸，在胸骨左缘第4、5肋间及剑突下可闻及柔和的收缩期吹风样杂音。

(二)心电图检查

三尖瓣狭窄和关闭不全并无明显和敏感的心电图特征，一般为P波增高、增宽等右心房或双房扩大和右心室肥大伴劳损等表现，常伴有房颤心律或房室传导异常。

(三)X线检查

三尖瓣狭窄和关闭不全的胸部X线表现为心脏阴影明显增大，右心房显著增大，右心室边缘明显外突，可延伸至上腔静脉与奇静脉扩大，合并的二尖瓣病变的肺血管改变有可能被掩盖。

(四)超声心动图检查

三尖瓣狭窄二维超声心动图的表现为瓣叶增厚与运动受限，多普勒显示跨瓣流速加快和压差升高。三尖瓣关闭不全的患者心脏超声检查表现为右心房、三尖瓣环和右心室明显扩大，收缩期可见三尖瓣反流束，是半定量评估三尖瓣关闭不全程度较为敏感与可靠的方法。

三、治疗

风湿性三尖瓣狭窄的患者，几乎均为左心瓣膜病，如二尖瓣病变甚至合并主动脉瓣膜病等联合瓣膜病变的形式出现。在外科处理时，左心瓣膜修复成形或置换术后，应同期施行三尖瓣狭窄的手术处理。风湿性三尖瓣器质性病理改变一般比二尖瓣为轻，成形机会较大，可施行交界切开以扩大瓣口面积，游离瓣下结构，恢复瓣叶活动性，同时为避免遗留三尖瓣关闭不全，可加做人造瓣环植入成形术。只有三尖瓣损害严重、无法做修复成形术的患者才应考虑施行三尖瓣置换术。因右心血流相对较慢，三尖瓣机械瓣置换术后抗凝要求较高，术后患者血栓栓塞和出血并发症发生率高于左心瓣膜置换术后患者。

轻、中度三尖瓣关闭不全，患者可以耐受良好，可予以强心、利尿、限盐和超声随访等处理，无须单独行手术。但对继发于左心瓣膜病的三尖瓣关闭不全，在施行左心瓣膜手术同期应积极处理三尖瓣中、重度反流或三尖瓣环明显扩张的情况，有助于预防左心瓣膜术后远期出现三尖瓣关闭不全。对于单纯的重度三尖瓣关闭不全，手术指征尚无定论。一般认为，合并重度肺高压和右心功能严重减退的患者不宜行单纯的三尖瓣成形术或置换术，术后病死率高，且远期生存和功能预后均差。三尖瓣环成形术的手术技术包括缝线成形和人造瓣环成形两类：常用的缝线成形技术有De Vega瓣环成形术和Kay二瓣化成形术；人造瓣环成形术则是植入软质或硬质的人造成形环，对三尖瓣环既起到缩环作用，又可重塑、固定和保持其形态，效果更加确实。严重器质性病变引起的三尖瓣关闭不全，无法实现修复时可进行三尖瓣置换手术。

第三章　神经外科疾病

第一节　头皮损伤

一、应用解剖

(一)额顶枕部

头皮是被覆于头颅穹隆部的软组织，头皮是颅脑部防御外界暴力的表面屏障，具有较大的弹性和韧性，对压力和牵张力均有较强的抗力。故而暴力可以通过头皮及颅骨传入颅内，造成脑组织的损伤，而头皮却完整无损或有轻微的损伤。头皮的结构与身体其他部位的皮肤有明显的不同，表层毛发浓密、血运丰富，皮下组织结构致密，有短纤维隔将表层、皮下组织层和帽状腱膜层连接在一起，三位一体不易分离，其间富含脂肪颗粒，有一定保护作用。帽状腱膜与颅骨骨膜之间有一疏松的结缔组织间隙，使头皮可赖以滑动，故有缓冲外界暴力的作用。当近于垂直的暴力作用在头皮上，由于有硬组织颅骨的衬垫，常致头皮挫伤或头皮血肿，严重时可引起挫裂伤；近于斜向的或切线的外力，因为头皮的滑动常导致头皮的裂伤、撕裂伤，但在一定程度上又能缓冲暴力作用在颅骨上的强度。解剖学上可分为5层。

(1)皮肤层较身体其他部位的厚而致密，含有大量毛囊、皮脂腺和汗腺。含有丰富的血管和淋巴管，外伤时出血多，但愈合较快。

(2)皮下组织层由脂肪和粗大而垂直的纤维束构成，皮肤层和帽状腱膜层均由短纤维紧密相连，是结合成头皮的关键，富含血管神经。

(3)帽状腱膜层覆盖于颅顶上部，为大片白色坚韧的腱膜结构，前连于额肌，后连于枕肌，侧方与颞浅筋膜融合，坚韧且有张力。该层与骨膜连接疏松，是易产生巨大帽状腱膜下血肿的原因。

(4)腱膜下层由纤细而疏松的结缔组织构成，其间有许多血管与颅内静脉窦相通。

(5)骨膜层紧贴于颅骨外板，在颅缝贴附紧密，其余部位贴附疏松，可自颅骨表面剥离。

(二)颞部

颞部头皮向上以颞上线与颞顶枕部相接，向下以颧弓上缘为界。组织结构可分以下6层。

(1)皮肤颞后部皮肤与额顶枕部相同，前部皮肤较薄。

(2)皮下组织与皮肤结合不紧密，没有致密纤维性小梁，皮下组织内有耳颞神经、颞浅动、静脉经过。

(3)颞浅筋膜系帽状腱膜直接延续而成，在此处较薄弱。

(4)颞深筋膜被盖在颞肌表面，上起颞上线，向下分为深浅两层，分别附于颧弓的内外面，两层间合成一封闭间隙，内容脂肪组织。深层筋膜质地较硬，内含腱纤维，创伤撕裂后，手指触及裂缘，易误认为骨折。

(5)颞肌起自颞窝表面,向下以肌腱止于下颌骨喙突。颞肌表面与颞深筋膜之间有一间隙,内含脂肪,向下与颊脂体相延续。

(6)骨膜此处骨膜与骨紧密相结合,不易分开。

(三)颅顶软组织血管

1.动脉

颅顶软组织的血液供给非常丰富,动脉之间吻合极多,所以头皮损伤愈合较快,对于创伤治疗十分有利。但是另一方面因为血管丰富,头皮动脉在皮下组织内受其周围的纤维性小梁的限制,当头皮损伤时血管壁不易收缩,所以出血极多甚至导致休克,必须用特殊止血法止血。

供应颅顶头皮的动脉,除眼动脉的两个终枝外,都是颈外动脉的分枝。

(1)眶上动脉和额动脉是眼动脉(发自颈内动脉)的终枝。自眶内绕过眶上缘向上分布于额部皮肤。在内眦部,眼动脉的分枝鼻背动脉与面动脉的终枝内眦动脉相吻合。

(2)颞浅动脉是颈外动脉的一个终枝,越过颧弓根部后,行至皮下组织内(此处可以压迫止血),随即分成前、后两枝。前枝(额枝)分布额部,与眶上动脉相吻合;后枝(顶枝)走向顶部与对侧同名动脉相吻合。

(3)耳后动脉:自颈外动脉发出后,在耳郭后上行,分布于耳郭后部的肌肉皮肤。

(4)枕动脉起自颈外动脉,沿乳突根部内侧向后上,在乳突后部分成许多小枝,分布顶枕部肌肉皮肤。另有脑膜枝经颈静脉孔和髁孔入颅,供应颅后窝的硬脑膜。

上述诸动脉的行走方向都是由下向上,呈放射状走向颅顶,故手术钻孔或开颅时,皆应以颅顶为中心做放射状切口,皮瓣蒂部朝下,以保留供应皮瓣的血管主干不受损伤。

2.静脉

头皮静脉与同名动脉伴行,各静脉相互交通,额部的静脉汇成内眦静脉,进而构成面前静脉;颞部的静脉汇成颞浅静脉;枕部的静脉汇入颈外浅静脉。

颅外静脉还借导血管和板障静脉与颅内的静脉窦相交通。头颅部的静脉没有静脉瓣,故头、面部的化脓性感染,常因肌肉收缩或挤压而经此路径引起颅骨或颅内感染。

常见的颅内、外静脉交通有以下几支。

(1)内眦静脉经眼静脉与海绵窦交通在内眦至口角连线以内的区域发生化脓感染时,可通过此路径而造成感染性海绵窦栓塞,故此区有“危险三角区”之称。

(2)顶部导血管位于顶骨前内侧部,联结头皮静脉与上矢状窦。顶部帽状腱膜下感染可引起上矢状窦感染性栓塞。

(3)乳突部导血管经乳突孔联结乙状窦与耳后静脉或枕静脉。

(4)枕部导血管联结枕静脉和横窦。项部的痈肿有引起横窦栓塞的危险。

(5)经卵圆孔的导血管联结翼静脉丛和海绵窦,故面深部的感染引起海绵窦感染者也不少见。正常情况下,板障静脉和导血管的静脉血流很不活跃,但当颅压增高时,颅内静脉血可经导血管流向颅外,所以在长期颅压增高的患者,板障静脉和导血管可以扩张变粗,儿童尚可见到头皮静脉怒张现象。

(四)淋巴

颅顶没有淋巴结,所有淋巴结均位于头颈交界处,头部浅淋巴管分别注入下述淋巴结。

(1)腮腺(耳前)淋巴结位于颧弓上下侧,咬肌筋膜外面,有颞部和部分额部的淋巴管注入。

(2)下颌下淋巴结在颌下腺附近,有额部的淋巴管注入。

(3)耳后淋巴结在枕部皮下斜方肌起始处,有颅顶后半部的淋巴管注入。

以上淋巴结最后注入颈浅淋巴结和颈深淋巴结。

(五)神经

除面神经分布于额肌、枕肌和耳周围肌外,颅顶部头皮的神经都是感觉神经。额部皮肤主要是三叉神经第一枝眼神经的眶上神经和滑车上神经分布。颞部皮肤主要由三叉神经第三枝下颌神经的耳颞神经分布。耳郭后面皮肤由颈丛的分枝耳大神经分布。枕部皮肤由第2颈神经的后枝枕大神经和颈丛的分枝枕小神经分布。枕大神经投影在枕外隆凸下2cm距中线2～4cm处,穿出斜方肌腱,分布枕部大部皮肤。枕大神经附近的瘢痕、粘连可引起枕部疼痛(枕大神经痛),常在其浅出处做枕大神经封闭治疗。

二、头皮损伤的类型及处理

颅脑损伤患者多有头皮损伤。头皮是一种特殊的皮肤,含有大量头发、毛囊、皮脂腺、汗腺及皮屑,往往隐藏污垢和细菌,一旦发生开放性损伤,容易引起感染,但头皮的血液循环十分丰富,仍有较好的抗感染能力。头皮损伤外科处理时的麻醉选择,要根据伤情及患者的合作程度而定。头皮裂伤清创缝合一般多采用局麻,对头皮损伤较重或范围较大者,仍以全身麻醉为佳。单纯头皮损伤通常不致引起严重后果,但有时也可因头皮损伤后大量出血导致休克,所以应妥善处理。另外,头皮损伤若处理不当,可诱发深部感染,因此对于头皮损伤应给予足够的重视。

(一)头皮擦伤

1.临床表现

(1)头皮表层不规则轻微损伤。

(2)有不同深度的表皮质脱落。

(3)有少量出血或血清渗出。

2.诊断要点

损伤仅累及头皮表层。

3.治疗原则

处理时一般不需要包扎,只需将擦伤区域及其周围头发剪去,用肥皂水及生理盐水洗净,拭干,涂以红汞或甲紫即可。

(二)头皮挫伤

1.临床表现

(1)头皮表面可见局限性的擦伤,擦伤处及其周围组织有肿胀、压痛。

(2)有时皮下可出现青紫、淤血。

(3)可同时伴有头皮下血肿。

2.诊断要点

损伤仅累及头皮表层及真皮层。

3.治疗原则

将损伤局部头皮消毒包扎即可，亦可在涂以红汞或甲紫后采用暴露疗法，注意保持伤口干燥。

(三)头皮血肿

头皮富含血管，遭受各种钝性打击后，可导致组织内血管破裂出血，从而形成各种血肿。头皮出血常发生在皮下组织、帽状腱膜下或骨膜下并易于形成血肿。其所在部位和类型有助于分析致伤机制，并能对颅骨和脑的损伤做出估计。

1.皮下血肿

头皮的皮下组织层是头皮血管、神经和淋巴汇集的部位，伤后易发生出血、水肿。

(1)临床表现：由于头皮下血肿位于头皮表层和帽状腱膜，受皮下纤维隔限制而有其特殊表现：①体积小、张力高。②疼痛十分显著。③扪诊时中心稍软，周边隆起较硬，往往误为凹陷骨折。

(2)诊断要点：采用X线切线位拍片的方法或在血肿缘加压排开组织内血液和水肿后，即可辨明有无凹陷骨折。有助于排除凹陷骨折，以明确皮下血肿的诊断。

(3)治疗原则：皮下血肿无须特殊治疗，早期给予冷敷以减少出血和疼痛，24～48h后改为热敷以促进其吸收。

2.帽状腱膜下血肿

帽状腱膜下层是一疏松的结缔组织层，其间有连接头皮静脉和颅骨板障静脉以及对脑神经。原发性颅脑损伤静脉窦的导血管。当头部遭受斜向暴力时，头皮发生剧烈的滑动，可引起导血管撕裂，出血较易扩散，常形成巨大血肿。

(1)临床表现：①血肿范围宽广，严重时血肿边界与帽状腱膜附着缘一致，前至眉弓，后至枕外隆凸与上项线，两侧达颧弓部，恰似一顶帽子戴在患者头上。②血肿张力低，波动明显，疼痛较轻，有贫血外貌。③婴幼儿巨大帽状腱膜下血肿，可引起失血性休克。

(2)诊断要点：采用影像学检查结合外伤史及临床表现诊断。

(3)治疗原则：帽状腱膜下血肿的处理，对较小的血肿亦可采用早期冷敷、加压包扎，24～48h后改为热敷，待其自行吸收。若血肿巨大，则应在严格皮肤准备和消毒下，分次穿刺抽吸积血后加压包扎，尤其对婴幼儿患者，须间隔1～2d穿刺1次，并根据情况给予抗生素，必要时尚需补充血容量的不足。多次穿刺仍复发的头皮血肿，应考虑是否合并全身出血性疾病，并做相应检查，有时需要切开止血或皮管持续引流。头皮血肿继发感染者，应立即切开排脓，放置引流，创口换药处理。

3.骨膜下血肿

颅骨骨膜下血肿，除婴儿可因产伤或胎头吸引助产所致者外，一般都伴有颅骨线形骨折。出血来源多为板障出血或因骨膜剥离而致，血液积聚在骨膜与颅骨表面。

(1)临床表现：血肿周界限于骨缝，这是因为颅骨在发育过程中，将骨膜夹嵌在骨缝之内，故很少有骨膜下血肿超过骨缝者，除非骨折线跨越两块颅骨，但血肿仍将止于另一块颅骨的骨缝。

(2)诊断要点：采用影像学检查结合临床表现诊断。

(3)治疗原则：骨膜下血肿的处理，早期仍以冷敷为宜，但忌用强力加压包扎，以防积血经骨折缝流入颅内，引起硬脑膜外血肿。血肿较大时，应在严格备皮和消毒情况下施行穿刺，抽吸积血1～2次即可恢复。对较小的骨膜下血肿，亦可采用先冷敷，后热敷待其自行吸收的方法。但婴幼儿骨膜下血肿易发生骨化形成骨性包壳，难以消散，对这种血肿宜及时行穿刺抽吸并加压包扎。

4.新生儿头皮血肿及其处理

(1)胎头水肿(产瘤)：新生儿在分娩过程中，头皮受产道压迫，局部血液、淋巴循环障碍，血浆外渗，致使产生头皮血肿。表现为头顶部半圆形包块、表皮红肿，触之柔软，无波动感透光试验阴性。临床不需要特殊处理，3～5d后可自行消失。

(2)帽状腱膜下血肿：出血量较大，血肿范围广。头颅明显肿胀变形，一般不做血肿穿刺而行保守治疗。血肿进行性增大，可试行压迫颞浅动脉，如果有效，可结扎该动脉。患儿如出现面色苍白、心率加快等血容量不足表现，应及时处理。

(3)骨膜下血肿(头血肿)：由于骨外膜剥离所致。多见于初产妇和难产新生儿，约25%可伴有颅骨骨折。血肿多发于头顶部，表面皮肤正常，呈半圆形、光滑、边界清楚，触之张力高，可有波动感。以后由于部分血肿出现骨化，触之高低不平。常合并产瘤，早期不易发现。一般2～6周逐渐吸收，如未见明显吸收，应在严格无菌条件下行血肿穿刺抽出积血，以避免演变成骨囊肿。

(四)头皮裂伤

头皮裂伤后容易招致感染，但头皮血液循环十分丰富，虽然头皮发生裂伤，只要能够及时施行彻底的清创，感染并不多见。在头皮各层中，帽状腱膜是一层坚韧的致密结缔组织，它不仅是维持头皮张力的重要结构，也是防御浅表感染侵入颅内的屏障。当头皮裂伤较浅，未伤及帽状腱膜时，裂口不易张开，血管断端难以收缩止血，出血较多。若帽状腱膜断裂，则伤口明显裂开，损伤的血管断端易于随伤口收缩、自凝，反而较少出血。

1.头皮单纯裂伤

(1)临床表现：常因锐器的刺伤或切割伤，裂口较平直，创缘整齐无缺损，伤口的深浅多随致伤因素而异。除少数锐器直接穿戳或劈砍进入颅内，造成开放性颅脑损伤者外，大多数单纯裂伤仅限于头皮，有时可深达骨膜，但颅骨常完整无损，也不伴有脑损伤。

(2)诊断要点：详细询问伤情，并结合临床表现，必要时进行头颅影像学检查排除其他伤情。

(3)治疗原则：应尽早施行清创缝合，即使伤后逾24h，只要没有明显的感染征象，仍可进行彻底清创一期缝合，同时应给予抗菌药物及TAT注射。

清创缝合方法：剃光裂口周围至少8cm以内的头皮，在局麻或全麻下，用灭菌盐水冲洗伤口，然后用消毒软毛刷蘸肥皂水刷净创口和周围头皮，彻底清除可见的毛发、泥沙及异物等，再用生理盐水冲洗，冲净肥皂泡沫，继而用灭菌干纱布拭干以碘酒，乙醇消毒伤口周围皮肤，对活跃的出血点可用压迫或钳夹的方法暂时控制，待清创时再一一彻底止血。常规铺巾后由外及里分层清创，创缘修剪不可过多，以免增加缝合时的张力。残存的异物和失去活力的组织均应清除，术毕缝合帽状腱膜和皮肤。若直接缝合有困难时可将帽状腱膜下疏松组织层向周围潜行分离，施行松解后缝合；必要时亦可将裂口做S形或瓣形延长切口，以利缝合。一般不放皮下引流条。

2.头皮复杂裂伤

(1)临床表现：常为钝器损伤或因头部碰撞所致，裂口多不规则，创缘有挫伤痕迹，创口间尚有纤维组织相连，没有完全断离。伤口的形态常能反映致伤物的大小和形状。这类创伤往往伴有颅骨骨折或脑损伤，严重者可引起粉碎性凹陷骨折，故常有毛发或泥沙等异物嵌入，易致感染。

(2)诊断要点：详细询问伤情，并结合临床表现，必要时进行头颅X线片或CT检查排除其他伤情。

(3)治疗原则：清创缝合方法是术前准备和创口的冲洗，清创方法已如上述。对复杂的头皮裂伤进行清创时，应做好输血的准备。机械性清洁、冲洗应在麻醉后进行，以免因剧烈疼痛刺激引起的心血管不良反应。对头皮裂口应按清创需要有计划地适当延长，或做附加切口，以便创口能够一期缝合或经修补后缝合。创缘修剪不可过多，但必须将已失去血供的挫伤皮缘切除，以确保伤口的愈合。对头皮残缺的部分，可采用转移皮瓣的方法，将创面闭合，供皮区保留骨膜，以中厚皮片植皮。

3.头皮撕裂伤

(1)临床表现：大多为斜向或切线方向的暴力作用在头皮上所致，撕裂的头皮往往呈舌状或瓣状，常有一蒂部与头部相连。头皮撕裂伤一般不伴有颅骨和脑损伤，极少伴有颅骨骨折或颅内出血。这类患者失血较多，有时可达到休克的程度。

(2)诊断要点：详细询问伤情，并结合临床表现，头颅影像学检查可排除其他伤情。

(3)治疗原则：清创缝合方法是原则上除小心保护残蒂之外，应尽量减少缝合时的张力，可采用帽状腱膜下层分离，松解裂口周围头皮，然后予以分层缝合。由于撕裂的皮瓣并未完全撕脱，常能维持一定的血液供应，清创时切勿将相连的蒂部扯下或剪断。有时看来十分窄小的残蒂，虽然难以提供足够的血供，但却能使整个皮瓣存活。若缝合时张力过大，应首先保证皮瓣基部的缝合，然后将皮瓣前端部分另行松弛切口或转移皮瓣加以修补。

(五)头皮撕脱伤

强大暴力拉扯头皮，将大片头皮自帽状腱膜下层或连同骨外膜撕脱，甚至将肌肉、一侧或双侧耳郭、上眼睑一并撕脱。

1.现场急救处理

(1)防止失血性休克，立即用大块无菌棉垫、纱布压迫创面，加压包扎。

(2)防止疼痛性休克，使用强镇痛剂。

(3)注射破伤风抗毒素。

(4)在无菌、无水和低温密封下保护撕脱头皮并随同伤者一起，送往有治疗条件的医院。

2.头皮撕脱伤的治疗

原则是根据创面条件和头皮撕脱的程度，选择显微外科技术等最佳手术方法，以达到消灭创面、恢复和重建头皮血运的目的，从而最大限度地提高头皮存活率。

(1)撕脱头皮未完全离体，有良好血液供应：剃发彻底清创、消毒后，将撕脱头皮直接与周围正常皮肤缝合,留置皮管负压引流,创面加压固定包扎。

(2)撕脱头皮完全离体,无血液供应:①撕脱头皮无严重挫伤,保护良好,创面干净,血管无严重扯拉损伤。此种情况,应立即行自体头皮再植术。撕脱头皮的头发尽量地剪短,不刮头皮,避免损伤头皮和遗留残发不易清除,消毒后放入冰肝素林格液中清洗,寻找头皮主要血管(眶上动静脉、滑车动静脉、颞浅动静脉、耳后动静脉)并做出标记,选择直径较大动静脉1~2条,在显微镜下行血管端端吻合。吻合动脉直径必须大于1mm,吻合部位必须是从正常头皮中分离而出,血管内膜无损伤,否则吻合成功率明显降低。为减少头皮热缺血时间,应争分夺秒先吻合一支头皮动脉,然后再逐一吻合其他血管。如果头皮静脉损伤严重,吻合困难,可采用自体大隐静脉移植,必须保证至少一条静脉吻合通畅。如果撕脱头皮颜色转红,创面出现渗血,说明吻合口通畅,头皮血液供应恢复。缝合固定头皮时,应避免吻合血管扭曲和牵拉。留置皮管负压引流,轻压包扎。应慎重选择吻合血管,以免吻合失败后,创面失去一期植皮的机会。②因各种原因无法进行头皮血管显微吻合术,头部创面无明显污染,骨膜完整。此种情况,可将撕脱头皮削成薄层或中厚皮片一期植皮。皮片与周围正常皮肤吻合固定,加压包扎以防止移位。皮片越薄,成活率越高,皮片越厚,成活率越低,但存活后皮片越接近正常皮肤。③头皮连同骨膜一起撕脱,颅骨暴露,血管显微吻合失败。在创面小的情况下,可利用旋转皮瓣或筋膜转移覆盖暴露的颅骨,同时供应区皮肤缺损行一期植皮。筋膜转移区创面择期行二期植皮。④颅骨暴露范围大而无法做皮瓣和筋膜转移者,可行大网膜移植联合植皮术。剖腹取自体大网膜,结扎切断左胃网膜动静脉,保留右胃网膜动静脉以备血管吻合。将离体大网膜置于利多卡因肝素液中,轻轻挤揉,然后铺盖颅骨表面,四周吻合固定。将右胃网膜动静脉与颞浅动静脉吻合,如果颞浅静脉损伤,取自体大隐静脉一条,长8~10cm,做右胃网膜静脉和颈外静脉搭桥。大网膜血液循环恢复后,立即取自体中厚皮片一块,覆盖大网膜表面,四周与正常皮肤吻合固定,轻压包扎。⑤对于上述诸种手术均失败,且伴大面积颅骨暴露者。切除颅骨外板或在颅骨表面每间隔1cm钻孔直达板障层。待肉芽生长后二期植皮。

3.头皮、创面严重挫伤和污染

(1)撕脱头皮严重挫伤或污染,而头部创面条件较好者,可从股部和大腿内侧取薄层或中厚皮片,行创面一期植皮。

(2)头部创面严重挫伤或污染而无法植皮者,彻底清创消毒后可以利用周围正常头皮做旋转皮瓣覆盖创面,皮瓣下留置引流管。供皮区头皮缺损一期植皮。

(3)创面已感染者,应换药处理。待创面炎症控制,肉芽生长良好时行二期植皮。

(六)头皮缺损

1.小面积头皮缺损的处理

头皮缺损小于1.0cm,沿原创口两侧,潜行分离帽状腱膜下层各4~5cm,使皮肤向中心滑行靠拢,而能直接缝合伤口。

2.中等面积头皮缺损的处理

头皮缺损小于6.0cm,无法直接缝合,需做辅加切口,以改变原缺损形态,减少缝合张力,以利缝合。

(1)椭圆形或菱形头皮缺损:利用"S"形切口,沿伤口轴线两极做反方向弧形延长切口后,分离伤口两侧帽状腱膜下层，再前后滑行皮瓣，分两层缝合伤口。

(2)三角形头皮缺损：利用三臂切口，沿伤口三个角做不同方向的弧形延长切口，长度根据缺损大小确定，充分分离切口范围的帽状腱膜下层，旋转滑行皮瓣，分两层缝合伤口。

3.大面积头皮缺损的处理

不规则和大面积头皮缺损，利用转移皮瓣修复。常用辅加切口有弧形切口和长方形切口。切口长度和形态需要经过术前计算和设计。双侧平行切口因为影响伤口血液供应而目前已少用。术中通过皮瓣移位和旋转覆盖原头皮缺损区，供皮区出现的新鲜创面应有完整骨膜，可行一期植皮。皮瓣转移后，在基底部成角处多余皮肤形成"猫耳"，不可立即切除，以免影响皮瓣血液供应，应留待二期处理。临床常用头皮瓣有：颞项后或颞枕部皮瓣向前转移修复顶前部创面，枕动脉轴型皮瓣向前转移修复颞顶部创面，颞顶部和颞枕部皮瓣向后转移修复顶枕部创面。

第二节　脑损伤

脑损伤是指暴力作用于头部造成的脑组织器质性损伤。根据致伤物、受力程度等因素不同，将伤后脑组织是否与外界相通而分为开放性和闭合性脑损伤；前者多由锐器或火器直接造成，均伴有头皮裂伤，颅骨骨折、硬脑膜破裂和脑脊液漏；后者为头部受到钝性物体或间接暴力所致，往往头皮颅骨完整，或即便头皮、颅骨损伤，但硬脑膜完整，无脑脊液漏，为闭合性脑损伤。

根据脑损伤发生的时间，可将颅脑损伤分为原发性和继发性脑损伤，前者主要是指暴力作用在脑组织的一瞬间所造成损伤，即神经组织和脑血管的损伤，表现为神经纤维的断裂和传出功能障碍，不同类型的神经细胞功能障碍甚至细胞的死亡，包括脑震荡、脑挫裂伤等；后者指受伤一定时间后出现的脑损伤，包括脑缺血、颅内血肿、脑肿胀、脑水肿和颅内压升高等。

一、脑震荡

脑震荡又称轻度创伤性脑损害，头部受力后在临床上观察到有短暂性脑功能障碍，系由轻度脑损伤所引起的临床综合征，其特点是头部外伤后短暂意识丧失，旋即清醒，除有近事遗忘外，无任何神经系统缺损表现。脑的大体标本上无肉眼可见到的神经病理改变，显微病理可有毛细血管充血、神经元胞体肿大、线粒体和轴索肿胀。

(一)临床表现

1.意识改变

受伤当时立即出现短暂的意识障碍，对刺激无反应，可完全昏迷，常为数秒或数分钟，大多不超过半个小时。个别出现为期较长的昏迷，甚至死亡。

2.短暂性脑干症状

伤情较重者在意识改变期间可有面色苍白、出汗、四肢肌张力降低、血压下降、心动徐缓、呼吸浅慢和各生理反射消失。

3.无意识凝视或语言表达不清。

4.语言和运动反应迟钝

回答问题或遵嘱运动减慢。

5.注意力易分散

不能集中精力，无法进行正常的活动。

6.定向力障碍

不能判断方向、日期、时间和地点。

7.语言改变

急促不清或语无伦次，内容脱节或陈述无法理解。

8.动作失调

步态不稳，不能保持连贯的行走。

9.情感夸张

不适当的哭泣，表情烦躁。

10.记忆缺损

逆行性遗忘，反复问已经回答过的同一问题，不能在5min之后回忆起刚提到的3个物体的名称。

11.恢复期表现

头痛、头昏恶心、呕吐、耳鸣、失眠等症状。通常在数周至数月内逐渐消失，有的患者症状持续数月甚至数年，即称为脑震荡后综合征或脑外伤后综合征。

12.神经系统检查

可无阳性体征。

(二)辅助检查和神经影像检查

1.实验室检查

腰椎穿刺颅内压正常；脑脊液无色透明，不含血，白细胞正常。

2.神经影像检查

头颅X检查，有无骨折发现。

(三)诊断

主要以受伤史、伤后短暂意识障碍、近事遗忘，无神经系统阳性体征作为依据。目前尚缺乏客观诊断标准，常需参考各种辅助方法，如腰穿测压、颅骨平片。

(四)治疗

1.观察病情变化

伤后短时间内可在急诊科观察，密切注意意识、瞳孔、肢体运动和生命体征的变化。对于离院患者，嘱其家属在当日密切注意头痛、恶心、呕吐和意识障碍，如症状加重即来院检查。

2.无须特殊治疗

卧床休息，急性期头痛、头晕较重时，嘱其卧床休息，症状减轻后可离床活动。多数患者在2周内恢复正常，预后良好。

3.对症治疗

头痛时可给予罗通定等镇痛剂。对有烦躁、忧虑、失眠者可给予地西泮、三溴合剂等药物。

二、弥散性轴索损伤

弥散性轴索损伤(DAI)是指头部遭受加速性旋转暴力时,在剪应力的作用下,脑白质发生的以神经轴索断裂为特征的一系列病理生理变化。

病理改变主要以位于脑的中轴部(胼胝体、脑白质、脑干上端背外侧及小脑上脚等处)的挫伤、出血或水肿为主。

大体改变:组织间裂隙及血管撕裂性出血灶。镜下检查可见神经轴索断裂、轴浆溢出,并可见轴索断裂形成的圆形轴缩球及血细胞溶解后的含铁血黄素。

(一)临床表现

1.意识障碍

意识障碍是其典型的表现,通常 DAI 均有脑干损伤表现,且无颅内压增高。受伤当时立即出现昏迷,且昏迷时间较长。神志好转后,可因继发性脑水肿而再次昏迷。

2.瞳孔变化

如累及脑干,可有一侧或双侧瞳孔散大。对光反应消失,或同向性凝视。

(二)辅助检查

1.血常规检查

了解应激状况。

2.血生化检查

鉴别昏迷因素。

3.头颅 CT 扫描

可见大脑皮质与髓质交界处、胼胝体、脑干、内囊区或第三脑室周围有多个点或片状出血灶,常以脑挫伤改变作为诊断标准。

4.头颅 MRI 扫描

可精确反映出早期缺血灶、小出血灶和轴索损伤改变。

(三)诊断

(1)创伤后持续昏迷 6h 以上。

(2)CT 显示脑白质、第三脑室、胼胝体、脑干以及脑室内出血。

(3)颅内压正常但临床状况差。

(4)无颅脑明确结构异常的创伤后持续植物状态。

(5)创伤后弥散性脑萎缩。

(6)尸检 DAI 可见的病理征象。

(四)治疗及预后

(1)对 DAI 的治疗仍沿用传统的综合治疗方式,无突破性进展。此病预后差,占颅脑损伤早期死亡的33%。

(2)脱水治疗。

(3)昏迷期间加强护理,防止继发感染。

三、脑挫裂伤

暴力作用于头部时，着力点处颅骨变形或发生骨折，同时脑组织在颅腔内大幅度运动，导致脑组织着力点或冲击点损伤，均可造成脑挫伤和脑裂伤，由于两种改变往往同时存在，故又统称脑挫裂伤。前者为脑皮质和软脑膜仍保持完整；而后者，有脑实质及血管破损、断裂，软脑膜撕裂。脑挫裂伤的显微病理表现为脑实质点片状出血，水肿和坏死。脑皮质分层结构不清或消失，灰质与白质分界不清。脑挫裂伤常伴有邻近的局限性血管源性脑水肿和弥散性脑肿胀。

外伤性急性脑肿胀又称弥散性脑肿胀(DBS)，是指发生在严重的脑挫裂伤和广泛脑损伤之后的急性继发性脑损伤，以青少年多见。治疗以内科为主。

(一)临床表现

1.意识障碍

受伤当时立即出现，一般意识障碍时间均较长，短者半小时数小时或数日，长者数周、数月，有的为持续昏迷或植物状态。

2.生命体征改变

常较明显，体温多在38℃左右，脉搏和呼吸增快，血压正常或偏高。如出现休克，应注意全身检查。

3.局灶症状与体征

受伤当时立即出现与伤灶相应的神经功能障碍或体征，如运动区损伤的锥体束征、肢体抽搐或瘫痪，语言中枢损伤后的失语以及昏迷患者脑干反应消失等。颅压增高：为继发脑水肿或颅内血肿所致。尚可有脑膜刺激征。

4.头痛、呕吐

患者清醒后有头痛、头晕，恶心呕吐、记忆力减退和定向力障碍。

(二)检查

1.实验室检查

(1)血常规：了解应激状况。

(2)血气分析：可有血氧低、高二氧化碳血症存在。

(3)脑脊液检查：脑脊液中有红细胞或血性脑脊液。

2.神经影像学检查

(1)头颅X线片：多数患者可发现有颅骨骨折。

(2)头颅CT：了解有无骨折、有无中线移位及除外颅内血肿。

(3)头颅MRI：不仅可以了解具体脑损伤部位、范围及其周围脑水肿情况，而且尚可推测预后。

(三)常规治疗

(1)轻型脑挫裂伤患者，通过急性期观察后，治疗与弥散性轴索损伤相同。

(2)抗休克治疗：如合并有休克的患者首先寻找原因，积极抗休克治疗。

(3)对重型脑挫裂伤患者，应送重症监护病房。

(4)对昏迷患者，应注意维持呼吸道通畅。

(5)对来院患者呼吸困难者，应立即行气管插管连接人工呼吸机进行辅助呼吸。对呼吸道内分泌物多,影响气体交换,且估计昏迷时间较长者(3～5d以上),应尽早行气管切开术。

(6)对伴有脑水肿的患者,应适当限制液体入量,并结合脱水治疗。

(7)脱水治疗颅内压仍在40～60mmHg(5.32～7.98kPa)会导致严重脑缺血或诱发脑疝,可考虑行开颅去骨瓣减压和(或)脑损伤灶清除术。

(8)手术指征:对于脑挫裂伤严重,局部脑组织坏死伴有脑水肿和颅内压增高的患者,经各种药物治疗无效,症状进行性加重者。具体方法:清除挫伤坏死的脑组织及小的出血灶,再根据脑水肿、脑肿胀的情况进行颞肌下减压或局部去骨瓣减压。

(四)其他治疗

(1)亚低温治疗,维持体温33～34℃,多针对重型或特重型脑外伤患者。

(2)药物治疗:糖皮质激素、改善脑细胞代谢、止血剂等。

(3)高压氧疗法(HBO)。

四、脑干损伤

脑干原发损伤在头、颈部受到暴力后可以立即出现,多不伴有颅内压增高表现。病理变化有脑干神经组织结构紊乱、轴索断裂、挫伤和软化。由于脑干内除脑神经核团、躯体感觉运动传导束外,还有网状结构和呼吸、循环等生命中枢,故其致残率和病死率均较高。

原发性脑干损伤的病理变化常为脑挫伤伴灶性出血和水肿,多见于中脑被盖区,脑桥及延髓被盖区次之。继发性脑干损伤常因严重颅内高压致脑疝形成,脑干受压移位,变形使血管断裂可引起出血和软化等继发病变。

(一)临床表现

1.典型表现

多为伤后立即陷入持续昏迷状态,生命体征多有早期紊乱,表现为呼吸节律紊乱,心跳及血压波动,双瞳大小多变,眼球斜视,四肢肌张力增高,去皮质强直状态,伴有锥体束征。多有高热、消化道出血、顽固性呃逆、甚至脑性肺水肿。

2.中脑损伤表现

意识障碍突出,瞳孔可时大时小双侧交替变化,去皮质强直。

3.脑桥损伤表现

除持久意识障碍外,双瞳常极度缩小,角膜反射及嚼肌反射消失,呼吸节律不整,呈现潮式呼吸或抽泣样呼吸。

4.延髓损伤表现

主要为呼吸抑制和循环紊乱,呼吸缓慢、间断,脉搏快弱、血压下降,心眼反射消失。

(二)辅助检查

1.腰椎穿刺

脑脊液多呈血性,压力多为正常或轻度升高,当压力明显升高时,应除外颅内血肿。

2.头颅X线片

往往多伴有颅骨骨折。

3.头颅CT扫描

在伤后数小时内检查,可显示脑干有点片状高密度区,脑干肿大,脚间池、桥池,四叠体池及第四脑室受压或闭塞。

4.头颅及上颈段 MRI 扫描

有助于明确诊断,了解伤灶部位和范围。

5.脑干诱发电位

波峰潜伏期延长或分化不良。

(三)治疗

(1)一般治疗措施同脑挫裂伤。

(2)对一部分合并有颅内血肿者,应及时诊断和手术。对合并有脑水肿或弥散性轴索损伤及脑肿胀者,应用脱水药物和激素等予以控制。

(3)伤后 1 周,病情较为稳定时,为保持患者营养,应由胃管进食。

(4)对昏迷时间较长的患者,应加强护理,防止各种并发症。

(5)有条件者,可行高压氧治疗,以助于康复。

五、下丘脑损伤

单纯下丘脑损伤少见,多伴有严重脑干损伤和(或)脑挫裂伤,可引起神经－内分泌紊乱和机体代谢障碍。其损伤病理多为灶性出血、水肿、缺血、软化及神经细胞坏死,偶可见垂体柄断裂和垂体内出血。

(一)临床表现

(1)意识与睡眠障碍。

(2)循环及呼吸紊乱。

(3)体温调节障碍,中枢性高热,高达 41℃甚至 42℃。

(4)水电解质代谢紊乱,尿崩。

(5)糖代谢紊乱。

(6)消化系统障碍。

(7)间脑发作。

(二)诊断

通常只要有某些代表丘脑下部损伤的征象,即可考虑伴有此部位的损伤。

(三)治疗

与原发性脑干损伤基本相同。需加强监测。

第三节　颅骨骨折

颅骨骨折的发生是暴力作用于头颅所产生的反作用力的结果,如果头颅随暴力作用的方向移动,没有形成反作用力,则不至于引起骨折。颅骨具有一定的黏弹性,在准静态下,成人颅骨承受压缩时最大的应力松弛量为 12%,最大的应变蠕变量为 11.5%左右。同时,颅骨的内、外板拉伸弹性模量、破坏应力和破坏应力对应变率的敏感性亦有一定限度,其抗牵张强度小于抗压缩强度,故当暴力作用于其上时,承受牵张力的部分总是先破裂。如果打击的强度大、受力面积小、多以颅骨的局部变形为主,常致凹陷性骨折,伴发的脑损伤也较局限;若着力的面积大而强度较小时则易引起颅骨的整体变形,而发生多数线性骨折或粉碎性骨折,伴发的脑损伤亦较广泛。

一、颅盖骨折

颅盖骨折即穹隆部骨折,顶骨及额骨为多发部位,枕骨及颞骨次之。颅盖骨折有3种主要形态,即线性骨折、粉碎性骨折和凹陷骨折。骨折的形态、部位和走向与暴力作用方向、速度和着力点有密切关系,可借以分析损伤机制。不过,对闭合性颅盖骨折,若无明显凹陷仅为线性骨折时,单靠临床征象很难确诊,常需行X线片或头颅CT片检查始得明确。即使对开放性骨折,如欲了解骨折的具体情况,特别是骨折碎片进入颅内的数目和位置,仍有赖于X线片和头颅CT扫描检查。

(一)线性骨折

单纯的线性骨折本身无须特殊处理,问题在于因骨折而引起的脑损伤或颅内出血,尤其是硬膜外血肿,常因骨折线穿越脑膜中动脉而致出血。因此,凡有骨折线通过上矢状窦、横窦及脑膜血管沟时,均需密切观察、及时做可行的辅助检查,以免贻误颅内血肿的诊断。

线性骨折常伴发局部骨膜下血肿,尤其以儿童较多。当骨折线穿过颞肌或枕肌在颞骨或枕骨上的附着区时,可出现颞肌或枕肌肿胀而隆起,这一体征亦提示该处可能有骨折发生。

儿童生长性骨折:好发于额顶部,为小儿颅盖线性骨折中的特殊类型,婴幼儿多见。一般认为小儿硬脑膜较薄且与颅骨内板贴附较紧,当颅骨发生骨折裂缝较宽时,硬脑膜亦常同时发生撕裂、分离,以致局部脑组织、软脑膜及蛛网膜突向骨折的裂隙。由于脑搏动的长期不断冲击,使骨折裂缝逐渐加宽,以致脑组织继续突出,最终形成局部搏动性囊性脑膨出,患儿常伴发癫痫或局限性神经功能损害。治疗为早期手术修补硬脑膜缺损。手术方法应视有无癫痫而定,对伴发癫痫者需连同癫痫源灶一并切除,然后修复硬脑膜。对单纯生长性骨折脑膨出的患儿,则应充分暴露颅骨缺口,在脑膨出之顶部最薄弱处切开,清除局部积液及脑瘢痕组织,尽量保留残存的硬脑膜,以缩小修复面积。硬脑膜修补材料最好取自患者局部的骨膜、颞肌筋膜、帽状腱膜,亦可切取患者的大腿阔筋膜来修补缺损,必要时则可采用同种硬脑膜或人工脑膜等代用品。颅骨缺损一般都留待后期再行修补,特别是使用人工材料修补硬脑膜后,不宜同时再用无生机的材料修补颅骨缺损。若遇有复发性脑膨出需要同时修补硬脑膜及颅骨缺损时,需查明有无引起颅内压增高的因素,予以解除。颅骨修补以采用患者自身肋骨劈开为两片或颅骨劈开内外板,加以修补为佳。

(二)凹陷骨折

凹陷骨折多见于额、顶部,常为接触面较小的钝器打击或头颅碰撞在凸出的物体上所致。着力点头皮往往有擦伤、挫伤或挫裂伤。颅骨大多全层陷入颅内,偶尔仅为内板破裂下凹。一般单纯凹陷骨折,头皮完整,不伴有脑损伤多为闭合性损伤,但粉碎性凹陷骨折则常伴有硬脑膜和脑组织损伤,甚至引起颅内出血。

1.闭合性凹陷骨折

儿童较多,尤其是婴幼儿颅骨弹性较好,钝性的致伤物可引起颅骨凹陷,但头皮完整无损,类似乒乓球样凹陷,亦无明显的骨折线可见。患儿多无神经功能障碍,无须手术治疗。如果凹陷区较大较深,或有脑受压症状和体征时,可于凹陷旁钻孔,小心经硬膜外放入骨橇,将陷入骨片橇起复位。术后应密切观察以防出血。

成年人单纯凹陷骨折较少,如果直径小于 5cm,深度不超过 1cm,未伴有神经缺损症状和体征,亦无手术之必要。若凹陷骨折过大过深,伴有静脉窦或脑受压征象时,则应手术整复或摘除陷入之骨折。术前应常规拍摄 X 线片及进行 CT 扫描,了解凹陷范围、深度和骨折片位置。手术方法是在全麻下充分暴露凹陷骨折区,做好输血准备,以防突发出血。在凹陷的周边钻孔,然后沿骨折线环形咬开或用铣刀切开,小心摘除陷入之骨片,清除挫伤、碎裂组织及凝血块,认真止血。检查硬脑膜下有无出血,必要时应切开硬脑膜探查。术毕,硬脑膜应完整修复,骨折片带有骨膜的或内、外部完全分离的,可以拼补在缺损区作为修补。若缺损过大,则应用人工材料修补或留待日后择期修补。

2.开放性凹陷骨折

常系强大之打击或从高处坠落在有突出棱角的物体上而引起的开放颅脑损伤,往往头皮、颅骨、硬脑膜及脑均可能受累。临床所见开放性凹陷骨折有洞形凹陷骨折及粉碎凹陷骨折两种常见类型。

(1)洞形凹陷骨折:多为接触面积较小的重物打击所致,如钉锤、铁钎杆或斧头等凶器,或偶尔因头颅碰撞在坚硬的固体物体上而引起,由于着力面积小、速度快,具有较强的穿透力,故可直接穿破头皮及颅骨而进入颅腔。颅骨洞形骨折的形态往往与致伤物形状相同,是法医学认定凶器的重要依据。这种洞形骨折的骨碎片常陷入脑组织深部,造成严重的局部脑损伤、出血和异物存留。但由于颅骨整体变形较小,一般都没有广泛的颅骨骨折和脑弥散性损伤。因此,临床表现常以局部神经缺损为主。治疗原则是尽早施行颅脑清创缝合术,变开放伤为闭合伤,防止感染,减少并发症和后遗症。手术前应例行 X 线片检查或 CT 扫描检查,了解骨折情况和陷入脑内的骨碎片位置、数目,作为清创时的参考。手术时,头皮清创方法已如前述,延长头皮创口,充分暴露骨折凹陷区,将洞形骨折沿周边稍加扩大,取出骨折片,骨窗大小以能显露出正常硬脑膜为度,按需要切开硬膜裂口,探查硬脑膜下及脑表面的情况,然后循创道小心清除脑内碎骨片、异物及挫碎的脑组织,并核对 X 线片上的发现,尽量不造成新的创伤。位置深在、已累及脑重要结构或血管的骨碎片,不可勉强悉数摘除,以免加重伤情或导致出血。清创完毕,应妥当止血,缝合或修补硬脑膜。骨缺损留待伤口愈合 3 个月之后再择期修补。

(2)粉碎凹陷骨折:即粉碎性骨折伴有着力部骨片凹陷,常为接触区较大的重物致伤,不仅局部颅骨凹陷变形明显,引起陷入,同时,颅骨整体变形也较大,造成多数以着力点为中心的放射性骨折。硬脑膜常被骨碎片刺破,偶尔也有硬脑膜完整者,不过脑损伤均较严重,除局部有冲击伤之外,常有对冲性脑挫裂伤或颅内血肿,治疗方法与洞形骨折相似,术前除拍摄 X 线片外,尚应做 CT 扫描检查了解脑组织损伤及出血情况。清创时对尚连有骨膜的骨片不易摘除,仍拼补在骨缺损区,以缩小日后需要修补的面积。

3.凹陷骨折手术适应证与禁忌证

凹陷性骨折,有一定的手术适应证与禁忌证。

(1)适应证:①骨折凹陷深度＞1cm;②骨折片刺破硬脑膜,造成出血和脑损伤;③凹陷骨折压迫脑组织，引起偏瘫、失语和局限性癫痫；④凹陷骨折的压迫，引起颅内压增高；⑤位于额面部影响外观。对静脉窦上的凹陷骨折手术应持慎重态度，有时骨折片已刺入窦壁，但尚未出血，在摘除或撬起骨折片时可造成大出血，故应先做好充分的思想、技术和物质上的准备，然后才施行手术处理。儿童闭合性凹陷骨折，多钻孔将骨折片撬起复位；成人凹陷骨折难以整复时，往往要把相互嵌顿的边缘咬除才能复位；如实在无法复位，可将下陷之颅骨咬除，用颅骨代用品作Ⅰ期颅骨成形术或留待日后择期修补。

(2)禁忌证：①非功能区的轻度凹陷骨折，成年人单纯凹陷骨折，如果直径＜5cm，深度不超过1cm，不伴有神经缺损症状和体征者；②无脑受压症状的静脉窦区凹陷骨折；③年龄较小的婴幼儿凹陷骨折，有自行恢复的可能，如无明显局灶症状，可暂不手术。

二、颅底骨折

(一)概述

单纯性颅底骨折很少见，大多为颅底和颅盖的联合骨折。颅底骨折可由颅盖骨延伸而来，或着力部位于颅底水平，头部挤压伤时暴力使颅骨普遍弯曲变形，在少数情况下，垂直方向打击头顶或坠落时臀部着地也可引起颅底骨折。以线性为主，可仅限于某一颅窝，亦可能穿过两侧颅底或纵行贯穿颅前窝、颅中窝、颅后窝。由于骨折线经常累及鼻窦、岩骨或乳突气房，使颅腔和这些窦腔交通而形成隐性开放性骨折，易致颅内继发感染。

暴力作用的部位和方向与颅底骨折线的走向有一定规律，可作为分析颅骨骨折的参考；额部前方受击，易致颅前窝骨折，骨折线常向后经鞍旁而达枕骨；额部前外侧受击，骨折线可横过中线经筛板或向蝶鞍而至对侧颅前窝或颅中窝；顶前份受击，骨折线常经颞前延伸至颅前窝或颅中窝；顶间区受击，可引起经过颅中窝，穿越蝶鞍和蝶骨小翼而至对侧颅前窝的骨折线；顶后份受击，骨折线可经岩骨向颅中窝内侧延伸；颞部受击，骨折线指向颅中窝底，并向内横过蝶鞍或鞍背到对侧；颞后份平颅中窝底的暴力，可致沿岩骨前缘走向岩尖，卵圆孔、鞍旁、圆孔，再经鞍裂转向外侧，终于翼点的骨折；枕部受击，骨折线可经枕骨指向岩骨后面甚至横断之；或通过枕骨大孔而折向岩尖至颅中窝或经鞍旁至颅前窝。

(二)临床表现及诊断

1.症状与体征

颅底骨折临床表现特殊、典型。颅前窝、颅中窝、颅后窝骨折表现又各不相同。总的来说，临床上有三大体征：①迟发性瘀斑、淤血；②脑脊液鼻、耳漏；③脑神经损伤。也是诊断颅底骨折的主要依据。

颅前窝底即眼眶顶板，十分薄弱，易破，两侧眶顶的中间是筛板，为鼻腔的顶部，其上有多数小孔，容嗅神经纤维和筛前动脉通过。颅前窝发生骨折后，血液可向下浸入眼眶，引起球结膜下出血，及迟发性眼睑皮下淤血，多在伤后数小时始渐出现，呈紫蓝色，俗称“熊猫眼”，对诊断有重要意义。但有时与眼眶局部擦挫伤互相混淆，后者呈紫红色并常伴有皮肤擦伤及结膜内出血，可资鉴别。颅前窝骨折累及筛窝或筛板时，可撕破该处硬脑膜及鼻腔顶黏膜，而致脑脊液鼻漏和(或)气颅，使颅腔与外界交通，可引发感染，应视为开放性损伤。脑脊液鼻漏早期多呈血性，需与鼻出血区别，将漏出液中红细胞计数与外周血相比，或用尿糖试纸测定是否含糖，不难确诊。此外，颅前窝骨折还伴有单侧或双侧嗅觉障碍，眶内出血可致眼球，突出，若视神经受累或视神经管骨折,还会出现不同程度的视力障碍。

颅中窝底为颞骨岩部,前方有蝶骨翼,后方是岩骨上缘和鞍背,侧面是颞骨鳞部,中央是蝶鞍即垂体所在。颅中窝骨折往往累及岩骨而损伤内耳结构或中耳腔,故患者常有听力障碍和面神经周围性瘫痪。由于中耳腔受损脑脊液即可由此经耳咽管流向咽部或经破裂的鼓膜进入外耳道形成脑脊液耳漏。若骨折伤及海绵窦则可致动眼神经、滑车神经、三叉神经或展神经麻痹,并引起颈骨动脉假性动脉瘤或海绵窦动静脉瘘的可能,甚至导致大量鼻出血。若骨折累及蝶鞍,可造成蝶窦破裂,血液和脑脊液可经窦腔至鼻咽部,引起脑脊液鼻漏或咽后壁淤血肿胀。少数患者并发尿崩症,则与鞍区骨折波及下丘脑或垂体柄有关。颅中窝骨折的诊断主要依靠临床征象如脑脊液耳漏,耳后迟发性瘀斑(Battle 征)及伴随的脑神经损伤。

如果并发海绵窦动静脉瘘或假性动脉瘤时,患者常有颅内血管及患侧眼球突出、结膜淤血、水肿等特征性表现,不难诊断。

颅后窝的前方为岩锥的后面,有内耳孔通过面神经及听神经,其后下方为颈静脉孔,有舌咽神经、迷走神经、副神经及乙状窦通过,两侧为枕骨鳞部,底部中央是枕骨大孔,其前外侧有舌下神经经其孔出颅。颅后窝骨折时虽有可能损伤上述各对脑神经,但临床上并不多见,其主要表现多为颈部肌肉肿胀,乳突区皮下迟发性瘀斑及咽后壁黏膜淤血水肿等征象。

2.影像学检查

对颅底骨折的诊断意义不大。①由于颅底骨质结构复杂、凹凸不平,又有许多裂孔,故 X 线检查难以显示骨折线,但有时患者咽后壁软组织肿胀得以显示,亦可作为颅底骨折的间接影像;拍摄 X 线汤氏位照片,即向头端倾斜 30°的前后位像,常能显示枕骨骨折,若骨折线穿越横窦沟时,则有伴发幕上下骑跨式硬膜外血肿或横窦沟微型血肿的可能,应予注意。此外,枕骨大孔环形骨折或颅颈交界处关节脱位和(或)骨折,也可以采用 X 线片检查做出诊断。②CT 扫描可利用窗宽和窗距调节,清楚显示骨折的部位,有一定价值。③MRI 检查对颅后窝骨折尤其是对颅颈交界区的损伤有价值。

3.治疗

颅底骨折本身无须特殊处理,治疗主要是针对由骨折引起的并发症和后遗症。原则:不堵流,头高患侧卧,防感染,忌腰椎穿刺。早期应以预防感染为主,可在使用能透过血－脑脊液屏障的抗菌药物的同时,做好五官清洁与护理,避免用力擤鼻及放置鼻饲胃管。采半坐卧位,鼻漏任其自然流出或吞咽下,颅压下降后脑组织沉落在颅底漏孔处,促其愈合,切忌填塞鼻腔。通过上述处理,鼻漏多可在 2 周内自行封闭愈合,对经久不愈长期漏液达 4 周以上,或反复引发脑膜炎以及有大量溢液的患者,则应在内镜下或开颅施行硬脑膜修补手术。

视神经损伤:闭合性颅脑损伤伴视神经损伤的发生率为 0.4%～0.5%,且大多为单侧受损,常因额部或额颞部的损伤引起,特别是眶外上缘的直接暴力,往往伴有颅前窝和(或)颅中窝骨折。视神经损伤的部位,可以在眶内或视神经管段,亦可在颅内段或视交叉部。视神经损伤后,患者立即表现出视力障碍,如失明、视敏度下降、瞳孔直接对光反射消失等。视神经损伤的治疗较困难,对已经断离的视神经尚无良策。若系部分性损伤或属继发性损害,应在有效解除颅内高压的基础上,给予神经营养性药物及血管扩张剂,必要时可行血液稀释疗法,静脉滴注低分子右旋糖酐及丹参注射液,改善末梢循环,亦有学者采用溶栓疗法。视神经管减压手术,仅适用于伤后早期(<12h)视力进行性障碍,并伴有视神经管骨折变形、狭窄或有骨刺的患者,对于伤后视力立即丧失且有恢复趋势的伤员,手术应视为禁忌。

三、颅骨生长性骨折

(一)概述

颅骨生长性骨折是颅脑损伤中少见的一种特殊类型的骨折,即骨折后骨折缝不愈合,反而逐渐扩大造成永久性的颅骨缺损,同时伴有脑组织的膨出,并可产生一系列的并发症。本病好发于顶部,其次为额部、枕部,偶发在颅底,表现为头部搏动性包块、颅骨缺损和神经功能障碍。颅骨生长性骨折的发病率很低,文献报道颅骨生长性骨折在婴幼儿颅脑外伤中占0.05%~1%,50%发生在1岁以内,90%发生在3岁以内。

(二)病理生理

小儿硬脑膜较薄且与颅骨内板贴附紧密,颅骨发生分离骨折时,下面的硬脑膜同时发生撕裂,此时如硬脑膜、蛛网膜、软脑膜及脑组织突入骨折裂隙之间,即存在向外部生长的"力量"促成生长性骨折的发生。如蛛网膜突入后可能形成某种程度的活瓣样作用,使脑脊液流出而不易返回,形成局部的液体潴留;同时骨折裂缝长期受脑搏动的冲击,使骨折缝进一步分离及骨折缝缘脱钙吸收,形成颅骨缺损逐渐加宽,导致脑组织膨出继续加重。婴幼儿期颅脑生长发育较快也是促使脑膨出加重和颅骨缺损增大的重要因素。局部脑组织的挫裂伤及膨出脑组织在骨窗缘受压迫导致血供障碍,使局部脑组织萎缩、坏死、吸收,是膨出脑组织发生囊性变形成囊肿的主要原因。若同侧脑软化严重,膨出的脑囊肿可以和脑室相通形成脑穿通畸形,加重神经功能障碍。囊肿的形成和扩大可以使颅骨缺损增大。部分病例没有明显的脑膨出,局部以胶质瘢痕增生为主要病理表现。

(三)临床表现

颅骨生长性骨折的最常见症状为颅脑外伤后数周至数月颅盖部出现进行性增大的软组织包块,可呈搏动性。多伴发偏瘫、失语等局限性神经功能障碍,其次是局灶性癫痫发作,部分患者抽搐是首发症状。发生于颅盖部的颅骨生长性骨折患者,病程中期、后期均可触及颅骨缺损。发生于颅底的颅骨生长性骨折不出现包块,神经系统功能障碍为主要表现,其他少数病例表现为眼部症状、脑膜炎等。一组60例的病例报告发现:2/3患者出现偏瘫,近一半患者存在癫痫发作。

(四)诊断与鉴别诊断

降低严重颅骨生长性骨折的发生主要靠早期诊断。多数学者认为颅骨线性骨折在X线片显示骨折缝宽度在4mm以上是颅骨生长性骨折的确诊标准。但一组63例骨折缝宽度大于3mm的婴幼儿分离性颅骨骨折病例报告中提示,83%(52例)存在明确硬脑膜破裂并手术治疗;17%(11例)无明确硬脑膜破裂。随访6个月~3年均无生长性骨折发生。在此组病例中14例骨折缝宽度<4mm存在硬脑膜破裂、脑组织疝出,6例骨折缝宽度>4mm而未发现硬脑膜破裂或脑组织疝出。提示骨折缝宽度>4mm不能作为颅骨生长性骨折的唯一诊断标准。笔者手术发现1例骨折缝小于1mm却存在硬脑膜破裂的患者,可能原因是幼儿颅骨较软,外伤即刻颅骨骨折明显变形移位造成硬脑膜撕裂,外力消失后移位骨板回弹复位,在颅骨影像学上骨折呈线性,无明显分离。在临床工作中需避免此类情况所致的漏诊。

颅骨生长性骨折局部包块需与单纯头皮血肿鉴别。颅盖部骨折后如出现逐渐增大的局部搏动性肿块,基底部触及颅骨缺损,则高度提示颅骨生长性骨折。典型的颅骨生长性骨折诊断并不困难,表现为外伤后合并颅骨骨折并逐渐出现骨折缝增宽、颅骨缺损,局部搏动性包块。但颅骨生长性骨折早期诊断尤其重要,早期硬脑膜修补可避免颅骨缺损及继发性脑损伤。准确判断颅骨骨折是否伴有硬脑膜破裂非常关键,因为颅骨骨折伴硬脑膜破裂是发生颅骨生长性骨折的病理基础。应根据颅骨骨折、脑损伤、合并头皮血肿等情况并辅助影像学检查,仔细判断是否有硬脑膜破裂。发生颅骨生长性骨折的病例往往有如下特征:①位于颅盖部。②骨折相应部位脑组织有明显挫裂伤。③骨折缝有分离,一般大于 3mm。④局部头皮肿胀与单纯头皮血肿(此时多为骨膜下血肿)有所不同:单纯头皮血肿有明显波动感,早期张力较大,数天后张力明显降低;合并硬脑膜破裂者头皮肿胀波动感稍差,几天后有明显沿骨折走形的头皮下软组织感(皮下碎烂坏死脑组织);或者因为脑脊液漏出,较单纯头皮血肿有更明显的皮下水样波动感。⑤头皮下穿刺可见碎裂脑组织或淡血性脑脊液,此方法简便易行,安全可靠。⑥头颅 CT 检查可见皮下积液密度比头皮血肿低,结合三维 CT 及 MRI 判断硬脑膜完整性,典型病例可见脑组织疝出。一般情况下细致的体检结合头皮穿刺可以明确判断。一些难以明确诊断的病例,需充分告知家长密切门诊随访,一旦提示有生长性骨折的征象应及时复诊。

(五)治疗

颅骨生长性骨折重在早发现、早处理,因为早期诊断及治疗是控制整个病情发展的关键环节。颅骨生长性骨折只能采用手术治疗,其主要目的是修补硬脑膜及颅骨缺损,对伴发癫痫者可同时行癫痫灶切除。在病情早期手术较容易,修补硬脑膜后颅骨骨瓣原位复位,即使缝隙较宽一般也不会影响颅骨的生长重建。病情进展后颅骨缺损范围增大,撕裂的硬脑膜常回缩至颅骨缺损区之外,开颅时为了显露出硬脑膜边缘,应在颅骨缺损缘 1～3cm 外钻孔以探查骨孔下方是否存在硬脑膜。

若存在硬脑膜即以此为界掀开骨瓣,若没有硬脑膜则需适当再扩大范围。术前还需了解有无硬脑膜下积液、脑积水等引起颅内压增高的并发症,若有则应做相应处理。硬脑膜修补材料可取自患者局部的颅骨骨膜、颞肌筋膜、帽状腱膜,现在使用人工材料(神经补片)修补硬脑膜也是较好的选择。颅骨修补材料以往多采用患者自身的肋骨或劈开的颅骨内外板,目前修补材料主要采用塑形钛网。修补颅骨缺损时需注意,因长时间脑搏动冲击,颅骨缺损边缘成唇样外翻,直接用钛网覆盖成形差,需去除变形的颅骨缺损边缘或打磨平整后再行钛网覆盖。手术皮瓣设计时需考虑到手术范围存在的可变因素,充分估计皮瓣大小。术前的塑形钛网准备可以根据头颅三维 CT 显示的颅骨缺损形状及术中颅骨缺损缘修整范围来设计钛网大小及形状,以获得满意的修复效果。

第四节　外伤性脑水肿

一、概述

外伤性脑水肿是脑组织承受暴力打击后引起的一种病理生理反应，其病理改变主要因为过多的水分积聚在脑细胞内或细胞外间隙，引起脑体积增大和重量增加。临床上，不论是局限性还是广泛性脑损伤均可引起不同程度的脑水肿。外伤性脑水肿的主要危害是引起和加重高颅内压，甚至引起脑移位和脑疝，是致死致残的主要原因之一。近年来，颅脑损伤研究取得了许多重要突破，对于外伤性脑水肿的发病机制有了较为深入的认识，也提出了一些防治的新观点、新方法，但关于外伤性脑水肿的发病机制和临床救治仍有很多问题尚待解决。

1967 年，Klatzo 首先将脑水肿分为血管源性（细胞外）水肿和细胞毒性（细胞内）水肿两大类。后续研究发现，在外伤性脑水肿病理过程中往往是两类水肿并存，只是在不同病理阶段上，血管源性脑水肿和细胞毒性脑水肿的表现程度不同而已。现已发现，颅脑损伤亚急性期，可合并低渗性脑水肿；而在慢性期，可发生脑积水合并间质性脑水肿。故近年来，多数学者主张在血管源性脑水肿和细胞毒性脑水肿的基础上，增加渗透压性和间质性脑水肿。

（一）血管源性脑水肿

血管源性脑水肿主要因血－脑脊液屏障受损，毛细血管通透性升高，水分渗出增多，积存于血管周围及细胞间隙所致。此外，由于部分蛋白质也渗透到细胞外液中，使细胞外液渗透压升高，脑水肿继续发展。脑损伤所致的脑水肿早期主要为血管源性脑水肿。

（二）细胞毒性脑水肿

细胞毒性脑水肿是不同致病因素使脑细胞内外环境改变，细胞膜系统功能障碍，Na^+－K^+－ATP 酶、Ca^{2+}－Mg^{2+}－ATP 酶活性减低，细胞内外钠、钾、钙、镁离子交换障碍所致。钠离子由胞外向胞内转移，钾离子由胞内向胞外转移，形成了胞内高钠、细胞间隙高钾的反常现象。此外，细胞钙离子通道也受到影响，发生钙超载，这些因素均可导致细胞内水肿，出现神经细胞肿胀，髓鞘内液体积聚。此类水肿时，血－脑脊液屏障可不受影响，血管周围间隙及细胞外间隙无明显扩大。

（三）渗透压性脑水肿

渗透压性脑水肿是由于细胞内、外液及血液中电解质与渗透压改变引起的细胞内水肿。正常情况下，细胞内、外电解质和渗透压保持平衡和稳定状态，受下丘脑与垂体调节和制约。腺垂体分泌促肾上腺皮质激素，促进醛固酮分泌，血浆渗透压增高，胞内水分外流。神经垂体释放抗利尿激素（ADH），致水潴留、血容量增加、血液稀释、血浆渗透压降低，水分由胞外流入胞内。脑损伤后，下丘脑－垂体轴功能受影响，ACTH 分泌减少，ADH 释放增多，血浆渗透压降低，引起渗透压性脑水肿。

（四）间质性脑水肿

间质性脑水肿又称脑积水性脑水肿，常见于梗阻性脑积水。不同病因引起梗阻性脑积水，致使脑室内压力显著高于脑组织内压力，产生脑室－脑组织压力梯度，脑室内液体可透过室管膜渗透至脑室周围组织中，形成间质性脑水肿。

二、病理与病理生理

（一）病理

1.肉眼观察

大体标本与手术中可见硬脑膜紧张度增加，脑部张力升高，脑表面静脉淤血，脑组织膨隆呈黄白色，脑回增宽变平，脑沟变浅。以细胞外水肿为主者，脑组织较软且湿润；细胞内水肿为主者，脑组织较实密。

2.光镜检查

血管和细胞周围间隙扩大，有时在血管周围间隙可见絮状物，为水肿液中蛋白物质凝固、染色所致。也可见星形或少突胶质细胞肿胀、变形。神经细胞水肿表现为胞体肿胀，核固缩，胞间边界不清，有时可见格子细胞和神经轴索解离、退变、弯曲、呈念珠状，最后破碎。

3.电镜检查

毛细血管周围间隙明显扩大，星形胶质细胞突起肿胀，内质网肿大，线粒体改变，细胞核、细胞膜破坏，髓鞘排列紊乱。

（二）病理生理

外伤性脑水肿的病理生理机制复杂，至今仍未完全阐明，存在多种学说。

1.血一脑脊液屏障学说

血脑脊液屏障结构与功能损害是血管源性脑水肿的病理基础，主要特点是毛细血管内皮细胞微绒毛形成、胞饮小泡增多、紧密连接开放，通透性增加，血中大分子物质及水分从血管内进入脑组织，积聚于胞外间隙，形成血管源性脑水肿。既往认为脑损伤后血脑脊液屏障破坏在伤后 6h 出现，伤后 24h 明显。

2.钙通道学说

钙对于神经细胞损害和凋亡起决定性作用。脑损伤后钙超载的原因：①缺血缺氧致神经细胞能量供应障碍，$Ca^{2+}-Mg^{2+}-ATP$ 酶的排钙功能受损；②内质网、线粒体的储钙作用减弱；③细胞膜结构受损，Ca^{2+} 通道开放，细胞外 Ca^{2+} 进入细胞内。神经细胞内钙超载有下列危害：①激活细胞内中性蛋白酶及磷脂酶，促进细胞蛋白质及脂质分解代谢增加，破坏细胞膜完整性，细胞外钠、氯及水进入细胞内致细胞内水肿。②Ca^{2+} 沉积于线粒体内，无氧代谢增强，大量氢离子释放，细胞内 pH 降低，造成细胞内酸中毒，$Na^{+}-H$ 交换使 Na^{+} 进入细胞内增多，发生细胞内水肿。③Ca^{2+} 进入微血管壁，通过钙调蛋白或直接作用于微血管内皮细胞，使紧密连接开放，血一脑脊液屏障通透性增加，导致血管源性脑水肿。④血管平滑肌细胞内 Ca^{2+} 浓度升高，肌细胞收缩致血管痉挛，加重脑缺血缺氧，破坏血一脑脊液屏障，诱导血管源性脑水肿。

3.氧自由基学说

氧自由基是指一类具有高度化学反应活性的含氧基团，主要有超氧阴离子（O_2^-）、羟自由基（OH^-）和过氧化氢（H_2O_2）。氧自由基主要产生于神经细胞和脑微血管内皮细胞。脑损伤后上述部位氧自由基产生增多的原因：①缺血缺氧使线粒体呼吸链电子传递中断，发生单价泄露现象，氧分子被还原为 O_2；②细胞内能量合成减少，分解增多，大量 ATP 降解为次黄嘌呤，后者在被还原为尿酸过程中生成大量 O_2；③细胞内 Ca^{2+} 超载激活磷脂酶 A_2，花生四烯酸产生增加，后者在代谢过程中产生 O_2；④单胺类神经递质，肾上腺素、去甲肾上腺素和5—羟色胺大量释放，自身氧化生成 O_2、OH^- 和 H_2O；⑤脑挫裂伤及蛛网膜下隙出血，大量氧合血红蛋白自身氧化成氧自由基。

氧自由基对生物膜的损害广泛而且严重。神经细胞和脑微血管内皮细胞既是自由基的产生部位，又是受自由基损害最为严重的部位，细胞膜遭受氧自由基攻击后，产生下列病理损害：①Na^+-K^+-ATP 酶、$Ca^{2+}-Mg^{2+}-$ATP 酶、腺苷酸环化酶、细胞色素氧化酶等重要的脂质依赖酶失活，膜流动性和通透性升高，细胞内 Na^+、Ca^{2+} 增多；线粒体膜破坏，细胞能量合成障碍；溶酶体膜破裂，溶酶体内大量水解酶释放，导致细胞内环境紊乱，细胞肿胀发生细胞毒性脑水肿。②氧自由基破坏脑微血管内皮细胞的透明质酸、胶原和基膜，使血脑脊液屏障通透性升高，血浆成分漏出至细胞外间隙，导致血管源性脑水肿。③氧自由基攻击脑血管平滑肌及其周围的结缔组织，导致血管平滑肌松弛，血管扩张，微循环障碍加重，使脑水肿加剧。

4.脑微循环学说

脑微循环障碍包括血管反应性降低、血管自动调节紊乱和血流动力学改变。脑血管反应性降低是指对 CO_2 的收缩反应能力降低，当血中 CO_2 降低时管壁并不收缩。研究证实严重脑损伤后数小时内脑血流量下降，随后脑血流量增加，24h 达高峰。脑血管扩张可能是脑组织缺血、缺氧和血管活性物质堆积的继发性反应，由于毛细血管后括约肌、微静脉等阻力血管麻痹扩张，而细静脉、小静脉因耐受缺氧的能力较强，对 CO_2 和乳酸反应性低，仍处于收缩状态，损伤组织呈过度灌注，加剧血—脑脊液屏障损伤，血浆成分漏出增多，发生和加剧血管源性脑水肿，严重者发展为弥散性脑肿胀。

5.能量匮乏学说

细胞能量代谢障碍与细胞毒性脑水肿和血管源性脑水肿的发生和进展密切相关。脑损伤后脑组织呈不完全性缺血缺氧，葡萄糖进行无氧酵解，ATP 产生不足，乳酸产生增多，细胞内 pH 下降，Na^+-H^+ 交换，使 Na^+ 进入细胞内。同时细胞膜 Na^+-K^+-ATP 酶活性受抑制，排 Na^+ 作用减弱，Na^+ 大量储存于细胞内，大量水分被动内流，发生细胞内水肿。在不完全性缺血的同时，毛细血管内血流处于淤滞状态，水分从血管内向外移动，脑组织含水量增加，致血管源性脑水肿。临床上采用能量合剂、亚低温和高压氧等治疗脑损伤均能使脑水肿减轻，也证实能量代谢障碍是导致并加重创伤性脑水肿的重要因素。

6.兴奋性氨基酸学说

研究表明，大鼠弥散性脑损伤后脑组织谷氨酸(Glu)含量迅速升高且与脑损伤程度呈正相关。Glu 是中枢神经系统含量最丰富的兴奋性氨基酸，在生理及病理状态下发挥不同的作用。在生理状态下，Glu 释放对维持神经细胞间的突触传递、调节神经功能具有重要作用；在病理状态下，Glu 过度释放或重吸收障碍致 Glu 聚积或 Glu 受体敏感性上调，通过多种途径产生神经毒性作用；离子型谷氨酸受体(iGluR)活化导致 Ca^{2+} 内流，神经元细胞内钙超载；代谢性谷氨酸受体(mGluR)则通过第二信使系统如 PI、DAG、cAM 等改变，引起细胞内 Ca^{2+} 释放与钙超载，造成神经损害。

三、临床表现

外伤性脑水肿是颅脑外伤后常见的继发性病理过程，往往会引起或加剧颅内压升高，其临床表现往往与原发伤所致的症状重叠，并使其加重。

局限性脑水肿多发生在局部脑挫裂伤伤灶或脑瘤等占位病变及血管病的周围。较轻微的脑水肿，一般不致增加脑损害症状；较重的脑水肿，可以使原有症状恶化。常见症状为癫痫与瘫痪症状加重，或因水肿范围扩大，波及语言、运动中枢引起运动性失语。脑损伤后，如症状逐渐恶化，应多考虑脑水肿所致；如症状急剧恶化，应考虑继发颅内血肿。脑水肿可使原有症状加重，经治疗数日后，脑水肿消退，症状又逐渐减轻。

弥散性脑水肿，可因局限性脑水肿未能控制，继续扩展为全脑性，或一开始即为弥散性脑水肿，例如弥散性轴索损伤，主要表现为以下两点。

(一)颅内压升高症状

脑水肿使脑体积增大，增加颅内容物的总体积，引起颅内压升高或加剧颅内压升高症状。表现为头痛、呕吐加重、躁动不安、嗜睡甚至昏迷。眼底检查有视神经盘水肿。早期出现生命体征变化，脉搏与呼吸减慢，血压升高，如脑水肿与颅内压升高继续恶化则会导致脑疝发生。

(二)其他症状

脑水肿影响到额叶、颞叶、丘脑前部，可以引起精神障碍，严重者神志不清、昏迷；累及下丘脑，可引起相应的下丘脑损害症状；累及顶叶，引起肢体运动、感觉障碍等。

四、辅助检查

(一)CT

CT 显示外伤性脑水肿均出现在血肿周围。开始表现为较薄的一层，以血肿近脑室侧较为明显，与血肿或挫伤的形状相似，呈不规则形或者圆形。随后，近脑室侧的水肿加重明显，向脑室方向发展；近皮层处水肿加重不明显，沿皮层向两侧发展，逐渐形成三角形，顶点指向脑室，底边为水肿的皮层，类似圆锥形。近皮层处的水肿比近脑室处轻，如血肿或挫伤不在皮层表面，皮层可无水肿。脑水肿高峰过后，水肿面积逐渐减小，近皮层的水肿吸收得较近脑室侧的快，但仍保持特征性的三角形。

(二)MRI

脑水肿时细胞内和(或)细胞外水分增加，致使脑组织纵向弛豫和横向弛豫时间均不同程度延长。所以 T_2WI 呈高信号，T_1WI 呈低信号，以前者表现更加明显，如有出血则可随时间推移而表现出不同的混杂信号。

五、诊断

脑水肿的诊断可以从以下几方面得到提示。

(一)临床表现与发病过程

脑水肿多继发于原发疾病，如在短时间内，临床症状显著加重，应考虑存在局限性脑水肿，如果患者迅速出现严重的颅内压升高症状、昏迷，多为广泛性或全脑水肿。应用脱水治疗，如出现利尿效果，且病情亦随之改善，也表明存在脑水肿。颅脑损伤时，分析临床表现特点有助于诊断脑挫裂伤、脑水肿与颅内血肿，脑挫裂伤、脑水肿患者，伤后病情发展与加重的过程，多是渐进性的，脉搏多数偏快、血压稍高或有波动。而颅内血肿，在伤后多有中间清醒或好转期，然后意识障碍又急剧加重。生命体征在脑受压时表现为两慢一高，即呼吸慢、脉搏慢、血压高。

(二)颅内压监护

颅内压监护可以显示和记录颅内压的动态变化，如颅内压升高，颅内压曲线结合临床过程分析可以提示脑水肿的病情进展。

六、治疗

外伤性脑水肿的治疗主要是病因治疗。可通过外科手术切除颅内病灶、减压术及各种分流术解除病因。药物治疗包括脱水剂和激素等，随着脑水肿研究机制的深入，也出现了一些新的治疗方式，但有待临床进一步验证。

(一)手术治疗

1.解除病因

包括清除脑挫裂伤和坏死脑组织，清除颅内血肿，摘除凹陷性骨折片等。去除病因有利于脑水肿消退。

2.去骨瓣减压

对于颅脑外伤引起的广泛性脑水肿，去骨瓣减压是有效治疗方式之一。

3.脑脊液引流

根据Starling假设，利用水肿区脑组织压力高于相对正常脑组织压力，使水肿液向压力低的区域移动最后流入脑室，可减轻脑水肿。行脑室持续引流，不仅可以引流脑室的脑脊液，而且有消除水肿作用。对于间质性脑水肿和严重脑外伤患者有一定效果。但需要注意，脑水肿患者脑室小，不宜穿刺置管，故临床治疗中应慎用此法。

(二)非手术治疗

1.保持水、电解质平衡

液体摄入过多，特别是体内渗透压较低，如低钠血症时，会导致体液过多积聚于组织间隙加重水肿。入水量应稍少于失水量，一般控制在1500～2000mL/d，使脑组织保持轻度脱水状态。补液以糖为主，根据尿钠高低补盐。尿钠低于20mmol/24h，提示机体已处于钠负平衡，可适量补盐。

2.脱水剂的应用

目前常用的脱水剂有如下几种。

(1)呋塞米：属非渗透性利尿剂，借细胞膜离子传递作用于肾脏，也能抑制脉络丛分泌脑脊液。常用剂量为10～20mg/6～12h。呋塞米脱水效果一般，易于反弹，由于大量水分和电解质排出，应注意水电解质平衡。

(2)20%甘露醇：应用最普遍，属于大分子高渗溶液，不能透过正常的血一脑脊液屏障，在机体内不被破坏，随尿排出时借渗透压作用而产生利尿作用。但甘露醇只有在血脑脊液屏障正常时起作用，对血一脑脊液屏障受破坏的脑水肿区不起作用，甚至甘露醇分子可经开放的血一脑脊液屏障聚集于脑组织细胞外液，形成局部高渗环境，加重脑水肿。脑组织对持续高渗透压可产生适应性，长期应用甘露醇脱水效果变差。甘露醇使用剂量为每千克体重1～3g，每4～6h快速滴注1次，根据病情和颅内压监测调整。该药对肾功能有轻度损害，肾功能不全和休克患者慎用。

(3)血浆清蛋白：高渗透胶体溶剂，其降压效果差，可联合甘露醇使用。

(4)高渗盐水:以7.5%NaCl溶液为代表,其应用理论依据为,在大多数非中枢部位,内皮细胞的平均连接距离为65A,在这种连接状态下,蛋白质不能通过,而钠则可以通过。但在脑组织内,内皮细胞连接距离为7A,所有递质包括钠均不能通过。在脑组织内,决定水交换的因素是晶体渗透压而不是胶体渗透压。大量研究表明高渗盐水通过其渗透性作用,调节血流动力学、血管活性、神经递质及免疫特性等方式,有效提高氧分压、增加脑血流量、降低脑血管阻力使颅内压降低,其推荐用量为4～6mL/kg体重。但是,在临床抢救工作中,绝对不能单纯依靠高渗液体。必须明确,少量应用高渗NaCl溶液只是抢救工作的一个补充,而不能代替任何一个已被实验证明有效的复苏技术。

3.糖皮质激素

主要能保护细胞膜,稳定细胞膜钙离子通道,促使钙离子外流,对抗自由基,改善脑细胞代谢功能,减少毛细血管通透性,促使血－脑脊液屏障正常化,从而加速脑水肿消除。有研究结果显示,脑外伤后使用激素不能降低脑水肿的发病率和病死率,糖皮质激素对细胞性水肿疗效不肯定,需谨慎使用。

常用的糖皮质激素为地塞米松,每日分数次投药,起始用10mg,然后用4mg,每日4次。如在48h内起效,则应维持此剂量至神经系统症状缓解后再减量。

激素治疗最常见的并发症是消化道出血,同时用酸抑制剂并尽量缩短激素用药时间可降低并发症的发生率。

4.钙离子拮抗剂

目前不少人认为钙离子拮抗剂是治疗外伤性脑水肿的有效药物,钙离子拮抗剂尼莫地平等可以阻止钙离子通过血脑脊液屏障进入细胞内,有效防治细胞毒性脑水肿和血管源性脑水肿。其他钙离子阻断剂,如N－甲基－D－天冬氨酸受体拮抗剂如苄哌酚醇等也可以减轻脑损伤后脑水肿,对神经细胞有保护作用。

5.高压氧治疗

高压氧能够增强有氧代谢,降低血浆内皮素水平,减少氧自由基的产生,抑制脂质过氧化反应,减轻脑水肿;高压氧还可增强吞噬细胞吞噬和消化坏死组织细胞的能力,加速病灶清除和血肿吸收;加速组织修复,促进胶原纤维产生,加速侧支循环形成,可减少脑损伤的后遗症,降低致死率。

6.亚低温治疗

亚低温(32～35℃)能够显著减轻颅脑外伤后脑水肿的发生,其作用机制可能与降低耗氧量,减少脑组织乳酸堆积,维护血－脑脊液屏障,抑制乙酰胆碱、儿茶酚胺及兴奋性氨基酸等内源性毒性物质对脑细胞的损害,抑制神经元凋亡,减少钙离子内流,阻断钙对神经元的毒性作用,减少脑细胞结构蛋白破坏,促进脑细胞结构和功能恢复,减轻弥散性轴索损伤等因素有关。

7.自由基清除剂

治疗外伤性脑水肿的许多药物如甘露醇、巴比妥盐、维生素C、维生素E、氯丙嗪、辅酶Q_{10}等均有清除自由基的作用。大剂量维生素C治疗创伤性脑水肿的作用明显,优于常规剂量维生素C。外源性超氧化物歧化酶(SOD)可清除脑内氧自由基,而对继发性脑水肿有防治作用,但因其半衰期较短,难以通过血－脑脊液屏障,其效果并不理想。有研究报道,用脂质体包埋的SOD静脉注射10000U/mL,可使脑内SOD水平升高并持续2h以上,且其增加的程度与脑损伤后脑水肿改善程度一致。

8.巴比妥类

近年来发现巴比妥类药物有减轻脑水肿和脑保护的作用,其作用机制是降低脑代谢率,使脑血管收缩,脑血容量减少并能增加血管阻力,使脑血流转向缺血区。

此外,还具有清除自由基和抗氧化作用;在脑供氧障碍时可稳定细胞膜,干扰脂肪酸释放,减少缺血时脑细胞内钙含量,减少神经介质释放等。常用的巴比妥类药物有巴比妥钠、硫苯妥钠、戊巴比妥。巴比妥类药最好能在颅内压监测、心脏和血压监护及血药浓度监测下使用,其血药浓度的安全值为20～40mg/L,如超过此值时应停药。巴比妥类药常与人工冬眠、类固醇、脱水剂合用。

第四章　泌尿外科疾病

第一节　肾脏损伤

一、概述

肾脏深藏于肾窝，受到周围结构较好的保护：其后面上部与膈肌接触，并借膈肌和第11、12肋相邻；下部和腰大肌、腰方肌相邻；两肾顶端都有肾上腺覆盖，两肾的前面各不相同，右肾前面上部紧贴肝右叶下面，下部与结肠肝曲相邻，内侧与十二指肠降部相邻，左肾前上部与胃底及脾脏相邻，中部有胰尾横过，下部与空肠及结肠脾曲相接。正常肾脏有1～2cm的活动度，故肾脏不易受损。但从另一方面观察，后面的骨质结构也可以引起肾损伤，如下位肋骨骨折的断端可穿入肾实质；肾脏被挤于脊柱和其横突之间而受到损伤。

肾损伤的发病率不高。肾损伤常是严重多发性损伤的一部分。在一组意外伤亡的326例尸解中，发现肾损伤36例(11%)。国内报道腹部损伤病例中，肾损伤占14.1%；腹部穿透伤中，肾损伤为7.5%。但实际上肾损伤的发病率要比这些数字所表示的高，因为严重的多发性损伤病例常忽视了肾损伤，而轻微的肾损伤因常不伴有严重症状而被漏诊。

肾损伤大多见于20～40岁的男性。这与从事剧烈体力劳动和体育活动有关。男女患者数之比约4∶1。但婴幼儿的肾损伤比较常见。这与解剖特点有关：①婴幼儿肾脏相对较大，位置较低。②保护性的肾周脂肪较少，肌肉也不发达。③具有缓冲作用的肾周筋膜发育不全，肾脏直接依靠着相当紧张的腹膜。④有时患者有先天性肾积水、肾胚胎瘤等疾病而易发生损伤。有人统计，每2 000例住院儿童中即有1例肾损伤，而15岁以下的儿童占所有肾损伤病例的20%。在婴幼儿中性别对肾损伤发病机会的影响不明显。肾损伤大多是闭合性损伤，占60%～70%。可由直接暴力(如撞击、跌打、挤压等)或间接暴力(如对冲伤)所致。开放性损伤多见于战时和意外事故。无论是由冷兵器还是火器所致，常伴有其他脏器的损伤，后果严重。偶然医疗操作如肾穿刺、腔内泌尿外科检查或治疗时也可发生肾损伤。

(一)发病原因

1.直接暴力

肾区受到直接打击，躯体跌倒在坚硬的物体上，或被挤压于两个外来暴力的中间。

2.间接暴力

高处跌落时，双足或臀部着地，由于剧烈的震动而伤及肾脏。

3.穿刺伤

常为贯通伤，可以损伤全肾或其一边，一般均伴发腹腔或胸腔其他内脏损伤。

4.自发破裂

肾脏也可无明显外来暴力而自发破裂，这类“自发性”的肾破裂常由肾脏已有的病变如肾盂积水、肿瘤、结石和慢性炎症等所引起。

(二)发病机制

1.闭合性肾脏损伤的机制

(1)直接暴力打击:外伤的着力点很重要,如果直接打击腹部,肾损伤发生率为10.0%～20.1%,腰部受到打击则为60%左右。致伤原因以撞击为主,其次为跌落、交通事故等。国外以交通事故居首,占50%以上,最高可达80%。体育运动时除被他人或球类撞击受伤外,身体突然旋转或强烈的肌肉收缩也可以引起肾损伤。此类损伤以镜下血尿多见,即所谓的运动性血尿,右肾多见。Fancz等曾利用计算机模拟肾脏的二维模型,研究肾脏受到打击时肾脏内能量的传导和压力的分配,他们发现最大压力点出现在肾实质边缘,而且该压力点的压力还受肾盂内的静水压以及肾实质内是否存在肾囊肿的影响,当肾盂内的静水压较高或肾实质内存在肾囊肿时,在同样的外力打击下肾实质边缘最大压力点的压力也随之提高。这与临床所见的在受到腹部钝性打击时肾脏损伤多出现在肾脏表面,以及梗阻积水的肾脏和伴有肾囊肿的肾脏更易出现肾损伤相符。

(2)减速伤:多见于从高处跌下足跟或臀部着地以及发生交通事故身体突然减速时,肾脏由于惯性作用,继续下降或猛烈的撞击肋骨或腰椎造成肾脏实质或肾蒂的损伤。由于肾脏急剧移位,肾蒂受到猛烈的向上或向下的牵拉,血管外膜及肌层被伸张,但无弹性的内膜则发生不同程度的挫伤或断裂,导致内膜下出血,管腔狭窄或血栓形成。较严重的损伤可使血管肌层和外膜破裂导致血管撕裂或断裂。

(3)冲击伤:冲击伤所致的肾脏损伤较少见且相对较轻,但其合并存在的心、肺、肝、脾、肠、胰腺损伤却很常见且较重。肾脏的损伤主要表现为包膜下或实质的斑块状出血,偶见有小的撕裂或梗死。其产生的损伤主要是由冲击波超压和动压的作用所致,负压也可能有一定的作用。它造成肾脏损伤的学说包括:

1)碎裂效应,也称剥落效应:当压力波自较致密的组织传导至较疏松的组织时,在两者的界面上会引起反射,致使较致密的组织因局部压力突然增高而引起损伤。

2)惯性效应:致密度不同的组织,其压力波传递的速度有所不同,疏松的组织中传递较快,致密的组织中传递较慢,因而两者易造成分离性损伤。

3)近年来在冲击波致伤机制研究方面最主要的进展就是试图用生物力学阐明原发冲击伤的发生机制。美国Stuhmiller等提出机体对冲击波响应的物理过程包括3个阶段:①体表对冲击波负载的迅速响应,冲击波作用于体表力的大小称之为冲击载荷,朝向冲击波源的体表受力最大,组织结构的几何形状可使冲击波发生绕射或聚焦,在部分开放的结构内所受的冲击载荷较自由场中大得多。②冲击载荷作用于机体后,组织器官会发生变形,组织内产生应力。③组织应力和损伤,一定的应力可造成组织出血或破裂。

(4)挤压伤:多见于交通事故,致伤原因复杂,直接打击或挤压于腹部,引起腹内压急剧升高造成肾损伤。

2.开放性肾脏损伤的机制

(1)现代火器伤:低速投射物穿入组织时,其作用力沿着弹道的轴线前进。在其前进过程中,直接离断、撕裂和击穿弹道上的组织,形成所谓的残伤道或原发伤道。高速投射物穿入组织不仅具有前冲力，形成原发伤道，而且还产生很大的能量和速度，并向四周扩散，迫使原发伤道的组织迅速向四周压缩与移位，由此形成一个比原发伤道或投射物直径大数倍甚至数十倍的椭圆形空腔，同时质轻、高速的枪弹进入人体内遇阻后易发生反跳，从而改变前进的方向，由此造成多脏器损伤。曾有高速枪弹击中臀部后急剧改变方向，穿过胸、腹腔造成胸、腹腔脏器多处损伤的报道。

(2)刺伤：利器所造成的肾脏开放性损伤在平时战时均可见到，可使利器刺入伤道所经过的器官组织发生直接损伤。因此，从身体不同部位刺入并造成肾脏损伤时，常合并不同组织、器官的损伤，其中以结肠、肝、脾的合并伤最常见。

(3)医源性损伤

1)对肾脏及其邻近组织、器官施行手术及行内腔镜检查、治疗时。如行肾盂或经肾窦肾盂切开取石术，或行经皮肾镜取石术等手术时造成的损伤。

2)行体外震波碎石术(ESWL)时所造成的肾损伤。早期肾损伤主要是肾小球和肾间质出血、肾小管坏死、肾小球滤过率下降和肾周血肿等，其机制尚不明确，可能与ESWL产生的高能震波通过产生空化效应所致。国内外亦有不少报道肾结石行ESWL治疗时并发肾包膜下血肿、肾裂伤、肾周血肿，乃至行开放性手术处理这些并发症，甚至肾切除。

(三)病理改变

肾损伤可分为闭合性损伤(如肾挫伤和肾裂伤)和贯通伤(如枪弹伤、刺伤)两类。

根据肾损伤的严重程度可以分为以下几类：

1.肾脏轻度挫伤

损伤仅局限于部分肾实质，形成实质内瘀斑、血肿或局部包膜下小血肿，亦可涉及肾集合系统而有少量血尿。由于损伤部位的肾实质分泌尿液功能减低，故甚少有尿外渗，一般症状轻微、愈合迅速。

2.肾挫裂伤

肾挫裂伤是肾实质挫裂伤。如伴有肾包膜破裂，可致肾周血肿；如肾盂肾盏黏膜破裂，则可见明显的血尿。但一般不引起严重尿外渗。内科治疗大多可自行愈合。

3.肾全层裂伤

肾实质严重挫伤时外及肾包膜，内达肾盂肾盏黏膜，此时常伴有肾周血肿和尿外渗。如肾周筋膜破裂，外渗血尿可沿后腹膜外渗。血肿如破入集合系统，则可引起严重血尿。有时肾脏之一极可完全撕脱，或肾脏严重裂伤呈粉碎状——粉碎肾。这类损伤症状明显，后果严重，均需手术治疗。

4.肾蒂损伤

肾蒂血管撕裂时可致大出血、休克。如肾蒂完全断裂，伤肾甚至可被挤压通过破裂的横膈进入胸腔。锐器刺伤肾血管可致假性动脉瘤、动静脉瘘或肾盂静脉瘘。对冲伤常使肾动脉在腹主动脉开口处内膜受牵拉而破裂，导致肾动脉血栓形成，使伤肾失去功能。

5.病理性肾破裂

轻度暴力即可使有病理改变的肾脏破裂，如肾肿瘤、肾积水、肾囊肿、脓肾等。有时暴力甚至不被觉察，因而称之“自发性”肾破裂。

二、临床表现

肾损伤的临床表现颇不一致，有其他器官同时受伤时，肾损伤的症状可能不易觉察。其主要症状有：休克、出血、血尿、疼痛、伤侧腹壁强直和腰部肿胀等。

(一)休克

其程度依伤势和失血量而定。除血尿失血外，肾周筋膜完整时，血肿局限于肾周筋膜；若肾周筋膜破裂，血液外渗到筋膜外形成大片腹膜后血肿；如腹膜破裂，则大量血液流入腹膜腔使病情迅速恶化。凡短时间内迅速发生休克或快速输血两个单位后仍不能纠正休克时，常提示有严重的内出血。晚期继发性出血常见于伤后2～3周，偶尔在2个月后亦可发生。

(二)血尿

90%以上肾损伤的患者有血尿，轻者为镜下血尿，但肉眼血尿较多见。严重者血尿甚浓，可伴有条索状或铸型血块和肾绞痛，有大量失血。多数病例的血尿是一过性的，开始血尿量多，几天后逐渐消退。起床活动、用力、继发感染是继发血尿的诱因，多见于伤后2～3周。部分病例血尿可延续很长时间，甚至几个月。将每小时收集的尿液留在试管中分别依次序排列在试管架上比较尿色深浅，可以了解病情进展情况。没有血尿不能排除

肾损伤的存在，尿内血量的多少也不能断定损伤的范围和程度。肾盂遭受广泛性的损伤，肾血管受伤(肾动脉血栓形成、肾蒂撕脱)，输尿管断裂或被血块或肾组织碎片完全堵塞导致血液流入腹腔，以及血和尿同时外渗到肾周围组织等损伤情况时，尽管伤情严重，但血尿可不明显。

(三)疼痛与腹壁强直

伤侧肾区有痛感、压痛和强直，身体移动时疼痛加重，但轻重程度不一，这种痛感是由于肾实质损伤和肾被膜膨胀所引起。虽然腹壁的强直会影响准确的触诊，但在某些病例上仍可在腰部扪到由肾出血形成的肿块。疼痛可局限于腰部或上腹，或散布到全腹，放射到背后、肩部、髋区或腰骶部位。如伴腹膜破裂而有大量尿液、血液流入腹腔，可致全腹压痛和肌卫等腹膜刺激征象。当血块通过输尿管时可有剧烈的肾绞痛。腹部或腰部的贯通伤常有广泛的腹壁强直，可由腹腔或胸腔内脏的损伤引起，但也可为肾区血肿或腹腔内出血所致。

(四)腰区肿胀

肾破裂时的血或尿外渗在腰部可形成一不规则的弥散性肿块，如肾周筋膜完整，则肿块局限；否则在腹膜后间隙可造成一广泛性的肿胀，以后皮下可出现瘀斑这种肿胀即使在腹肌强直时也往往可以扪及。从肿胀的进展程度可以推测肾损伤的严重程度。为缓解腰区疼痛，患者脊柱常呈侧突，有时尚需与脾、肝包膜下出血所形成的肿块相鉴别。

三、诊断与鉴别诊断

(一)影像学检查

1.X线检查

对肾损伤的诊断极为重要，应尽可能及早进行，否则可因腹部气胀而隐蔽肾脏阴影的轮廓。

(1)腹部平片：腹部平片上，肾阴影增大暗示有肾被膜下血肿，肾区阴影扩大则暗示肾周围出血。腰大肌阴影消失、脊柱向伤侧弯曲、肾阴影模糊或肿大、肾活动受到限制以及伤侧横膈常抬高并活动幅度减小则更可表示肾周组织有大量血或尿外渗。由于肠麻痹而可见肠道充气明显。另外尚可能发现腹腔内有游离气体、气液平面、腹腔内容变位、气胸、骨折、异物等严重

损伤的证据。

(2)排泄性尿路造影:能确定肾损伤的程度和范围。轻度的肾损伤可无任何迹象或仅为个别肾盏的轻度受压变形或在肾盏以外出现囊状的局限阴影。血块存在于肾盂、肾盏内表现为充盈缺损。在断层片,上可见肾实质有阴性阴影。广泛肾损伤时,一个弥散不规则的影可扩展到肾实质的一部分或肾周,造影剂排泄延迟。集合系统有撕裂伤时可见造影剂外溢。输尿管可因血尿外渗而受压向脊柱偏斜,肾盂输尿管连接处向上移位和肾盏的狭窄等,排泄性尿路造影亦可反映两肾的功能。先天性孤立肾虽极少见,但应想到这一可能。休克、血管痉挛、严重肾损伤、血管内血栓形成、反射性无尿、肾盂输尿管被血块堵塞等原因可导致肾脏不显影。故首先必须纠正休克,使收缩血压高于 12kPa(90mmHg)后才进行排泄性尿路造影。大剂量排泄性尿路造影(50%泛影葡胺 2.2mL/kg+150mL 生理盐水快速静脉滴入)可得到比一般剂量更好的效果,并且可避免压腹引起的疼痛。

(3)膀胱镜逆行尿路造影:膀胱镜逆行尿路造影可了解伤肾破裂情况,但由于可引起逆行尿路感染,尽可能不采用此检查。

(4)主动脉和选择性肾动脉造影:主动脉和选择性肾动脉造影应在伤后 2h 以后进行,以避免受外伤引起的早期血管痉挛的影响。肾轻度损伤时肾动脉造影可完全正常。肾实质裂;伤时可见肾实质边缘典型的开裂,有时须与胚胎性分叶肾区别。根据包膜动脉和肾盂动脉的引长或移位,可以诊断较小的周围血肿。典型的肾内血肿表现为叶间动脉的移位或歪斜以及局部肾实质期显影度降低。如其周同为均匀的正常显影表示血供良好,而周围呈斑点状不均匀的显影或显影度降低应考虑周围肾组织外伤性血管栓塞或严重而持久的血管痉挛。这些伤员常易发生迟发性出血或腹膜后尿液囊肿形成。无血管区限于小范围肾实质时说明伤情轻、预后好。肾动脉血栓形成表现为肾主动脉或其分支为一盲端,呈切断现象。并常伴有动脉近端的球状扩张,相应肾实质显影不良;在肾静脉期时静脉不显影。外伤性肾动静脉瘘则表现为肾静脉过早显影,于动静脉之间有一囊状结构的通道。动静脉瘘较大时,由于血流动力学改变,动静脉瘘的虹吸作用引起相应肾实质缺血,显影减低。肾动脉造影还能提供肾皮质梗死后是否有侧支存在。如伴有其他内脏损伤,尚可行选择性相应脏器的血管造影。电子计算断层扫描(CT)对一些小的肾裂伤和其他内脏损伤也可能做出诊断。

2.B 超

超声可以随访血肿的大小和进展,也可用于鉴别肝、脾包膜下血肿。放射性核素肾扫描时受伤区呈核素低浓度之"冷区",肾轮廓不整齐。该方法安全、简便,不受肠内容物干扰,尤其适用于排泄性尿路造影显影不佳时。

3.CT 检查

CT 在肾损伤的诊断及随访中均具有十分重要的价值。在患者全身情况允许的情况下,应作为首选的检查。它不仅可以准确了解肾实质损伤的程度、范围以及血、尿外渗的情况,还可同时明确有无其他腹腔脏器的损伤。单纯包膜下血肿大多只是肾实质的轻微损伤,一般不累及收集系统,除非临床血尿明显。CT 影像诊断肯定,如爪字形高密度改变,可见实质损伤达髓质区,薄层扫描利于清楚显示;肾周血肿常合并包膜下血肿,多有集合系

统的损伤,因尿液的渗入 CT 图像显示血肿密度不均匀;单纯肾挫裂伤相对少见,也可合

并集合系统损伤致临床血尿，一般CT影像表现为肾实质内点状或条状高密度模糊区，增强扫描不强化，临床血尿阳性；严重肾损伤CT影像表现肾实质横断、碎裂，可伤及肾血管蒂，合并肾周及包膜下血肿，集合系统损伤肯定存在，尿液外渗；牵拉所致肾盂输尿管移行段(UPJ)撕脱伤，常仅限于儿童，当有大量尿液外渗，且位于内侧而非通常的肾后外侧的肾周间隙部，加上输尿管不显影时，高度提示输尿管或肾盂破裂。血块堵塞输尿管或发生肾蒂断裂时可无血尿，但后者临床急性全身失血征明显，CT扫描显示腹膜后腔大量积血，密度不均匀，增强扫描或静脉肾盂造影(IVP)检查患侧肾盂输尿管不显影。肾损伤的治疗力求：保守治疗，保守治疗无效、严重肾损伤及肾盂输尿管断裂时需及时手术，术中力求保存肾组织，除非对侧肾功能正常、患肾破碎不堪难以保存时才做肾切除。CT平扫及增强扫描，必要时IVP检查补充可为临床诊疗提供充分的依据。

CT检查迅速、安全，评估肾损伤的程度、范围准确度高，分类细致全面，是临床诊疗依据及时可靠的信息来源，具有重要的地位。条件允许时，特别是对开放性损伤，CT检查宜作为首选。

4.放射性核素扫描

对肾损伤的诊断及随诊检查也有一定帮助，扫描方法简单而安全，可根据情况采用。

(二)诊断要点

根据受伤史、临床表现及尿液检查即可对肾损伤做出初步诊断。血尿为诊断肾损伤的重要依据之一，对不能自行排尿的伤员，应导尿进行检查。腹部X线片(KUB)、静脉尿路造影(IVU)可了解骨折、肾实质破裂及肾周围血肿情况。B超可初步了解肾实质的伤情。

CT为无创性检查，可精确了解肾实质损伤及血、尿外渗情况，并能及时发现合并伤。肾损伤出现典型腹膜刺激症状或移动性浊音时，应警惕合并腹内脏器损伤的可能。腹腔穿刺有一定的诊断价值。

(三)鉴别诊断

1.腹腔脏器损伤

主要为肝、脾损伤，有时可与肾损伤同时发生。表现为出血、休克等危急症状，有明显的腹膜刺激症状；腹腔穿刺可抽出血性液体；尿液检查无红细胞；超声检查肾无异常发现；IVU示肾盂、肾盏形态正常，无造影剂外溢情况。

2.肾梗死

表现为突发性腰痛、血尿、血压升高，IVU示肾显影迟缓或不显影。逆行肾盂造影可发现肾被膜下血肿征象。肾梗死患者往往有心血管疾患或肾动脉硬化病史，血清乳酸脱氢酶、谷氨酸草酰乙酸转氨酶及碱性磷酸酶升高。

3.自发性肾破裂

突然出现腰痛及血尿症状，体检示腰腹部有明显压痛及肌紧张，可触及边缘不清的囊性肿块。IVU检查示肾盂、肾盏变形和造影剂外溢。B超检查示肾集合系统紊乱，肾周围有液性暗区。一般无明显的外伤史，既往多有肾肿瘤、肾结核、肾积水等病史。

四、治疗

(一)非手术治疗

肾脏损伤者大多数可以通过非手术治疗而保留肾脏，约74%获得成功，肾脏损伤患者经过积极的保守治疗和密切的临床观察，其中大部分患者病情可以渐趋平稳，血尿停止、肿块缩小、并发症少，一般无重大后遗症，在一组 186 例外伤性肾损伤报道中，非手术治疗的肾切除率为 3%，而手术治疗肾脏切除率高达 20%。Mansi 等报道 108 例肾损伤中，Ⅲ级肾损伤非手术治疗，结合及时穿刺引流或腔镜治疗，不仅能保留肾组织而且少有晚期并发症发生。而肾脏探查和修补术后并发症发生率高达 3%～20%，可见有效的保守治疗不仅可降低肾脏切除率，而且能有效地减少并发症。

非手术治疗包括紧急处理和一般治疗，紧急处理包括迅速地输血、输液、复苏。对严重肾损伤患者，即使血压在正常范围，亦应采取防止休克的治疗，并密切观察血压、脉搏等生命体征变化及腹部肿块大小、血尿颜色等变化，对伴有休克的患者应在休克被治愈后，尽快进行必要的检查，以确定肾脏损伤的程度和范围，便于选择下一步的治疗方案。一般治疗包括：

1.绝对卧床休息

卧床休息的时间因肾脏损伤的程度而异，肾脏裂伤应卧床休息 4～6 周，2～3 个月不宜参加体力劳动和竞技运动。

2.止血、镇静

应立即给予有效的止血药物，以减少继续出血的可能，由于肾损伤出血引起肾周血肿、肾纤维膜，以及肾周筋膜受牵拉而出现腰部胀痛或出血进入集合系统，血凝块引起输尿管梗阻，出现肾绞痛，故肾损伤患者多有明显的疼痛表现，而疼痛又会引起患者烦躁、不安、活动，进而加重肾脏出血。因此，应给予必要的镇静处理。

3.感染的防治及补液

应给予广谱抗生素预防感染，防止血肿感染形成脓肿，并注意补入足够的能量、血容量，维持水、电解质平衡，及时补充机体在非常态下的代谢需要。

4.保持两便通畅

严重肾损伤患者应立即给予保留导尿，一方面有利于观察尿液颜色变化，另一方面能防止患者排尿时加重肾脏损伤。必要时给予缓泻剂帮助患者通便。防止用力排便增加腹压，引起继发性出血的可能。

非手术治疗的注意事项：①密切注意生命体征变化，在肾损伤的非手术治疗过程中，特别是第 1 周，应严密观察患者血压、脉搏、呼吸等生命体征。②绝对卧床休息，对于防止再出血至关重要。③观察尿液颜色变化，如果尿液逐渐转清，局部症状逐渐改善，提示出血停止；若尿液突然转清，但出现腹部疼痛加重，可能是由血凝块堵塞输尿管所致，不能盲目认为出血停止。④观察局部包块大小，对于可触及肿块的患者，入院时及时给予标记肿块范围，并观察其大小的变化。

(二)介入治疗

肾动脉栓塞疗法：通过选择性动脉造影的检查注入栓塞剂可达到满意的止血效果。常用的栓塞剂为可吸收的自体血块和吸收性明胶海绵碎片。如先注入少量肾上腺素溶液使正常肾血管收缩，可达到使栓塞剂较集中于受伤部位的目的。

(三)手术治疗

1.适应证

肾损伤的大部分患者可以通过保守治疗而获治愈,但部分肾损伤患者应及时给予手术治疗,否则会引起更严重的后果。对于保守治疗的患者,在非手术治疗过程中应密切观察病情的变化,做必要的手术治疗准备。在下列情况下应采用手术治疗:

(1)开放性肾损伤或贯通肾损伤患者应急诊手术,术中不仅需要修补损伤的肾脏,还应注意其他脏器的损伤情况以及有无异物的存在等。

(2)合并有胸、腹腔脏器损伤者。

(3)严重休克经大量输血补液仍不能矫正或血压回升短期内又下降,提示有大出血可能者。

(4)非手术治疗过程中,肾区肿块不断增大,肉眼血尿持续不减,患者血红蛋白逐渐下降,短期内出现贫血者。

(5)静脉尿路造影或CT增强扫描显示造影剂明显外渗等。

(6)经较长时期的非手术治疗,仍反复出现血尿或合并感染或继发性高血压等。

2.手术方式

(1)肾部引流:肾损伤的患者早期手术常可达到完全修复的目的,引流只是作为整个手术的一部分。但在尿外渗伴感染、肾周血肿继发感染、病情危重而又不了解对侧肾脏情况时,则只能单作引流术。如发现腹膜破裂,应吸尽腹腔内的血液和尿液,然后修补腹膜裂口,在腹膜外放置引流,引流必须彻底。引流不彻底常是肾周感染不能控制、大量纤维瘢痕形成的原因。如能放置硅胶负压球引流,则效果最佳。术后引流至少留置7天,每日引流量少于10mL,连续3d后才能拔除。如肾脏损伤严重而患者处于危险状态时,经积极而快速输血和输液后应及时行肾切除术。

(2)肾修补术或部分肾切除术:肾实质裂伤可用丝线缝合。修补集合系统裂口应用可吸收缝线。如垫入脂肪块或肌肉块可防止缝线切割。失去活力的破碎组织应清创。如无明显感染,一般不必留置内支架或造瘘。创面应彻底引流。在平时的闭合性肾损伤中,这些方法的疗效是良好的。但在战时有感染的贯通伤,结果多不满意。因肾实质感染、坏死和晚期出血等常需第二次手术,甚或被迫切除全肾。

(3)肾切除术:肾损伤后的处理应尽一切力量保留伤肾,但在病情危重时则需行肾切除。此时必须在了解对侧肾功能良好后进行,肾切除适应于:①无法控制的大出血。②广泛的肾裂伤,尤其是战时的贯通伤。③无法修复的肾蒂严重损伤。④伤肾原有病理改变且无法修复者,如肾肿瘤、肾脓肿、巨大结石和肾积水。肾错构瘤易发生破裂出血,但属良性,且肿瘤常为多发并可能侵犯双肾,故应尽量争取做部分肾切除。

(4)肾血管修复手术:肾动脉是终末分支,结扎其任一支动脉即可致相应肾实质梗死。而肾静脉分支间有广泛交通,只要保留其一条较粗的分支通畅即不影响肾功能。左肾静脉尚通过精索静脉(或卵巢静脉)和肾上腺静脉等分支回流。故可在这些分支的近腔静脉端结扎肾静脉主干而不影响肾血液循环。因此,在肾静脉损伤时左肾有较多的挽救机会。对冲伤引起的肾动脉血栓形成,一旦经动脉造影证实即应手术取栓。有文献报告伤后9d仍取栓成功的病例,故应积极争取。动静脉瘘和主动脉瘤应予修补,如在肾实质内则可行部分肾切除。

目前国内外已可用冷冻的肾脏保存液灌注肾脏并冷冻保存72h而不影响肾功能的恢复，故有可能经工作台仔细修复伤肾后冷冻保存，待患者情况稳定后再行植入髂窝。

3.肾损伤伴腹腔其他脏器伤的处理

(1)伴胰腺损伤：为了避免术后发生并发症，既往肾切除率高达33%。如处理得当，则能最大限度地保留肾组织。手术时应注意：①严密缝合肾脏集合系统，且张力不能过大。②将大网膜、筋膜或结肠置于肾和胰腺之间。③充分引流，而且两个引流分别从不同部位引出。

(2)伴结肠损伤：肾损伤与结肠同时损伤约占全部肾损伤患者的2.5%，处理不当极有可能发生感染性尿囊肿和肾周围脓肿。目前所采取的处理原则：①75%由开放伤所致，故应积极手术探查。②术前影像学检查难以对肾损伤做出分类时应当剖腹探查，既可了解肾损伤的真实情况，又可使结肠损伤得到及时治疗。③肾损伤的处理原则与通常无异，即便有粪便污染依然如此，包括去除无生机的组织，止血、缝合集合系统，覆盖创面，肾被膜不能应用时可以大网膜片或腹膜片作覆盖材料。结肠伤和肾脏伤较近者，应以大网膜片将其隔开。血管损伤者，并不因结肠伤而放弃修补。④放置引流。

(3)伴腔静脉损伤：这些伤员伤势极其严重，往往由于致命出血而死亡。为了挽救患者生命，关键在于各级抢救成员从受伤地点起就应积极复苏，尽快送往附近医院。一旦患者入院，在积极抢救休克之同时经腹进行探查，靠近肾门处切开后腹膜，直达肾蒂血管或腔静脉，迅速控制出血，清理手术野，依据伤情给予修补。

第二节　输尿管损伤

一、概述

输尿管为一细长的由肌肉黏膜构成的管形器官，位于腹膜后间隙，周围保护良好并有相当的活动范围。因此，由外界暴力(除贯通伤外)所致成的输尿管损伤殊为少见。在输尿管内进行检查操作和广泛性盆腔手术时可引起输尿管损伤。输尿管损伤的发病率甚难确定，实际上超过一般统计数字。输尿管受外界暴力损伤时，其症状几乎全被伴发的其他内脏损伤所隐蔽，多在手术探查时才被发现。在盆腔手术和应用输尿管器械所致的输尿管损伤的若干病例中，因症状不明显而未能诊断确定。随着腔内泌尿外科的开展，器械操作所致的输尿管损伤的发病数有所上升。

(一)发病原因

1.外伤性损伤

贯穿性损伤是输尿管损伤最常见的原因，主要是枪伤或锐器刺割伤；非贯穿性损伤少见，多发生于车祸、高处坠落。常发生于骨盆、后腹膜的手术中，如结肠、直肠、子宫切除以及大血管手术，由于上述部位的解剖较复杂，手术视野不清，匆忙止血，大块钳夹、结扎而误伤输尿管。

2.手术损伤

手术损伤见于下腹部或盆部手术，以输尿管下1/3段多见，经膀胱镜逆行输尿管插管、扩张、取(碎)石等操作均可导致输尿管损伤的发生。当输尿管有狭窄、扭曲、粘连或炎症时,还可能发生输尿管被撕裂、甚至被拉断。以妇科手术最多见,占医源性损伤的50%以上。

3.腔内器械损伤

腔内器械损伤多见于输尿管插管、套石、输尿管镜检查等,致输尿管穿孔或撕裂。

4.放射性损伤

高强度的放射性物质引起输尿管及周围组织的充血、水肿及炎症,最终因为局部瘢痕纤维化粘连而狭窄。

(二)病理

输尿管损伤的病理改变因损伤类型、处理时间不同而异,可有挫伤、穿孔、结扎、钳夹、切断或切开、撕裂、扭曲、外膜剥离后缺血、坏死等。输尿管轻微的挫伤均能自愈,而不引起明显的输尿管狭窄。输尿管损伤后发生腹膜后尿外渗或尿性腹膜炎,感染后可发生脓毒血症。输尿管被结扎或切断,近端被结扎可致该侧肾积水,若不及早解除梗阻,会造成肾萎缩。双侧均被结扎则发生无尿。输尿管被钳夹、外膜广泛剥离或被缝在阴道残端时则可发生缺血性坏死。一般在1～2周内形成尿外渗或尿瘘,伴输尿管狭窄者可致肾积水。

二、临床表现

输尿管损伤的临床表现取决于发现时间、单侧或双侧损伤、感染存在与否以及尿瘘发生的时间及部位。

(一)病史

有盆腔手术和输尿管腔内器械操作损伤史或有严重的贯通伤史。手术损伤包括根治性全子宫切除术、巨大卵巢肿瘤切除术、结肠或直肠肿瘤根治术以及腹膜后纤维化松解术等。

(二)腰痛

输尿管被结扎或钳夹损伤后,由于输尿管全部和部分梗阻,导致肾、输尿管积水而引起腰部胀痛。体检时,患侧肾区有压痛及叩击痛,上腹部可触及疼痛和肿大的肾脏。

(三)尿瘘或尿外渗

若术中未及时发现输尿管被切断或切开,术后可发生切口漏尿、阴道漏尿、腹腔积尿或腹部囊性肿块等。

(四)无尿或血尿

双侧输尿管断裂或被完全结扎后可出现无尿症状,此类损伤易被及时发现。此外,部分患者还会出现血尿,但不出现血尿并不能排除输尿管损伤的可能。

(五)发热

输尿管损伤后,由于尿液引流不通畅或尿外渗等情况,可继发感染或局部组织坏死。此时可出现寒战、发热等症状。当尿液渗入到腹腔时还可出现腹膜炎症状。

三、诊断与鉴别诊断

(一)影像学检查

外部暴力引起的输尿管损伤90%表现为镜下血尿,其他原因引起的输尿管损伤行尿液检查及其他检查对诊断的帮助很小。除非双侧输尿管梗阻,否则血肌酐水平是正常的。

1.静脉尿路造影

95%以上的输尿管损伤都能通过静脉尿路造影确诊,50%可定位输尿管损伤部位的水平。可表现为输尿管完全梗阻;输尿管扭曲或成角;输尿管断裂、穿孔,并表现为造影剂外渗;病变上方肾盂输尿管扩张。

2.逆行输尿管插管和肾盂输尿管造影

当静脉肾盂造影不能明确诊断或有疑问时,应配合逆行输尿管插管和肾盂输尿管造影以明确诊断。

3.超声检查

超声可发现肾积水和尿外渗,是术后早期排除输尿管损伤的较好的检查手段。单侧肾积水;盆腔不规则的无回声包块,此为尿外渗所致,有时可看到与之相连的输尿管;用探头挤压包块可见液体自阴道断端排出;阴道积液,提示有阴道瘘;动态观察时阴道内无回声区范围增大;当合并尿路感染时,超声还可发现多发的偏低回声包块,可能为盆腔感染灶。

4.CT 检查

由于损伤部位和性质的不同,CT 表现不同。盆腔手术造成的输尿管破裂往往有造影剂外漏,CT 可扫描到高密度的腹腔积液。肾盂输尿管连接部断裂在 CT 上可表现为腹膜后血肿、尿外渗(尿囊)、输尿管不显影等。当有大量尿外渗,且位于内侧而非通常的肾后外侧的肾周间隙部,加上输尿管不显影时,高度提示输尿管或肾盂破裂。如果检查显示肾实质完整,则更支持诊断,应进一步行逆行造影检查。

5.靛胭脂静脉注射试验

手术中怀疑输尿管有损伤时,由静脉注射靛胭脂,蓝色尿液就会从输尿管裂口流出。

6.术中或术后做膀胱镜检查

术中或术后作膀胱镜检查并做靛胭脂静脉注射时,如伤侧输尿管口无蓝色尿液喷出,输尿管插管至损伤部位受阻,多表示输尿管梗阻。

7.亚甲蓝试验

通过导尿管注入亚甲蓝溶液可鉴别输尿管瘘与膀胱瘘,若膀胱或阴道伤口流出的液体仍澄清则可排除膀胱瘘。

8.放射性核素肾显像

可显示结扎侧上尿路梗阻。

(二)鉴别诊断

输尿管损伤的早期诊断十分重要,及时明确诊断并做出正确处理,结果多良好。故在处理外伤或施行腹部、盆腔手术时,应注意检查有无尿外渗、外伤创口是否经过输尿管行径、手术野有无渗尿,或直接观察输尿管损伤的情况等。

结扎双侧输尿管引起的无尿应与急性肾小管坏死区别,必要时做膀胱镜检查及双侧输尿管插管,以明确有无梗阻存在。

1.肾损伤

有外伤史也可出现尿外渗、肾周积液和肾功能损害,与输尿管损伤有相似之处。但肾损伤出血明显,局部可形成血肿,休克多见。检查肾区多可见瘀斑、肿胀,触痛明显。IVU 可见造影剂从肾实质外溢，严重者肾盂、肾盏及输尿管显示不清。B超和CT检查可见肾实质破裂或包膜下积血。

2.膀胱损伤

外伤或手术后出现无尿和急性腹膜炎，尤其是尿液自伤口流出时，两者易混淆。但膀胱损伤常合并骨盆骨折，虽有尿意感但无尿液排出或仅有少许血尿。导尿时发现膀胱空虚，或仅有极少血尿。向膀胱内注入100～150mL无菌生理盐水，稍等片刻后再抽出，则抽出液体量明显少于或多于注入量。膀胱造影示造影剂外溢。

3.急性腹膜炎

与输尿管损伤尿液渗入腹腔引起的尿性腹膜炎相似。但急性腹膜炎多继发于消化道溃疡穿孔、肠梗阻、急性阑尾炎，常有寒战、发热症状；无手术及外伤史，无尿瘘及尿外渗症状。

4.膀胱阴道瘘

输尿管损伤出现阴道瘘者易与膀胱阴道瘘混淆。但膀胱阴道瘘患者有外伤、产伤等病史。排泄性上尿路造影一般无异常发现。膀胱镜检查可发现瘘口。阴道内塞纱布、膀胱内注入亚甲蓝溶液后可见纱布蓝染。

四、治疗

对输尿管外伤性损伤，因病因、部位、性质、发现时间及合并损伤等不同，无法制定统一治疗方法，需要视患者具体情况区别处理。但应注意以下原则：

(1)术中发现输尿管损伤，若无污染，应施行一期修复手术；若输尿管完全断裂于术后早期(36h以内)即发现，此时盆腔炎症不明显，可考虑行输尿管端端吻合术或输尿管膀胱吻合术；对输尿管完全断裂缺损范围较小(小于2～5cm者)，可施行损伤段切除，输尿管端端吻合术；如输尿管损伤段较长，脐以下输尿管缺损或不能利用时，可行输尿管膀胱瓣成形术；若缺损段过长，可利用输尿管断端与对侧输尿管行端侧吻合术。

(2)若损伤大于48h，宜先行肾造瘘，引流外渗尿液，3个月后再行修复手术。

(3)中段输尿管缺损明显，可行自体肾移植术、回肠代输尿管术或上尿路改道术。无论应用何种手术方法做修复，在尿外渗区皆应置放外引流，以防术后感染，影响修复处的愈合。

第三节　膀胱损伤

一、概述

膀胱损伤在泌尿系损伤中并不常见，多见于外伤，往往合并有其他下腹部脏器或骨盆、会阴部的损伤，尤其是在膀胱充盈时；少数也可因膀胱壁异常而导致自发破裂。近年来，医源性膀胱损伤越来越常见，特别是内腔镜操作导致膀胱损伤的报道已屡见不鲜。一般可通过病史、体征以及膀胱造影明确膀胱破裂的诊断、受伤部位、合并损伤情况，超声及影像学检查对快速准确判断膀胱损伤的类型有积极作用。膀胱损伤类型不同，其处理差异较大。腹膜外型膀胱破裂可采取留置导尿较为简单的保守方法，而腹膜内型膀胱破裂以及穿刺伤、贯通伤或医源性膀胱损伤则一般需开放手术修补。

(一)解剖及损伤特点

成人膀胱为盆腔内器官,四周有骨盆保护,上有腹腔脏器遮盖,在膀胱空虚状态下受钝性损伤机会较小;而当膀胱充盈、体积增大高出耻骨联合伸展至下腹部,才有可能因遭受外力而导致较严重的损伤。小儿膀胱几乎完全为一腹腔内脏器,因而在容量较小时也有破裂的可能。

外伤后单发的严重膀胱损伤较少见,83%~95%的膀胱损伤合并骨盆骨折。除了尖利骨片有刺穿膀胱的可能,骨盆骨折的剪力作用也可以撕裂膀胱壁导致膀胱破裂,这类破裂虽然由骨盆骨折造成,但其部位往往与骨盆骨折部位不一致,有报道称仅有35%的膀胱破裂与骨盆骨折相邻,而一些膀胱破裂部位往往与骨盆骨折相对,提示膀胱内压的骤然增高是造成这类膀胱破裂的可能机制。

(二)病因

外伤造成膀胱单一损伤极少见,80%~94%的膀胱损伤均伴随有非泌尿系的损伤,这类外伤由车祸、高处跌落、重物冲击等体外钝伤导致腹部的次级伤害造成。很多伤者在受伤时膀胱充盈,本已拉长变薄的膀胱壁不能承受下腹部压力突然增高,导致膀胱壁撕裂。一些伴随神经性疾病或其他原因如酗酒等感知异常的情况,尚存在自发性膀胱破裂的可能。

膀胱穿透伤则往往由外力造成,如匕首、长钉等尖锐器物造成,在一些严重多器官损伤的病例中,钝性开放性伤害也可由邻近脏器波及膀胱,造成膀胱的开放性损伤。

自发性膀胱破裂并不多见,且往往合并有其他疾病或膀胱本身存在一定的疾病基础,如各类原因造成膀胱的感觉及运动神经传导障碍或反射迟钝,使膀胱逼尿肌失去神经支配及营养,膀胱可长期处于充盈状态,失去收缩功能,在咳嗽及排便等腹压轻微增加时即易破裂,这种自发性膀胱破裂最易误诊而延误病情,从而产生严重的后果。膀胱的流出道不完全性或完全性梗阻是自发性膀胱破裂的最主要诱因,其他一些膀胱的病理性改变(如膀胱流出道慢性梗阻等)也是膀胱自发破裂重要的疾病基础。另外,有报道称妊娠分娩或产后也有可能导致自发性膀胱破裂,可能与分娩中膀胱感觉功能减弱、腹压增大有关。自发性膀胱破裂大多发生在膀胱较薄弱的顶后壁,该处仅有腹膜反折覆盖,缺少筋膜及骨盆支持,因此膀胱充盈时该处最易破裂。

有报道称,几乎一半的膀胱损伤由医源性原因造成,在开放性手术操作中,以妇产科手术出现膀胱损伤最为常见;另外,近年来内腔镜,特别是腹腔镜、宫腔镜、结肠镜以及膀胱镜的应用越来越多,以及下腹部、会阴部各类植入物的广泛应用(包括植入物置入的操作及植入物本身的不良反应),都增加了医源性膀胱损伤的机会。泌尿腔道手术操作时,发生膀胱损伤可造成冲洗液渗出膀胱外,检查可发现膀胱破口出血或下腹胀满。妇科、肛肠科手术对膀胱的损伤多由于盆腔内多次手术致粘连广泛、解剖不清、术中分离困难等造成。普外科疝修补术中膀胱损伤多见于膀胱滑疝,误将膀胱作为疝囊切开。下腹或盆腔手术中缝扎过深,缝线贯穿膀胱,或盆腔肿瘤介入治疗等造成的损伤往往造成膀胱延迟破裂,形成尿液性腹膜炎,直至下腹疼痛及排尿困难时方才被发现。

二、诊断

准确快速的诊断及分型对治疗有积极意义。膀胱损伤的临床症状并不典型,大多数意识清醒的患者会有耻骨或下腹部的疼痛以及不能排尿,但这些很容易与骨盆骨折或下腹损伤的症状混淆,主要体征包括耻骨上压痛、下腹部瘀青、肌紧张、强直以及肠鸣音消失等。膀胱损伤最典型、最有意义的表现是肉眼血尿,95%的膀胱损伤会出现肉眼血尿,因而在伤后早期予留置导尿对判断有无合并膀胱损伤至关重要。在急诊处置过程中还需注意有无尿道外口滴血,据统计,有 10%～29%的患者可同时合并膀胱与尿道损伤,如发现伤者存在尿道口滴血,应考虑即刻行尿道造影。

(一)影像检查

对于损伤后出现肉眼血尿,或合并骨盆骨折者应考虑膀胱影像检查,肉眼血尿同时合并骨盆骨折是膀胱影像检查的绝对指征,有资料显示 29%的血尿合并骨盆骨折者同时存在膀胱破裂,相对指征则包括骨盆骨折、无骨折的肉眼血尿或骨盆骨折合并镜下血尿等,虽然这类患者膀胱破裂的机会较小,但如出现其他膀胱损伤表现时仍应考虑进行影像检查。另一方面,如出现下腹部开放性损伤,骨盆、髋部骨折合并镜下或肉眼血尿时,均应考虑早期行膀胱影像检查。

(二)膀胱造影注意点

(1)造影一般应在留置导尿前进行,以发现可能的尿道损伤。

(2)造影剂应通过重力作用自然进入膀胱而非直接注入,这样极有可能加重膀胱的损伤。

(3)使用稀释的造影剂,一般容量 350～400mL。

逆行及顺行膀胱造影几乎可 100%诊断膀胱的破裂,但需要患者的配合及经验,强调造影剂的注入量应超过 250mL,否则一些小的膀胱裂口有可能漏诊;其次建议使用常规三次摄片,即平片,膀胱造影片及膀胱排空后的再次摄片,因为有些膀胱后方的裂口可能在膀胱造影片中不能及时显示。在膀胱影像检查的同时有必要进行上尿路检查,以免漏诊及重复检查。

盆腔内出现火焰样造影剂积聚是腹膜外型膀胱破裂的典型 X 线表现,如损伤严重破坏了盆底筋膜的完整性,则造影剂可出现于腹膜后腔、阴囊、阴茎、大腿内侧、下腹壁等区域,而造影剂外泄的数量并不一定与膀胱裂口的大小一致。腹膜内型膀胱破裂则直接可在腹腔内显示肠型,较易判断。

目前 CT 已被广泛用于评估外伤程度,因而 CT 膀胱造影也可用于判断膀胱损伤的部位与程度,从应用效果来说,CT 膀胱造影的准确性和可靠性与 X 线相似,但造影剂的浓度要求低于 X 线造影,只要 2%～4%的造影剂就可发现病损,由于膀胱后间隙可一览无余,也无须进一步的延迟摄片。常规的 CT 扫描有时也可发现一些膀胱裂口,但并不能替代 CT 膀胱造影,在怀疑有膀胱破裂的可能时,还是应该考虑 CT 膀胱造影。

三、处理

(一)非手术处理

通常,对于腹膜外型膀胱破裂较为简单的保守处理方法是留置导尿,一般会选择直径较大的导尿管(F20～24),以保证充分的引流。一般流管时间在 14d 左右,并建议在拔管前行膀胱镜检,从受伤开始直至拔管后 3d 均应给予抗生素预防感染。

(二)手术修补

20 世纪 90 年代有些学者发现,膀胱损伤后采取开放手术修补,患者术后出现瘘道、延迟愈合、血凝块堵塞等并发症的机会远远小于保守留置导尿(5%：12%),基于此,有人提倡在对一些有条件的伤者进行剖腹探查的同时可考虑行腹膜外膀胱破裂的修补,可直接经膀胱前壁由膀胱内找到膀胱破裂口,以单层可吸收缝线进行膀胱壁全层缝合,膀胱周围的血肿则不予处理。另一方面,如骨盆骨折较为复杂,需进行手术内固定时,则应该同时修补膀胱破裂,以降低尿液外渗与植入钢板接触造成进一步严重感染的风险。

所有外伤导致的开放性膀胱损伤或腹膜内型膀胱破裂均应即刻手术修补。这类损伤往往会比膀胱造影显示的情况更严重,几乎没有自行愈合的可能。如不及时修补,创伤的同时再合并尿液性腹膜炎还会增加处理的难度。在膀胱修补过程中必须注意输尿管开口,建议在手术中采用靛青红或亚甲蓝等染料或直接经输尿管开口置管,损伤累及输尿管开口者需根据情况留置输尿管支架管甚至输尿管再植,膀胱周围应留置引流。对于膀胱手术修补的患者,可仅于围手术期 3d 内使用抗生素,拔除导尿管时间可掌握在术后 7～10d,仍建议于拔管前行膀胱造影。膀胱开放修补患者是否需耻骨上造瘘一度引起争论,进入 21 世纪后越来越多的证据证明并没有常规耻骨上造瘘的必要。

对于一些严重损伤同时累及膀胱及周围器官,特别是直肠或阴道时,应尽量将两器官受伤部分充分完整分离,避免缝线间重叠、交错,有条件应将一些健康组织夹于两器官受损部位之间,以保证可靠愈合。将纤维蛋白原直接注射或黏附于膀胱壁层有助于加速膀胱壁的愈合并提高这类修补的成功率。

(三)即刻手术修补指征

(1)外伤导致腹膜内型膀胱破裂。

(2)穿刺伤,贯通伤或医源性膀胱损伤。

(3)经留置导尿后发现引流不充分或血块堵塞导管。

(4)经证实膀胱颈部有损伤。

(5)合并直肠或阴道的损伤。

(6)开放性骨盆骨折或骨盆骨折需行内固定或切开复位。

(7)膀胱壁疑有骨片传入者。

第四节 尿道损伤

一、概述

尿道损伤是泌尿系统常见的损伤,占整个泌尿系损伤 10％～20％。由于男女尿道解剖、生理等各方面的差异,尿道损伤多见于男性青壮年。尿道外暴力闭合性损伤约占其他原因引起尿道损伤的 85％以上,其中最主要的是会阴部骑跨伤引起的球部尿道损伤及骨盆骨折并发的后尿道损伤。近年来,与医源性因素有关的尿道损伤呈逐渐上升趋势,不规范的导尿管引流、尿道腔内暴力性的器械操作以及各种化疗药物的尿道内灼伤使尿道损伤及之后出现的尿道狭窄等并发症的处理越发棘手。因此,如何根据尿道损伤时的情况以及患者的情况选择正确的处理方法,将直接关系到尿道狭窄、勃起功能障碍、尿失禁等并发症的发生率。

男性尿道损伤可根据损伤部位的不同分为前尿道(阴茎部及球部尿道)损伤和后尿道(尿道膜部及前列腺部)损伤。由于男性尿道解剖上的特点,使其较易遭受损伤,同时不同部位的尿道损伤其致伤原因、临床表现、治疗方法均不相同,至今临床上仍有许多处理意见不尽一致。尿道损伤后可能产生的尿外渗、感染、狭窄、尿失禁、勃起功能障碍等并发症的发生率也会因早期处理的正确与否而有所影响。

女性尿道短而直,一般很少受到损伤,但严重骨盆骨折和移位,并且同时发生膀胱颈部和阴道撕裂的情况下,尿道也会发生损伤。国外报道在骨盆骨折的患者中,6%的女性并发尿道损伤。女性尿道损伤通常是尿道前壁的部分撕裂,很少发生尿道近端或远端的完全断裂。

(一)分类和病因

尿道损伤的分类,如根据受伤性质的不同可分为开放性和闭合性损伤两类,而根据损伤部位的不同又可分为前尿道和后尿道损伤两类。近年来则根据致伤原因的不同分为以下四类:

1.尿道内暴力伤

绝大多数为医源性损伤,另外较为少见的是将异物如发夹、电线等放入尿道为满足快感而损伤尿道。医源性损伤常由粗暴的尿道腔内器械操作或操作不当所致,如暴力导尿、尿道超声、尿道扩张和各种内镜操作如膀胱镜、输尿管镜、TURP、TURBt、DVIU等,尿道内有病变如狭窄、炎症、结石时更易发生,损伤大多为黏膜挫伤,严重时可穿破尿道伤及海绵体甚至进入直肠。

2.尿道外暴力闭合性损伤

尿道外暴力闭合性损伤主要由会阴骑跨伤和骨盆骨折所致。会阴骑跨伤是由高处摔下或滑倒时会阴部骑跨于硬物上,使球部尿道挤压于硬物与耻骨联合下方之间所致。损伤的程度取决于受暴力的程度,在严重的暴力下尿道可能完全断离,但在大多数情况下尿道只是部分断离。

有些性交时的阴茎海绵体折断伤也可伴有尿道的损伤,其发生率大约为20%。一些使用阴茎夹控制尿失禁的截瘫患者由于阴茎感觉的降低和缺失会引起阴茎和尿道的缺血性损害。

骨盆骨折常见于交通事故、高处坠落伤或挤压伤。尿道损伤的程度取决了膀胱尿道的移位,可能导致尿道挫伤、裂伤、断裂,当耻骨前列腺韧带断裂,膀胱和前列腺往往悬浮于血肿上,拉长了膜部尿道,尿道断裂最常发生。但大多数患者在一段时间后,随着血肿的机化或吸收,膀胱或后尿道会逐渐下降,只发生一小段管腔闭锁。对于儿童患者,由于前列腺发育不良,尿道损伤更容易向膀胱颈延伸,因此儿童尿道损伤后尿失禁的发生率高于成人。严重的骨盆骨折不仅发生尿道损伤,而且离断的骨折片可刺破膀胱和直肠并发膀胱破裂或直肠损伤。外伤性骨盆骨折不仅造成尿道损伤,同时有可能损伤周围的血管神经,这是阴茎勃起功能障碍发生的原因之一。

3.尿道外暴力开放性损伤

尿道外暴力开放性损伤多见于枪击伤或锋利的器械伤,一般同时伤及海绵体,偶发生于牲畜咬伤、牛角顶伤等,常合并阴囊、睾丸的损伤,病情较为复杂。

4.非暴力性尿道损伤

主要包括化学药物烧伤、热灼伤、放射线损伤等,近年来较为多见的是膀胱肿瘤术后采用尿道内直接灌注化疗药物而导致的长段尿道损伤。

(二)病理

1.损伤程度

根据尿道损伤程度可分为三种类型:挫伤、裂伤和断裂。尿道挫伤损伤程度最轻,仅为尿道黏膜水肿和出血,部分伴有海绵体损伤;尿道裂伤表现为部分尿道全层断裂,同时尚有部分尿道壁完整,借此保持尿道的连续性;尿道断裂为整个尿道的完全离断,尿道的连续性丧失。由于这种分类比较笼统,目前针对后尿道损伤的程度主要采用 Steven 提出的 4 型分类法:

(1)尿道牵拉伤,逆行尿道造影无造影剂外渗。

(2)前列腺膜部尿道部分或完全断裂,但尿生殖膈保存完好,造影剂局限于尿生殖膈上。

(3)前列腺膜部尿道和尿生殖膈均受累,损伤可延伸到球部尿道,造影剂扩展至尿生殖膈上下。

(4)损伤累及膀胱颈及前列腺部尿道。

2.病理分期

将损伤后不同时期的病理变化分为三期:损伤期、炎症期和狭窄期。这是因为尿道从损伤至组织愈合,不同阶段的病变具有不同的特点,治疗原则也有所区别。闭合性尿道损伤后 72h 内为损伤期,此期的病理生理改变主要是出血及创伤引起的创伤性休克;尿道创伤处的缺损、组织挫伤、尿道失去连续性所引起的排尿困难和尿潴留;以及膀胱过度充盈后不断排尿使尿液经尿道破损处外溢于组织内而发生的尿外渗。在此期间,创伤局部无明显感染,亦无明显创伤性炎症反应。因尿道血液循环丰富,故在此期内应争取进行尿道修补、吻合或其他恢复尿道连续性的手术,效果较为满意。尿道闭合伤超过 72h,或开放伤虽未超过 72h 但已有感染者,均称为炎症期。此期可出现组织水肿、细胞浸润、血管充血,尿外渗由于未经引流可出现发热、白细胞增高等一系列全身症状。此期治疗应以控制感染为主,辅以尿外渗的引流、耻骨上膀胱造口等。若能妥善处理,炎症感染可迅速控制,然后再做进一步治疗。必须强调此期内不宜进行任何尿道手术及机械操作,否则,因创伤部位炎症水肿、组织脆弱,不仅尿道修补不能愈合,而且还将导致感染范围扩大,局部坏死,并向周围蔓延或穿破,形成窦道、瘘管;有骨盆骨折者,极易发生骨髓炎,尿道感染亦最终不可避免;部分患者可发生败血症甚至死亡。尿道创伤后 3 周,局部炎症逐渐消退,代之以纤维组织增生和瘢痕形成,致尿道狭窄,故称为狭窄期。尿道狭窄的程度视尿道损伤程度以及是否合并感染而定。除尿道挫伤外,尿道破裂和断裂均可导致不同程度的尿道狭窄,临床上出现排尿困难。

3.尿外渗及血肿

尿道破裂或断裂后,尿液及血液经裂损处渗至周围组织内,形成尿外渗及血肿。其蔓延的区域、方向、范围与局部解剖有密切关系。由于盆底及会阴部筋膜的限制,不同部位的尿道破裂或断裂,尿外渗和血肿的部位及蔓延方向各不相同。

(1)阴茎部尿道:如尿道海绵体破裂而阴茎筋膜完整时,尿外渗及血肿仅局限于阴茎筋膜内,呈现阴茎普遍肿胀、紫褐色,极似一大圆紫色茄子。如阴茎筋膜同时破裂,则尿外渗及血肿范围同球部尿道破裂。

(2)球部尿道:如阴茎筋膜破裂,则尿外渗及血肿先聚积于阴囊内,使阴囊普遍肿胀。

尿外渗进一步发展,可沿会阴浅筋膜向上蔓延至腹壁浅筋膜的深面,使耻骨上区、下腹部皮下亦发生肿胀。由于尿生殖膈完整,故盆腔内无尿外渗。

(3)膜部尿道:尿生殖膈由尿生殖三角肌和两层坚韧的筋膜组成。膜部尿道破裂所引起的尿外渗和血肿蔓延范围因尿生殖膈的破裂程度而异。一般膜部尿道破裂多有尿生殖膈上筋膜破损,故尿外渗与前列腺部尿道破损所致的尿外渗相同。如尿生殖膈完全破裂,不但有膀胱周围尿外渗,尿液亦可通过破裂的尿生殖膈进入阴囊内,同时产生与球部尿道破裂相同的尿外渗范围。

(4)前列腺部尿道:尿外渗向耻骨后膀胱周围间隙内蔓延,甚至可沿腹膜后向上扩散。因尿生殖膈完整,血液及尿液不能进入会阴浅袋,故体表看不到尿外渗和血肿。

二、临床表现

尿道损伤的临床表现往往根据损伤部位、损伤程度以及是否合并有骨盆骨折和其他损伤而定。

(一)休克

并不少见,尤其是儿童患者,当同样的损伤程度作用于儿童时,发生休克的可能性大大增加。其次,在严重尿道损伤,特别是骨盆骨折后尿道断裂的同时合并其他内脏损伤者,常发生休克。

(二)尿道出血

为前尿道损伤的最常见症状。损伤后尿道口鲜血流出或溢出,如尿道连续性尚存在,排尿时为血尿。后尿道损伤时若无尿生殖膈破裂,可于排尿后或排尿时有鲜血滴出。尿道流血或肉眼血尿是尿道损伤的有力证据。

(三)疼痛

主要发生于损伤部位及骨盆骨折处。如血肿或尿外渗蔓延,疼痛部位也会扩散至下腹部,并出现肌紧张。有些患者因尿潴留又无法排尿而造成腹部胀痛,以及排尿疼痛并向阴茎头和会阴部放射。

(四)排尿困难和尿潴留

排尿困难、尿潴留和尿道外口出血被称为尿道破裂三联征。尿道挫伤时即使尿道连续性存在,但因伤后疼痛导致括约肌痉挛,发生排尿困难;如损伤严重导致尿道完全断裂者伤后即不能排尿,出现急性尿潴留。

(五)局部血肿

骑跨伤时常在会阴部、阴囊处出现血肿及皮下瘀斑、肿胀等。典型的局部血肿如“蝴蝶样”会阴血肿可能并不常见。后尿道损伤如尿生殖膈未破裂,血肿往往局限于盆腔内,如出血严重,血肿可蔓延至膀胱和腹壁。

(六)尿外渗

尿道破裂或完全断裂后如患者用力排尿,尿液及血液可从破口或近端裂口渗入周围组织内,形成尿外渗及血肿。其蔓延的区域、方向、范围与局部解剖有密切关系。尿外渗如未及时处理,会导致广泛皮肤及皮下组织坏死、感染及脓毒血症,并可形成尿瘘。

三、诊断

在诊断尿道损伤时应注意解决以下问题：①确定尿道损伤的部位。②估计尿道损伤的程度。③有无其他脏器合并伤。

(一)病史和体检

大多数患者有明确的会阴部骑跨伤或骨盆骨折史，对于无意识及全身多发伤的患者，检查者往往容易忽视下尿路损伤的存在，这就需要进行详细的体检，如发现尿道口有滴血，患者有排尿困难或尿潴留时，首先要想到尿道损伤。如膀胱同时损伤，则尿潴留和膀胱膨胀不会出现。直肠指检对判断后尿道损伤，尤其是并发骨盆骨折、直肠穿孔时，诊断意义较大。当后尿道断裂后，前列腺窝被柔软的血肿所替代，前列腺有浮动感，手指可将前列腺向上推动，或仅能触到上移的前列腺尖部，甚至有时前列腺可埋入血肿之中，触诊有一定困难。若前列腺位置仍较固定，说明尿道未完全断裂。

(二)诊断性导尿

仍有争议，因为对尿道损伤尤其是有撕裂伤的患者而言，盲目的试插导尿管可使部分尿道损伤变成完全性尿道损伤，并有可能加重出血或使血肿继发感染。但多数医生仍建议使用，因为它可判断尿道损伤的程度，而且绝大部分患者只为尿道挫裂伤，若一次试插成功则可免于手术。因此有指征时应在严格无菌条件下轻柔地试插导尿管，若成功，则可保留导尿管作为治疗；若失败，则不可反复试插；若高度怀疑为尿道破裂或断裂者，则不宜使用。如果导尿量少或导出血性液体，可能是由于尿道完全断裂导尿管进入盆腔血肿内，也可能是休克少尿或膀胱破裂导致膀胱空虚。

(三)尿道造影

所有怀疑尿道损伤的患者均有指征行逆行尿道造影。可先摄前后位的骨盆平片以确定有无骨盆骨折、骨移位或有无异物，再置患者于25°～45°斜位，将25mL水溶性造影剂从尿道外口注入，此时尿道逐渐呈扩张状态，斜位可显示全部的尿道和任何部位的尿外渗，如有破口，可发现造影剂从破口处外溢。女性患者怀疑尿道损伤时，很难获得较为满意的尿道造影片，可使用尿道镜检查代替尿道造影。

(四)尿道镜检查

曾被认为是急性尿道损伤的相对禁忌证，因为盲目的器械操作和冲洗液的注入有可能使破口扩大、外渗加重和盆腔感染。但近年来对怀疑有球部尿道部分损伤的患者行微创尿道镜下尿道会师术，使诊断和治疗融为一体，在有条件的单位可考虑在开放手术前尝试。

四、治疗

首先进行休克的防治，并注意有无骨盆骨折及其他脏器的合并损伤。尿道损伤治疗的原则是：①尽早解除尿潴留。②彻底引流尿外渗。③恢复尿道连续性。④防止尿道狭窄的发生。

(一)急诊处理

新鲜的尿道创伤，应根据尿道创伤的程度、伴发损伤的情况以及当时的条件，采取适当的治疗措施，难以强求一律。治疗原则是先控制休克及出血，处理严重的危及生命的并发损伤，后处理尿道的问题。如果伤情严重无法进行复杂的修复手术或需转院时，均应采取最简单的方法解决尿潴留的问题。轻微损伤、能通畅排尿者，不需要特殊处理；较严重的损伤，可选用下列六种处理方法：

1.留置导尿管

诊断时试插的导尿管如成功进入膀胱者，应留置 2 周左右作为尿道支撑和引流尿液之用。如试插导尿管不成功者，有时需考虑尿道括约肌痉挛的可能，此时不可反复试插以免增加尿道创伤，待麻醉后括约肌松弛再轻轻试插，有时会成功。

2.耻骨上膀胱造瘘术

尿道创伤后，如诊断性插管失败，在患者伤情较重或不便进行较复杂的尿道手术时，为避免伤口被尿液浸渍及尿道吻合口漏尿，同时解决患者尿液引流的通畅，需进行膀胱造瘘术。一旦后尿道断裂采取耻骨上膀胱造瘘，就必须接受不可避免的尿道狭窄或闭锁，待损伤后至少 3 个月行延迟尿道修复。Morehouse 报道最初尿道修复和延迟尿道修复的结果显示，尿道狭窄的发生率分别为 14%和 6%，尿失禁发生率分别为 21%和 6%，勃起功能障碍的发生率分别为 33%和 10%，表明延迟性尿道修复使尿道狭窄、尿失禁和勃起功能障碍的发生率降低。从创伤角度看，耻骨上膀胱造瘘并不是一种姑息性消极的治疗手段，这种处理避免了患者在严重创伤的基础上接受尿道内器械的操作。然而，对于严重的球膜部尿道的错位，膀胱颈为主的撕裂伤及伴有盆腔血管或直肠损伤，仍建议在情况稳定时进行探查，以避免因膀胱造瘘或内镜尿道恢复连续性后发生复杂性尿道狭窄和其他严重并发症。

3.尿道镜下尿道会师术

当会阴部发生骑跨伤时，绝大多数患者尿道为部分损伤，由于球部尿道宽大且固定于尿生殖膈前方，目前较提倡采用尿道镜下尿道会师术恢复尿道连续性。此手术微创、操作简单、成功率高，但由于破裂口并没有进行黏膜间的吻合，破口间的组织愈合仍依靠瘢痕填充，以后拔除导尿管发生尿道狭窄不可避免。当发生骨盆骨折后尿道损伤时，由于患者无法摆放截石位，且损伤的后尿道在盆腔内活动空间较大，很难通过尿道镜下完成会师术。因此，原则上尿道镜下尿道会师术只适合于球部尿道部分损伤的患者。

4.尿道修补或尿道端端吻合术

尿道镜下尿道会师术失败或球部尿道完全断裂时，如患者伤情不重，需立即进行尿道修补术或尿道端端吻合术。清除血肿后，通过探杆找到裂口所在，修剪裂口中失去活力的组织，并进行修补。如尿道断裂后近端尿道口无法找到，可经膀胱将探杆插入后尿道，显示近端黏膜，进行远、近端尿道无张力吻合。

5.开放性尿道会师术

骨盆骨折后尿道损伤的早期治疗包括抗休克、抗感染、治疗危重脏器，基本原则应当在可能条件下争取早期恢复尿道的连续性。但开放性尿道会师术只是通过膀胱和尿道外口插入的探杆完成尿道内导尿管的留置，此种操作会加重尿道的损伤，而且并不能清除坏死组织及血肿，离断的尿道是依靠局部导尿管牵拉完成对合，并不是黏膜间的吻合，因此最后形成尿道狭窄的机会甚多，难免需进行延期尿道修复重建术。尽管尿道会师术可能不能防止尿道狭窄的发生，但因为把前列腺和尿道拉的更近，所以可以降低开放性后尿道成形术的难度。

6.早期后尿道端端吻合术

后尿道损伤早期是否可行尿道端端吻合术目前仍存在争论。从理论上讲，一期后尿道端端吻合术能达到满意的解剖复位，效果最为理想。但这些患者往往有骨盆骨折及盆腔内出血，手术术野深，难度大，创伤更大；而且骨盆骨折时根本无法摆放截石位，因此更明智的方法是根据损伤的程度和伴发周围组织损伤来决定治疗的方法和时间。

（二）复杂性尿道损伤

尽管尿道损伤很难用单纯性和复杂性加以区分，但复杂性尿道损伤的概念越来越受到重视，我们将以下一些情况下的尿道损伤定义为复杂性尿道损伤：

1.女性尿道损伤

对于骨盆骨折导致尿道破裂的女性患者，大多数学者建议行及时的一期修补，或至少通过留置导尿管行尿道复位，从而避免尿道阴道瘘和尿道闭锁的发生。同时发生的阴道撕裂也应及时闭合，避免阴道狭窄的发生。延期重建对于女性患者而言并不合适，因为女性尿道太短，如包埋在瘢痕内，其长度不足以进行吻合修补。对严重骨盆骨折导致尿道破裂，甚至合并其他脏器损伤时，急诊一期修复的难度很大，可先行膀胱造瘘，待患者稳定后行尿道重建和瘘口修补手术。

2.儿童尿道损伤

儿童一旦发生骨盆骨折尿道断裂，绝大多数属于复杂性尿道损伤，这是因为在和成人相同创伤外力的作用下，儿童的损伤往往更严重，甚至危及生命。儿童的骨盆环及前列腺部尿道周围韧带未发育完全，尿道断裂部位绝大多数位于前列腺部尿道，膀胱上浮后位置极高，后期修复远较成人困难。

3.尿道损伤合并直肠破裂

尿道损伤的同时如合并直肠破裂，无论是高位还是低位的直肠破口，急诊一期修复的难度都很大，比较统一的处理方法是膀胱和肠道分别做造瘘，待患者稳定后行尿道重建和瘘口修补手术，3 个月后患者的病情已成为复杂性后尿道狭窄。

4.膀胱抬高、上浮或伴随膀胱颈撕裂伤

创伤后发现伤及膀胱颈部或膀胱被血肿抬高、上浮，如不处理，远期尿道发生长段闭锁或严重尿失禁的可能性极大，颈部如处理不及时或不准确，后期即使尿道修复成功，也很难完成正常的排尿。

第三篇　妇产科与儿科疾病

第一章　妇产科疾病

第一节　滴虫性阴道炎

一、病因

滴虫性阴道炎是常见的阴道炎，由阴道毛滴虫所引起。滴虫呈梨形，后端尖，约为多核白细胞的2～3倍大小。虫体顶端有4根鞭毛，体部有波动膜，后端有轴柱凸出。活的滴虫透明无色，呈水滴状，诸鞭毛随波动膜的波动而摆动。滴虫的存活史简单，只有滋养体而无包囊期，滋养体生命力较强，能在3～5℃生存两日；在46℃时生存20～60min；在半干燥环境中约生存10d时间；在普通肥皂水中也能生存45～120min。在pH5以下或pH7.5以上的环境中则不生长，滴虫性阴道炎患者的阴道pH一般为5.1～5.4。隐藏在腺体及阴道皱裂中的滴虫于月经前后，常得以繁殖，引起炎症的发作。它能消耗或吞噬阴道上皮细胞内的糖原，阻碍乳酸生成。滴虫不仅寄生于阴道，还常侵入尿道或尿道旁腺，甚至膀胱、肾盂以及男性的包皮褶、尿道或前列腺中。

二、传染方式

有以下两种传染途径。

(一)直接传染

由性交传播。滴虫常寄生于男性生殖道，可无症状，或引起尿道炎、前列腺炎或附睾炎。多数滴虫性阴道炎患者的丈夫有生殖器的滴虫病，滴虫常见于精液内。

(二)间接传染

通过各种浴具如浴池、浴盆、游泳池、衣物、污染的器械等传染。

三、临床表现

主要症状为白带增多。分泌物呈灰黄色、乳白色或黄白色稀薄液体，或为黄绿色脓性分泌物，常呈泡沫状，有腥臭。严重时，白带可混有血液。多数患者有外阴瘙痒、灼热、性交痛等。有尿道感染时，可有尿频、尿痛甚至血尿。约有半数带虫者无症状。

检查可见阴道及宫颈黏膜红肿，常有散在红色斑点或草莓状突起。后穹隆有大量液性或脓性泡沫状分泌物。带虫而无症状者，阴道黏膜可无异常，但由于滴虫能消耗阴道内的糖原，改变阴道酸碱度，破坏防御机制而引起继发性细菌感染。妊娠期、月经期前后或产后，阴道pH增高，滴虫繁殖快，炎症易发作。

四、诊断

根据患者的病史、体征中特有的泡沫状分泌物，可以做出临床诊断。

五、辅助检查

阴道分泌物镜下检查找到滴虫，即可确诊。常用的检查方法是悬滴法：加一小滴生理盐水于玻片上，取少许阴道后穹隆处的分泌物，混于温盐水中，即可在低倍镜下找滴虫。滴虫离体过久，或标本已冷却，则滴虫活动差或不动，将影响对滴虫的识别。或用棉签蘸取阴道分泌物置于装有2mL温生理盐水的小瓶中混匀，再取一小滴涂在玻片上检验。此项检查应在双合诊前进行，检查前不做阴道灌洗或局部用药，前24～48h避免性生活。临床疑有滴虫性阴道炎而多次悬滴法未发现滴虫时，可作滴虫培养。

六、治疗

(一)全身用药

滴虫性阴道炎患者常伴发泌尿系统及肠道内滴虫感染，又因滴虫不仅寄存于阴道黏膜的皱褶内，还可深藏于宫颈腺体中以及泌尿道下段，单纯局部用药不易彻底消灭滴虫，应结合全身用药获得根治。甲硝唑为高效口服杀滴虫药物，口服每次200mg，每日3次，连用7d。治疗后查滴虫转阴时，应于下次月经后继续治疗一疗程，以巩固疗效，配偶应同时治疗。近年来，有人主张用大剂量甲硝唑，口服2g/次，与7d法有相同疗效，较7d法方便、价廉。一次大剂量治疗无效者，可改用0.5～1g，2次/d连用7d。未婚妇女阴道用药困难，口服甲硝唑即可。服甲硝唑，特别是大剂量一次用药后，个别病例可发生恶心、呕吐、眩晕及头痛等。早孕期服用，有导致胎儿畸形的可能，故在妊娠20周以前，应以局部治疗为主，不建议口服甲硝唑。

(二)局部治疗

1.1∶5 000高锰酸钾溶液冲洗阴道或坐浴，每日1次。

2.甲硝唑栓500mg/次，每晚1次，塞阴道深部，10d为一疗程；或甲硝唑阴道泡腾片200g/次，每晚1次塞阴道深部，7～10d为一疗程。

第二节　盆腔炎

盆腔炎(pelvic inflammatory disease,PID)是女性内生殖器及其周围结缔组织、盆腔腹膜等部位发生的炎症。可分为急性盆腔炎和慢性盆腔炎。

一、急性盆腔炎

(一)病因

急性盆腔炎(acute pelvic inflammatory disease,APID)多由于葡萄球菌、链球菌、大肠埃希菌及厌氧菌混合感染引起，其传播途径为直接蔓延上行感染、淋巴传播和血行传播。主要病因如下。

1.产后或流产后感染

分娩后产妇体质较虚弱，宫颈口未很好关闭，当软产道有损伤或宫腔有胎盘、胎膜残留等，病原体侵入宫腔引起感染；流产手术无菌操作不严格、术后阴道出血时间较长或宫腔内有组织残留，均可引起流产后感染。

2.宫腔手术操作后感染

如放置宫内节育器、刮宫术、输卵管通液、通气术、子宫输卵管碘油造影术、宫腔镜检查等。

由于术前适应证选择不当或手术消毒不严格，都可引起感染。

3.经期卫生不良

使用不洁的月经垫或经期性生活等均可使病原体侵入，而经期子宫内膜剥脱面有扩张的血窦及凝血块，是细菌滋生的最佳环境，易引起感染。

4.邻近器官的炎症

如阑尾炎、腹膜炎、结肠炎等，可蔓延到盆腔引起盆腔炎。

(二)病理

1.急性子宫内膜炎、子宫肌炎

急性子宫内膜炎、子宫肌炎多为需氧菌和厌氧菌的混合感染，炎症侵入子宫而引起，多见于产后、流产后。

2.急性输卵管炎、输卵管积脓、输卵管卵巢脓肿、急性盆腔结缔组织炎

细菌由宫颈或宫壁的淋巴播散到盆腔结缔组织引起结缔组织充血、水肿、炎细胞浸润，以宫旁结缔组织最常见。病变累及输卵管浆膜层形成输卵管周围炎，然后累及肌层，输卵管黏膜层受累极轻或不受累。若炎症沿子宫内膜向上蔓延，首先引起输卵管黏膜炎，黏膜充血、肿胀、渗出，管腔内有积脓，大量中性粒细胞浸润，重者上皮变性脱落、管腔粘连、伞端闭塞，形成输卵管积脓。发炎的输卵管伞端可与卵巢粘连而发生卵巢周围炎，称输卵管卵巢炎或附件炎。若脓肿与输卵管积脓粘连贯通，即形成输卵管卵巢脓肿。病原体经淋巴管入侵盆腔结缔组织而引起急性盆腔结缔组织炎。

3.急性盆腔腹膜炎

盆腔感染严重，又未得到及时的控制，往往蔓延到盆腔腹膜，腹膜充血、水肿并有浆液性渗出，形成急性盆腔腹膜炎，盆腔脏器间粘连。当有大量脓性渗出液积聚于粘连的间隙内，则形成散在的小脓肿；若脓液积于子宫直肠陷凹则形成盆腔脓肿；若脓汁流入腹腔可引起弥散性腹膜炎。

4.败血症及脓毒血症

败血症及脓毒血症多见于严重的产褥感染、感染性流产，亦可由放置宫内节育器、输卵管结扎术损伤脏器引起，大量细菌进入血液循环并大量繁殖形成败血症，感染的血栓脱落入血引起脓毒血症。若得不到及时的控制，可很快出现感染性休克，甚至死亡。

(三)临床表现

因炎症的轻重及范围大小不同其临床表现亦不同。患者起病时往往出现下腹痛伴发热，疼痛的特点为一侧或双侧剧痛，用力按压则疼痛更明显，严重者可有高热、寒战、头痛、脉快、食欲差、全身乏力，阴道分泌物增多呈脓性或伴有臭味，若有脓肿形成时，出现局部压迫症状，亦可有腰痛、尿频、排尿痛、腹泻、里急后重和排便困难等。有腹膜炎者出现恶心、呕吐、腹胀等消化系统症状。

患者呈急性病容，体温 39～40℃，初期呈持续性，脓肿形成时可转为间歇性，心率快，腹胀，下腹有压痛、反跳痛、肌紧张，肠鸣音减弱或消失。妇科检查：阴道及宫颈充血，宫颈有脓性分泌物流出，表面充血、水肿，举痛明显；子宫体略大，有压痛，活动受限；若为输卵管增粗，压痛明显；若为输卵管积脓，可触及输卵管呈腊肠状；有输卵管卵巢脓肿时，则可触及压痛明显的包块；宫旁结缔组织炎时，可扪到宫旁一侧或双侧有片状增厚；若有脓肿形成且位置较低时，则后

穹隆触痛明显,可扪及后穹隆或侧穹隆有肿块且有波动感;若脓肿破裂,则可出现全腹压痛、反跳痛、肌紧张,三合诊可协助进一步了解盆腔情况。

(四)诊断

根据病史临床表现可做出诊断。还可做必要的化验检查,除化验血常规、尿常规外应取宫颈管黏液涂片或进行细菌培养及药物敏感试验,有一定的临床参考价值。有盆腔脓肿时,可取后穹隆穿刺液进行细菌培养及药物敏感试验,为合理选用抗生素提供依据。B超等对急性盆腔炎的诊断亦有一定的意义。

(五)鉴别诊断

急性盆腔炎应与卵巢囊肿蒂扭转、急性阑尾炎、输卵管妊娠等鉴别。

(六)治疗

1.一般治疗

卧床休息,半卧位有利于脓液积聚于子宫直肠陷凹而使炎症局限,尽量减少不必要的妇科检查,以免炎症扩散;给予对症处理,若有高热采用物理降温,腹胀可给胃肠减压,加强营养,纠正电解质紊乱和酸碱平衡,必要时少量输血。

2.抗感染治疗

联合用药常选用:①青霉素或红霉素与氨基糖苷类药物及甲硝唑联合应用。青霉素240万~1 000万U/d静脉滴注,病情好转后改为120万~240万U/d;红霉素1~2g/d,分3~4次静脉滴注;庆大霉素16万~24万U/d,分2~3次静脉滴注;甲硝唑注射液250mg,静脉滴注每次8h,病情改善后改为口服400mg/次,3次/天。②第1代头孢菌素与甲硝唑联合:头孢噻吩(先锋霉素Ⅰ)2g/d,分4次肌内注射;头孢唑啉(先锋霉素V)每次0.5~1g,静脉滴注,2~4次/天;甲硝唑用法同上。另外还有第2代、第3代头孢等广谱抗生素可根据药物敏感试验选择使用。

3.中药治疗

为清热解毒,凉血化瘀。可用银翘解毒汤加减治疗。

4.手术治疗

经药物治疗48~72h,体温持续不降,中毒症状加重或肿块增大者,应及时手术;输卵管脓肿或输卵管卵巢脓肿,经药物治疗,肿块仍未消失和有感染扩散的迹象,可手术治疗;若患者突然腹痛加剧,伴有寒战、高热、恶心、呕吐、腹胀、拒按、腹膜炎及中毒性休克等表现,需立即剖腹探查,有效引流。

二、慢性盆腔炎

慢性盆腔炎(chronic pelvic inflammatory disease,CPID)常为急性盆腔炎治疗不彻底或因患者体质较弱,病程迁延所致,有时可无急性炎症病史。慢性盆腔炎病情较顽固,当机体抵抗力较弱时,可急性发作。

(一)病理

1.慢性输卵管炎与输卵管积水

慢性输卵管炎与输卵管积水最常见,多为双侧,输卵管增粗,管腔常粘连,伞端闭锁,并与周围组织粘连。当输卵管伞部和峡部粘连闭锁时,浆液性渗出物积聚而形成输卵管积水。积水的输卵管表面光滑,形似腊肠或曲颈的蒸馏瓶状,卷曲向后,游离或与周围组织粘连。

2.输卵管卵巢炎与输卵管卵巢囊肿

输卵管炎症常波及卵巢并发生粘连,形成输卵管卵巢炎。当输卵管积水贯通卵巢,则形成输卵管卵巢囊肿。也可由于输卵管卵巢脓肿的脓汁吸收而成。

3.慢性盆腔炎结缔组织炎

炎症蔓延至宫旁结缔组织和子宫骶骨韧带等处,使纤维组织增生变硬,子宫常被粘连牵向一侧或固定不动,形成冰冻骨盆。

(二)临床表现

1.症状

(1)全身症状不明显,有时仅有低热。病程较长,部分患者可出现如精神不振、失眠、全身不适等。

(2)慢性炎症可致盆腔充血,常引起下腹部坠胀感和牵拉感、疼痛及腰骶部酸痛。常于劳累、性交后及月经前后加重。

(3)由于盆腔淤血,常有经量增多;卵巢功能损害时可致月经失调及痛经;输卵管粘连阻塞时可导致不孕。

2.体征

子宫常呈后位或偏向一侧,活动受限或粘连固定;若为输卵管炎,可触及增粗的输卵管呈条索状,并有轻微压痛;若形成输卵管积水或输卵管卵巢囊肿时,则在盆腔一侧或两侧触到囊性肿物,多粘连于子宫侧后方较低的部位,固定不动;若为盆腔结缔组织炎,子宫一侧或两侧有片状增厚、压痛,子宫骶骨韧带增粗、变硬、压痛明显。

(三)诊断

有急性盆腔炎病史或症状、体征明显者不难诊断,无明显急性盆腔炎病史及临床表现不明显的病例诊断必须慎重。应注意与子宫内膜异位症、陈旧性异位妊娠、盆腔结核、卵巢肿瘤等鉴别。确诊有困难者,可借助辅助检查,如B超、盆腔CT、磁共振成像等,必要时可行腹腔镜检查或剖腹探查。

(四)预防

积极彻底治疗急性盆腔炎,加强卫生宣教,锻炼身体,增强体质。

(五)治疗

治疗原则:采取综合措施,积极合理治疗。尽量保留卵巢功能,为不孕患者争取受孕机会,取得根治效果。

1.一般治疗

为患者解除思想顾虑和精神压力,指导患者增加营养,适当锻炼,增强战胜疾病的信心。

2.抗生素应用

对局部压痛明显、急性或亚急性发作者,可使用抗生素。常用药物有青霉素、头孢菌素与甲硝唑合用。可以静脉注射或口服。同时给糜蛋白酶5mg或玻璃酸酶(透明质酸酶)1500U,肌内注射,隔日1次,5～10次为1个疗程,可松解粘连,促进炎症吸收。必要时用抗生素的同时口服泼尼松5mg或地塞米松0.75mg,4次/天,每周减药1次,4周为1个疗程;也可采用经腹穿刺注药治疗，穿刺点取左髂前上棘与脐连线中外1/3交界处，留置硬膜外导管1枚，取甲硝唑250mL、庆大霉素24万U、糜蛋白酶4 000U、地塞米松（氟美松）5mg，经导管注入1次/天，7～10d为1个疗程。

3.物理疗法

常用的物理疗法有短波、超短波、离子透入（可加各种药物如青霉素、链霉素）等。一般主张与抗生素同时应用。其原理为利用湿热的良性刺激促进盆腔局部血液循环，改善组织的营养状态，提高新陈代谢以利于炎症的吸收和消退。

4.手术治疗

有肿块如输卵管积水或输卵管卵巢囊肿，长期非手术治疗无效而症状明显或反复急性发作者可手术切除病灶；年龄大无生育要求者可行子宫全切除术及双侧附件切除术。

5.中药治疗

慢性盆腔炎以湿热型居多，治疗则以清热利湿为主，可内服，也可用红藤、鱼腥草、蒲公英、紫花地丁、赤芍等各30g，水煎，浓缩成100mL，药温39℃，患者取侧卧位，以5号导尿管插入肛门14cm以上，药液于30min内缓慢注完，保留至次日清晨，1次/天，10次为1个疗程。

第三节 痛经

痛经（dysmenorrhea）是指伴随着月经的疼痛，疼痛可以出现在行经前后或经期，主要集中在下腹部，常呈痉挛性，通常还伴有其他症状，包括腰腿疼、头痛、头晕、乏力、恶心、呕吐、腹泻、腹胀等。痛经是育龄期妇女常见的疾病，发生率很高，文献报道为30％～80％不等，每个人的疼痛阈值差异及临床上缺乏客观的评价指标使得人们对确切的发病率难以评估。我国1980年全国抽样调查结果表明：痛经发生率为33.19％，其中原发性痛经占36.06％，其余为继发性痛经。不同年龄段痛经发生率不同，初潮时发生率较低，随后逐渐升高，16～18岁达顶峰，30～35岁时下降，生育期稳定在40％左右，以后更低，50岁时约为20％。

痛经分为原发性和继发性两种。原发性痛经（primary dysmenorrhea）是指不伴有其他明显盆腔疾病的单纯性功能性痛经；继发性痛经（secondary dysmenorrhea）是指因盆腔器质性疾病导致的痛经。

一、原发性痛经

青春期和年轻的成年女性的痛经大多数是原发性痛经，是功能性的，与正常排卵有关，没有盆腔疾患；但有大约10％的严重痛经患者可能会查出有盆腔疾患，如子宫内膜异位症或先天性生殖道发育异常。原发性痛经的发病原因和机制尚不完全清楚，研究发现原发性痛经发作时有子宫收缩的异常，而造成收缩异常的原因有局部前列腺素、白三烯类物质、血管升压素、催产素的增高等。

（一）病因和病理生理

1.子宫收缩异常

正常月经期子宫的基础张力＜1.33kPa，宫缩时可达16kPa，收缩频率为3～4次/分钟。

痛经时宫腔的基础压力提高，收缩频率增高且不协调。因此原发性痛经可能是子宫肌肉活动增强、过度收缩所致。

2.前列腺素(PG)的合成和释放过多

子宫内膜是合成前列腺素的主要场所，子宫合成和释放前列腺素过多可能是导致痛经的主要原因。PG的增多不仅可以刺激子宫肌肉过度收缩，导致子宫缺血，并且使神经末梢对痛觉刺激敏感化，使痛觉阈值降低。

3.血管紧张素和催产素过高

原发性痛经患者体内的血管紧张素含量增高，血管紧张素可以引起子宫肌层和血管的平滑肌收缩加强，因此，被认为是引起痛经的另一重要因素。催产素是引起痛经的另一原因，临床上应用催产素拮抗剂可以缓解痛经。

4.其他因素

主要是精神因素，紧张、压抑、焦虑、抑郁等都会影响对疼痛的反应和主观感受。

(二)临床表现

原发性痛经主要发生在年轻女性身上，初潮或初潮后数月开始，疼痛发生在月经来潮前或来潮后，在月经期的48～72h持续存在，疼痛呈痉挛性，集中在下腹部，有时伴有腰痛，严重时伴有恶心、呕吐、面色苍白、出冷汗等，影响日常生活和工作。

(三)诊断与鉴别诊断

诊断原发性痛经，首先要排除器质性盆腔疾病的存在。全面采集病史，进行全面的体格检查，必要时结合辅助检查，如B超、腹腔镜、宫腔镜、子宫输卵管碘油造影等，排除子宫器质性疾病。鉴别诊断主要排除子宫内膜异位症、子宫腺肌症、盆腔炎等疾病，并区别于继发性痛经，还要与慢性盆腔痛相区别。

(四)治疗

1.一般治疗

对痛经患者，尤其是青春期少女，必须进行有关月经的生理知识教育，消除其对月经的心理恐惧。痛经时可卧床休息，热敷下腹部，还可服用非特异性的止痛药。研究表明，对痛经患者施行精神心理干预可以有效减轻症状。

2.药物治疗

(1)前列腺素合成酶抑制剂：非甾体类抗感染药是前列腺素合成酶抑制剂，通过阻断环氧化酶通路，抑制前列腺素合成，使子宫张力和收缩力下降，达到止痛的效果。有效率60%～90%，服用简单，不良反应小，还可以缓解其他相关症状，如恶心呕吐、头痛、腹泻等。用法：一般于月经来潮、痛经出现前开始服用，连续服用2～3d，因为前列腺素在月经来潮的最初48h释放最多，连续服药的目的是减少前列腺素的合成和释放。因此疼痛时临时间断给药效果不佳，难以控制疼痛。

布洛芬和酮洛芬的血药浓度30～60min达到峰值，起效很快。吲哚美辛等对胃肠道刺激较大，容易引起消化道大出血，不建议作为治疗痛经的一线药物。

(2)避孕药具：短效口服避孕药和含左炔诺孕酮的宫内节育器(曼月乐)适用于需要采用避孕措施的痛经患者，可以有效地治疗原发性痛经。口服避孕药可以使50%的患者疼痛完全缓解,40%明显减轻。曼月乐对痛经的缓解的有效率也高达90%左右。避孕药的主要作用是抑制子宫内膜生长、抑制排卵、降低前列腺素和血管升压素的水平。各类雌、孕激素的复合避孕药均可以减少痛经的发生,它们减轻痛经的程度无显著差异。

(3)中药治疗:中医认为痛经是由于气血运行不畅引起,因此一般以通调气血为主,治疗原发性痛经一般用当归、川芎、茯苓、白术、泽泻等组成的当归芍药散,效果明显。

3.手术治疗

以往对原发性痛经药物治疗无效者的顽固性病例,可以采用骶前神经节切除术,效果良好,但有一定的并发症。近年来,主要用子宫神经部分切除术。无生育要求者,可进行子宫切除术。

二、继发性痛经

继发性痛经是指与盆腔器官的器质性病变有关的周期性疼痛。常在初潮后数年发生。

(一)病因

有许多妇科疾病可能引起继发性痛经,它们包括以下。

1.典型周期性痛经的原因

处女膜闭锁、阴道横膈、宫颈狭窄、子宫异常(先天畸形、双角子宫)、子宫腔粘连(Asherman综合征)、子宫内膜息肉、子宫平滑肌瘤、子宫腺肌病、盆腔淤血综合征、子宫内膜异位症、IUD等。

2.不典型的周期性痛经的原因

子宫内膜异位症、子宫腺肌病残留卵巢综合征、慢性功能性囊肿形成、慢性盆腔炎等。

(二)病理生理

研究表明,子宫内膜异位症和子宫腺肌症患者体内产生过多的前列腺素,可能是痛经的主要原因之前列腺素合成抑制剂可以缓解该类疾病的痛经症状。环氧化酶(COX)是前列腺素合成的限速酶,在子宫内膜异位症和子宫腺肌症患者体内表达量过度增高。这些均说明前列腺素合成代谢异常与继发性痛经的疼痛有关。

宫内节育器(IUD)的不良反应主要是月经过多和继发痛经,其痛经的主要原因可能是子宫的局部损伤和IUD局部的白细胞浸润导致的前列腺素合成增加。

(三)临床表现

痛经一般发生在初潮后数年,生育年龄妇女较多见。疼痛多发生在月经来潮之前,月经前半期达到高峰,此后逐渐减轻,直到结束。继发性痛经症状常有不同,伴有腹胀、下腹坠痛、肛门坠痛等。但子宫内膜异位症的痛经也有可能发生在初潮后不久。

(四)诊断和鉴别诊断

诊断继发性痛经,除了详细询问病史外,主要通过盆腔检查,相关的辅助检查,如B超、腹腔镜、宫腔镜及生化指标的化验等,找出相应的病因。

(五)治疗

继发性痛经的治疗主要是针对病因进行治疗。

第四节　流产

妊娠不足28周、胎儿体重不足1 000g而终止者称流产。在妊娠12周前终止者称早期流产，在妊娠12周至不足28周终止者称晚期流产。孕20周至不足28周流产的胎儿有存活的可能，称为有生机儿。流产分为自然流产和人工流产，本节仅阐述自然流产。自然流产发生率占全部妊娠的10%～15%，多数为早期流产。

一、病因

导致流产的原因较多，主要有以下几方面。

(一)染色体异常

染色体异常是流产的主要原因。早期自然流产时，染色体异常的胚胎占50%～60%，多为染色体数目异常，其次为染色体结构异常。数目异常有三体、单体、三倍体及四倍体等；结构异常有染色体断裂、倒置、易位和缺失。染色体异常的胚胎多数结局为流产，极少数可能继续发育成胎儿，但出生后也会发生功能异常或合并畸形。若已流产，妊娠产物有时仅为一空孕囊或已退化的胚胎。

(二)环境因素

影响生殖功能的外界不良因素很多，可以直接或间接对胚胎或胎儿造成损害。过多接触某些有害的化学物质(如砷、铅、苯、甲醛、氯丁二烯、氧化乙烯等)和物理因素(如过量的放射线、噪声及高温等)，均可能引起流产。

(三)母体因素

1.全身性疾病

妊娠期患急性病，高热可引起子宫收缩而致流产；细菌毒素或病毒(单纯疱疹病毒、巨细胞病毒等)通过胎盘进入胎儿血循环，使胎儿死亡而发生流产。此外，孕妇患严重贫血或心力衰竭可致胎儿缺氧，也可能引起流产。孕妇患慢性肾炎或高血压，胎盘可能发生梗死而引起晚期流产。

2.生殖器官疾病

孕妇因子宫畸形(如双子宫、纵隔子宫及子宫发育不良等)、盆腔肿瘤(如子宫肌瘤等)，均可影响胎儿的生长发育而导致流产。宫颈内口松弛或宫颈重度裂伤，易发生晚期流产。

3.内分泌失调

黄体功能不足往往影响蜕膜、胎盘而发生流产。甲状腺功能低下者，也可能因胚胎发育不良而流产。

4.创伤

妊娠期特别是妊娠早期时行腹部手术或妊娠中期受外伤，可刺激子宫收缩而引起流产。

(四)免疫因素

妊娠犹如同种异体移植，胚胎与母体间存在复杂而特殊的免疫学关系，这种关系使胚胎不被排斥。若母儿双方免疫不适应，则可引起母体对胚胎的排斥而致流产。有关免疫因素主要有父方的组织相容性抗原、胎儿特异抗原、血型抗原、母体细胞免疫调节失调、孕期母体封闭抗体不足及母体抗父方淋巴细胞的细胞毒抗体不足等。

二、病史

应询问患者有无停经史和反复流产史，有无早孕反应、阴道流血，应询问阴道流血量及持续时间，有无腹痛，腹痛部位、性质、程度，有无阴道排液及妊娠物排出。了解有无发热、阴道分泌物有无臭味可协助诊断流产感染。

三、临床表现

主要症状为停经后出现阴道流血和腹痛。孕12周前发生的流产，开始时绒毛与蜕膜剥离，血窦开放，出现阴道流血，下腹部疼痛。晚期流产的临床过程与早产及足月产相似，先出现腹痛，后出现阴道流血。

四、临床类型

(一)先兆流产

妊娠28周前，先出现少量阴道流血，常为暗红色或血性白带，无妊娠物排出，相继出现阵发性下腹痛或腰背痛。妇科检查宫颈口未开，胎膜未破，子宫大小与停经周数相符，经休息及治疗，症状消失，可继续妊娠；若阴道流血量多或下腹痛加剧，可发展为难免流产。

(二)难免流产

流产不可避免。在先兆流产基础上，阴道流血量增多，阵发性下腹痛加剧，或出现阴道流液(胎膜破裂)。妇科检查宫颈口已扩张，有时可见胚胎组织或胎囊堵塞于宫颈口内，子宫大小与停经周数相符或略小。

(三)不全流产

难免流产继续发展，部分妊娠物排出体外，尚有部分残留于宫腔内或嵌顿于宫颈口处，影响子宫收缩，导致大量出血，甚至发生失血性休克。妇科检查见宫颈口已扩张，宫颈口有妊娠物堵塞及持续性血液流出，子宫小于停经周数。

(四)完全流产

妊娠物已全部排出，阴道流血逐渐停止，腹痛逐渐消失，妇科检查宫颈口已关闭，子宫接近正常大小。

五、辅助检查

(一)B超检查

可根据妊娠囊的形态、大小、有无胎心搏动及胎动情况，确定胚胎或胎儿是否存活，并协助诊断流产的类型。宫颈内口关闭不全患者，B超下可见宫颈内口呈漏斗状扩张，直径一般＞15mm。

(二)妊娠试验

用早早孕诊断试条可于停经3～5d即出现阳性结果。另外，可行血β-HCG的定量测定，并进行跟踪观察，以判断先兆流产的预后。

(三)激素测定

血中孕激素测定在先兆流产的诊断及预后评估方面有较实用的价值，研究表明在异常妊娠(包括异位妊娠)中，99%的患者血黄体酮水平低于25ng/mL，如孕激素水平低于5ng/mL，则无论是宫内或宫外妊娠，妊娠物均已死亡。有学者认为如B超已见孕囊，血β-HCG水平＜

1 000U/mL，血清孕激素水平＜5ng/mL，宫内妊娠基本已死亡。

六、鉴别诊断

首先区别流产类型，同时需与异位妊娠及葡萄胎、功能失调性子宫出血、盆腔炎及急性阑尾炎等进行鉴别。

(一)异位妊娠

B超检查已成为诊断宫内妊娠和异位妊娠的重要方法之一。输卵管妊娠的典型声像图为：①子宫内不见妊娠囊，内膜增厚；②宫旁一侧见边界不清、回声不均的混合性包块，有时可见宫旁包块内有妊娠囊、胚芽及原始心管搏动，为输卵管妊娠的直接证据；③直肠－子宫凹陷处有积液。

(二)葡萄胎

1.绒毛膜促性腺激素测定

正常妊娠时，随孕周增加，血清 HCG 值逐渐升高，在孕 10～12 周达高峰。以后随孕周增加，血清 HCG 值逐渐下降。但葡萄胎时，滋养细胞高度增生，产生大量 HCG，血清 HCG 值通常高于相应孕周的正常妊娠值，且在停经 12 周以后，随着子宫增大继续持续上升，利用这种差异可作为辅助诊断。但也有少数葡萄胎，HCG 升高不明显。

2.超声检查

完全性葡萄胎的主要超声影像学表现为子宫明显大于停经月份，无妊娠囊或胎心搏动，宫腔内充满不均质密集状或短条状回声，呈“落雪状”，若水泡较大而形成大小不等的回声区，则呈“蜂窝状”。子宫壁薄，但回声连续，无局灶状透声区。常可测到两侧或一侧卵巢囊肿，多房，囊壁薄，内见部分纤细分隔。彩色多普勒超声检查可见子宫动脉血流丰富，但子宫肌层内无血流或仅稀疏“星点状”血流信号。部分性葡萄胎宫腔内可见由水泡状胎块所引起的超声图像改变及胎儿或羊膜腔，胎儿常合并畸形。

3.多普勒胎心测定

葡萄胎时仅能听到子宫血流杂音，无胎心音。

(三)功能失调性子宫出血

尿妊娠试验阴性，B超检查宫腔内无妊娠图像。

(四)盆腔炎及阑尾炎

一般无停经史，尿妊娠试验阴性，血清 HCG 水平正常，B超检查宫腔内无妊娠图像，血白细胞总数＞10×10^9/L。

七、治疗

(一)先兆流产

卧床休息，禁性生活，必要时给予对胎儿危害小的镇静剂。黄体功能不足者可给予黄体酮 10～20mg，每日或隔日肌内注射 1 次，或 HCG 2 000～3 000U 隔日肌内注射 1 次。其次，维生素 E 及小剂量甲状腺片也可应用。经过治疗，如阴道流血停止，B超提示胚胎存活，可继续妊娠。若临床症状加重，B超发现胚胎发育不良，HCG 持续不长或下降表明流产不可避免，应终止妊娠。

（二）难免流产

一旦确诊，应尽早使胚胎及胎盘组织完全排出。早期流产应及时行刮宫并对刮出物仔细检查，并送病理检查。晚期流产时，子宫较大，出血较多，可用缩宫素10～20U加入5%葡萄糖液500mL中静脉滴注，促进子宫收缩。当胎儿及胎盘排出后检查是否完全，必要时刮宫清除宫腔内残留的妊娠物。

（三）不全流产

一经确诊，应及时行刮宫术或钳刮术，以清除宫腔内残留组织。出血多或伴有休克者应同时输血输液，并给予抗生素预防感染。

（四）完全流产

症状消失，B超检查宫腔内无残留物，如无感染、一般不需特殊处理。

（五）稽留流产

处理较困难。处理前应检查血常规、出凝血时间、血小板计数、血纤维蛋白原、凝血酶原时间、凝血块收缩试验及血浆鱼精蛋白副凝试验等，并做好输血准备。口服炔雌醇1mg每日2次，或己烯雌酚5mg每日3次，连用5d以提高子宫肌对缩宫素的敏感性。子宫小于12周者，可行刮宫术，术中肌内注射缩宫素，若胎盘机化并与宫壁粘连较紧，手术应特别小心，防止子宫穿孔，一次不能刮净，可于5～7d后再次刮宫。如凝血功能障碍，应尽早使用肝素、纤维蛋白原及输新鲜血等，待凝血功能好转后，再行引产或刮宫。

（六）习惯性流产

染色体异常夫妇应于孕前进行遗传咨询，确定是否可以妊娠，在孕前应进行卵巢功能检查、夫妇双方染色体检查与血型鉴定及其丈夫的精液检查，女方尚需进行生殖道检查，包括有无肿瘤、宫腔粘连，并作子宫输卵管造影或（及）宫腔镜检查，以确定子宫有无畸形与病变，有无宫颈内口松弛等。子宫有纵隔的患者，可于宫腔镜下行子宫纵隔切除术；有宫腔粘连者可用探针横向钝性分离粘连；宫颈内口松弛者应在妊娠前行宫颈内口修补术，或于孕14～18周行宫颈内口环扎术，术后定期随诊，提前住院，待分娩发动前拆除缝线，若环扎术后有流产征象，应及时拆除缝线，以免造成宫颈撕裂；黄体功能不足或原因不明的习惯性流产妇女当有怀孕征兆时，可按黄体功能不足给以黄体酮治疗，每日10～20mg肌内注射，或HCG 3 000U，隔日肌内注射1次，确诊妊娠后继续给药直至妊娠10周或超过以往发生流产的月份，并嘱其卧床休息，禁性生活，补充维生素E，注意心理疏导，安定患者情绪。对不明原因的习惯性流产患者，可予免疫治疗。

（七）流产感染

治疗原则为积极控制感染，尽快清除宫内残留物。若阴道流血不多，应用广谱抗生素2～3d，待控制感染后再刮宫。若阴道流血量多，静脉滴注抗生素及输血的同时，用卵圆钳将宫腔内残留组织夹出，使出血减少，切不可用刮匙全面搔刮宫腔，以免造成感染扩散，术后应继续给予广谱抗生素，待感染控制后再行彻底刮宫。若已合并感染性休克者，在抗感染同时，应积极抢救休克。若感染严重或腹盆腔有脓肿形成。应予手术引流，必要时切除子宫。

第五节　前置胎盘

正常位置的胎盘附着于子宫体部。妊娠 28 周后若胎盘附着在子宫下段,甚至胎盘下缘达到或者覆盖子宫颈内口,位置低于胎儿先露部,称为前置胎盘。前置胎盘是妊娠晚期严重的并发症,也是妊娠晚期阴道流血的主要原因之一。其发病率为 0.24%～1.57%,国外报道为 1%。患者多为经产妇。

一、病因

尚不清楚,高龄初产妇、经产妇及多产妇、先前有剖宫产史的、吸烟或吸食毒品妇女为高危人群。其病因可能与下列因素有关。

(一)子宫内膜病变或损伤

多产、流产、引产、放置宫内节育器、多次刮宫、剖宫产、感染等引起的子宫内膜炎和子宫内膜损伤,位子宫内膜血管生长不全,蜕膜发育不良,孕卵植入后血液供应不足。胎盘为了摄取足够的营养不断扩大面积,因而伸展到子宫下段。

(二)受精卵滋养层发育迟缓

有时受精卵到达子宫腔时,其滋养层尚未具有着床能力,势必继续下行而着床于子宫下段。

(三)胎盘异常

双胎妊娠引起的胎盘面积过大、副胎盘等均可使胎盘延伸至子宫下段,形成前置胎盘。

二、临床表现

(一)症状

妊娠晚期或临产时发生无诱因,无痛性反复阴道流血是前置胎盘的特征性症状。由于妊娠晚期或临产后,子宫下段肌纤维被动伸展,附着在子宫下段及宫颈内口上的胎盘不能相应地随之扩展,导致前置部分的胎盘与其附着处之间发生错位、分离,血窦破裂而出血。随着子宫下段继续扩张,剥离部分逐渐扩大,故可多次反复出血,出血量多少不一,间隔时间愈来愈短。前置胎盘发生出血的时间早晚、长短、出血量的多少、间隔时间、发作的次数与其种类有关。初次出血量一般不多,剥离处血液凝固,出血自然停止;也有初次即发生致命性大出血而导致休克,危及母婴生命。完全性前置胎盘初次出血时间早,约在妊娠 28 周左右,称为"警戒性出血"。边缘性前置胎盘出血时间较迟,多在妊娠 37～40 周或临产后,出血量较少,部分性前置胎盘的初次出血时间、出血量及反复出血次数介于两者之间。

(二)体征

患者的一般情况与出血量的多少有关,大量出血时呈现面色苍白,血压下降甚至休克;反复出血者可出现贫血,贫血程度与失血量成正比。腹部检查:子宫大小与停经月份相符,子宫较软而无压痛,胎位、胎心音清楚,若出血量过多,可引起胎儿窘迫,甚至胎死宫内。由于胎盘附着在子宫下段,先露不易入盆而高浮,易出现胎位异常,如臀位等。在耻骨联合上偶可听到胎盘杂音。

三、诊断

(一)病史及临床表现

多次刮宫、多产、剖宫产史者，或者高龄孕妇、双胎等，妊娠晚期或临产时突然无明显原因发生无痛性反复阴道流血，应考虑为前置胎盘。患者一般情况与出血量有关，大量出血呈现面色苍白、脉搏增快微弱、血压下降等休克表现。腹部检查：子宫软无压痛，宫高与妊娠周数相符。由于子宫下段有胎盘占据，胎先露入盆受影响，故胎先露多高浮、易并发胎位异常。

(二)辅助检查

B超检查能清楚地判断子宫壁、胎先露、胎盘和宫颈的位置，并根据胎盘边缘与子宫颈内口的关系可以进一步明确前置胎盘的类型。阴道B超能更准确地确定胎盘边缘和宫颈内口的关系。B超诊断前置胎盘须注意妊娠周数，由于胎盘覆盖宫腔的面积在妊娠中期约为1/2，至妊娠晚期为1/3或1/4。因此，妊娠中期胎盘近宫颈的机会较大，此时不宜过早诊断前置胎盘。

(三)产后检查胎盘与胎膜

发现胎盘边缘或部分胎盘有陈旧性凝血块和压迹，胎膜破口距胎盘边缘＜7cm者，诊断即可成立。

四、鉴别诊断

前置胎盘应与Ⅰ型胎盘早剥、脐带帆状附着、前置血管破裂、胎盘边缘血窦破裂及宫颈病变如宫颈息肉，宫颈糜烂及子宫颈癌等相鉴别。

五、处理

处理原则是抑制宫缩、制止出血、纠正贫血和预防感染。根据前置胎盘的类型，阴道流血量、妊娠周数、产次、胎位，胎儿存活情况，是否临产，宫口开大程度，有无休克等全面考虑，选择恰当处理方法。

(一)期待疗法

适用于妊娠＜34周，胎儿体重＜2 000g，阴道流血量不多，全身情况好的孕妇。目的是在确保孕妇安全的前提下，继续延长胎龄至达到或接近足月，以提高围生儿的存活率。

阴道流血期间应住院治疗，取左侧卧位，绝对卧床休息，血止后方可轻微活动。严密观察阴道流血情况，配血备用；定时间断吸氧每日3次，每次30min；禁止性生活、阴道检查、肛门检查；给予镇静及止血药物，积极纠正贫血；必要时可给予宫缩抑制剂，如硫酸沙丁胺醇、硫酸镁等；密切监护胎儿宫内生长情况，估计近日需终止妊娠者，若胎龄＜34周，应促胎肺成熟，可给予地塞米松5～10mg肌内注射，每日两次，连用2～3d，有利于减少新生儿呼吸窘迫综合征的发生，紧急时可羊膜腔内一次性注射。

(二)终止妊娠

对阴道大出血或反复多次出血致贫血甚至休克者、无论胎儿成熟与否，为了母亲安全应终止妊娠；胎龄达36周以上；胎儿成熟度检查提示胎儿肺成熟者；胎龄未达36周，出现胎儿窘迫征象，或胎儿电子监护仪发现胎心率异常者应终止妊娠。根据具体情况，选择终止妊娠的方式。

1.剖宫产术

由于剖宫产能迅速结束分娩，并能在直视下处理胎盘而迅速止血，对母儿较安全，目前已成为前置胎盘的主要急救措施及分娩方式。完全性前置胎盘必须行剖宫产终止妊娠，近年来对部分性或边缘性前置胎盘也倾向行剖宫产。

剖宫产术的注意事项为：①术前应积极纠正休克、备血、输液。②子宫切口视胎盘位置而定。术前B超检查胎盘位于子宫下段前壁，选下段偏高纵切口或体部切口，胎盘附着于后壁可行下段横切口。③胎儿娩出后，立即子宫肌壁注射缩宫素10～20U或麦角新碱0.2～0.4mg，加强子宫收缩，并徒手剥离胎盘。由于子宫下段肌层菲薄，收缩力弱，胎盘附着面的血窦不易闭合止血，因而出血较多，最简捷的方法是在可吸收性明胶海绵上放凝血酶，快速置于出血部位再加纱垫压迫，持续压10min。或宫腔及下段填纱条，或用可吸收线8字缝合血窦、双侧子宫动脉或髂内动脉结扎。若以上方法无效或合并胎盘植入，应行子宫全切术或子宫次全切除术。

2.阴道分娩

边缘性前置胎盘，枕先露，阴道流血不多，估计在短时间内能结束分娩者，可予试产。决定阴道分娩后，先行人工破膜，破膜后使先露部下降压迫胎盘止血，并可促进子宫收缩，加速分娩。若破膜后胎先露部下降不理想，仍有出血或分娩不顺利，应立即改行剖宫产。

(三)预防产后出血及感染

当胎儿娩出后，及早使用宫缩剂，以防产后大出血。产时、产后给予抗菌药物，预防感染，并注意纠正贫血。

第六节　难产

难产泛指在分娩过程中出现某些情况，如胎儿本身的问题，或母亲骨盆腔狭窄、子宫或阴道结构异常、子宫收缩无力或异常等，造成胎儿分娩困难，需要助产或剖宫产结束分娩的情况。临床上的表现是分娩过程缓慢，甚至停止。胎儿经阴道顺利分娩取决于产力、产道和胎儿三大因素。如果其中一个或一个以上的因素出现异常，即可导致难产。

一、病因

(一)产力

将胎儿及其妊娠的附属物从子宫内逼出的力量称为产力，就是我们经常谈到的子宫收缩的力量(宫缩)。子宫口开全后腹壁肌及膈肌收缩力(腹压的力量)和肛提肌的收缩力这三种力量共同形成了产力，其中子宫收缩力是最重要的因素。若产力不足，可导致难产。

(二)产道

产道是胎儿娩出的通道，它分为骨产道和软产道。我们通常讲的“骨盆”就是指骨产道。骨盆的大小、形状、与分娩关系密切。发生难产的主要因素是胎儿过大或是胎头的位置异常造成的骨盆与胎儿不相称，医学上简称为“头盆不称”，致使难产。

(三)胎儿

胎儿是决定能否难产的又一关键因素，这取决于胎儿大小、胎位及有无畸形。胎儿体重大于4000g称为巨大儿。在分娩过程中,胎儿过大致胎头径线大时,尽管骨盆测量正常,也可因为胎头和骨盆不相称而导致骨盆相对性狭窄造成难产。有的胎儿体重并不是很大,但是胎头的位置异常同样可以导致难产。临床上经常可以见到这样的病例,临近预产期或临产后胎头仍然不能下降至骨盆内而是呈浮动胎头状态,这样的情况要警惕胎头和骨盆不相称而致分娩困难。

(四)心理

我们必须认识到,影响分娩的因素除了产力、产道、胎儿之外,还有准妈妈的精神心理因素。初次分娩绝大多数是一个漫长的阵痛的过程,剧烈的疼痛、待产室的陌生和孤独环境等都会增加准妈妈的恐惧和焦虑,使产程发生异常。

二、临床表现

阴道分娩时,产程进展不顺利,胎儿不能顺利娩出。

三、检查

(一)病史

询问孕妇幼年有无佝偻病、脊髓灰质炎、脊柱和髋关节结核以及外伤史。若为经产妇,应了解既往有无难产史及其发生原因、新生儿有无产伤等。

(二)一般检查

注意一般发育情况,身材矮小、胎位异常的初产妇临产前胎头未入盆和(或)有悬垂腹者都表明骨盆可能狭窄。跛行者骨盆可能倾斜。

(三)骨盆测量

骶耻外径<17cm应怀疑为扁平骨盆,各径小于正常值1.5cm以上者均为小骨盆,坐骨结节间径在7cm以下者,多同时存在中段狭窄,应进一步骨盆内测量。

四、治疗

首先应解除孕妇的思想顾虑,消除紧张情绪,鼓励孕妇多进食,适当的休息和睡眠,保持充沛的精力,排空膀胱。根据造成难产的原因,可以采用加强宫缩、镇静、手法或器械助产,必要时剖宫产。

第二章 儿科疾病

第一节 新生儿黄疸

一、概述

新生儿黄疸又称新生儿高胆红素血症，是新生儿期最常见的一种临床现象。它是由于血清胆红素浓度增高所致。主要表现为皮肤、黏膜及巩膜发黄。包括生理性与病理性两种。

二、临床表现

足月儿生理性黄疸多于生后2～3d出现，黄疸程度较轻，先见于面颈部，偶有重者，可涉及躯干、四肢和巩膜。有时呕吐的胃内容物和脑脊液亦呈黄色。粪便多呈黄色。一般无任何症状，如血清胆红素超过136.8μmol/L(8mg/dL)，也可有轻度嗜睡或食欲缺乏。黄疸发病后4～5d为高峰，7～10d消退。早产儿生理性黄疸较足月儿多见，于生后3～5d出现，黄疸程度较重，消退也较慢，可延长到2～4周。胎龄小的早产儿有时血胆红素虽只有170～205.2μmol/L(10～12mg/dL)，但也有并发核黄疸的危险，应予以注意。

三、辅助检查

(一)一般实验室检查

新生儿溶血病时，血红细胞、血红蛋白可以降低，网织红细胞和有核红细胞可增高。有感染时，血白细胞及中性粒细胞常增高，C反应蛋白(CRP)明显增高，血培养可阳性；高未结合胆红素血症者血清胆红素足月儿，≥222μmol/L(13mg/dL)，早产儿≥257μmol/L，并以未结合胆红素增高为主；新生儿肝炎时血清转氨酶升高，血清胆红素增加，结合胆红素和未结合胆红素均增高，甲胎蛋白持续升高；宫内感染时HBsAg及TORCH感染的特异性IgM抗体可阳性；先天性胆管闭锁者血清胆红素增加，结合胆红素升高，尿胆红素阳性。

(二)血型鉴定

若母为Rh阴性，子为Rh阳性，要考虑Rh血型不合；若母子均为Rh阳性，还应进一步排除E、C等母子血型不合；若母为O型，子为A或B型，应考虑ABO血型不合；若子为O型，可排除ABO溶血病。

(三)血型特异性免疫抗体检查

为确诊新生儿溶血病的依据。可取患儿红细胞做直接抗人体免疫球蛋白试验(阳性时，说明红细胞已被致敏)、红细胞抗体释放试验及血清中游离抗体测定试验。前两项试验阳性即可确诊，后一项试验阳性，表明小儿体内有免疫性抗体存在，但并不一定说明红细胞被致敏，故不能仅据此而确诊。

(四)其他

可做肝胆B超、CT和核同位素扫描，以发现有无胆管阻塞。

四、诊断常规

(一)诊断要点

1.生理性黄疸诊断依据

(1)新生儿一般情况良好。

(2)足月儿在出生2～3d出现黄疸,4～5d达高峰,在2周内消退;早产儿多在生后3～5d出现黄疸,5～7d达高峰,在4周内消退。

(3)血清胆红素浓度在足月儿<222μmol/L;早产儿<257μmol/L。

(4)血清结合胆红素<25μmol/L。

(5)血清胆红素浓度每日上升<85mol/L(5mg/dL)。

2.病理性黄疸诊断依据

(1)生后24h内出现黄疸。

(2)血清胆红素浓度在足月儿≥222μmol/L;早产儿≥257μmol/L,每日升高>85μmol/L。

(3)血清结合胆红素>25μmol/L(2mg/dL)。

(4)黄疸持续时间较长,足月儿>2周,早产儿>4周。

(5)黄疸退而复现。

3.胆红素脑病诊断依据

(1)有高未结合胆红素血症,足月儿血清胆红素常>342.0μmol/L,常在生后2～5d出现;早产儿血清胆红素常>257μmol/L,常在生后7d出现。

(2)早期症状较轻,有厌食、睡眠差、呼吸暂停、低热、萎靡及拥抱反射消失等。继续发展后可有高声尖叫呼吸困难、心动过缓、惊厥或角弓反张等。重症者常可死亡。存活者后期常出现持久性锥体外系神经异常,如眼球运动障碍、听觉障碍、手足徐动及智力落后等。

4.胆红素脑病分期诊断

(1)警告期:嗜睡,反应低下,吸吮无力,拥抱反射减弱,肌张力减退,偶有脑性尖叫、呕吐。持续12～24h。

(2)痉挛期:轻者仅有目光凝视,重者抽搐,肌张力增高,角弓反张,抽搐时可伴发热。持续12～48h。

(3)恢复期:吸吮力和对外界反应逐渐恢复,肌张力恢复,痉挛减少或消失。持续2周。

(4)后遗症期:即核黄疸四联征,表现为手足徐动、眼球运动障碍、听觉障碍、牙釉质发育不良。此外,有脑性瘫痪、智能低下、癫痫、流涎等。

(二)鉴别诊断

1.新生儿溶血病

黄疸常发生于生后24h内,且进展快,并伴有贫血、肝脾肿大,重者可伴有水肿和心力衰竭。国内以ABO溶血病多见,母血型为O型,子女血型常为B或A型。Rh溶血病发生率虽少,但病情严重,多见于第二胎,测定血清特异性抗体,即可确诊。

2.葡萄糖－6－磷酸脱氢酶(G－6－PD)缺乏症

常有窒息、缺氧、感染或服药史等诱因,直接测定红细胞G－6－PD活性可确诊。

3.感染性疾病

如败血症、肺炎等，根据相应的病史、临床表现与实验室资料进行鉴别。

4.药物性黄疸

某些药物如维生素 K、磺胺药等具有强氧化作用，可诱发新生儿溶血。孕妇分娩前静脉滴注大剂量缩宫素或未加电解质的葡萄糖液，使胎儿处于低渗状态，易导致其红细胞通透性及脆性增加致溶血。有相应的用药史可资鉴别。

5.母乳性黄疸

足月儿多见。黄疸在生后 2～14d 内发生，但不随生理性黄疸的消退而消退，黄疸程度以轻度至中度为主，血胆红素浓度大多在 205～342μmol/L 之间，以未结合胆红素升高为主。患儿一般情况良好，不伴有肝脾肿大，无贫血，肝功能正常。本病诊断尚缺乏特异性实验室检测手段，需将其他能引起新生儿黄疸的疾病逐一排除后，试停母乳 3 日，黄疸能迅速减轻、胆红素降低原水平的 50%以上，可临床诊断本病。

6.先天性甲状腺功能减低症

常表现黄疸程度重，消退延迟，同时可伴腹胀、便秘、反应低下、声音嘶哑、舌大、脐疝等症状。血甲状腺素(T_3、T_4)降低，促甲状腺素(TSH)增高。

7.新生儿肝炎

最为常见。多由病毒引起宫内感染所致，如乙肝病毒、巨细胞病毒、EB 病毒、单纯疱疹病毒、风疹病毒、肠道病毒等，肝功能检查转氨酶升高，检测特异性抗原、抗体可确诊。

8.胆管阻塞

见于先天性胆管闭锁、先天性胆总管囊肿、胆汁黏稠综合征及肝胆肿瘤等，均可导致肝内和肝外胆管阻塞，结合胆红素排泄障碍。临床表现为黄疸进行性加重，尿色黄，大便呈白陶土色，肝脾进行性增大，最后形成肝硬化伴腹腔积液。血清胆红素升高，以直接胆红素形式为主，腹部 B 超、CT 或核同位素扫描等可明确诊断。

9.先天性遗传代谢性疾病

如半乳糖血症，糖原累积症、α_1－抗胰蛋白酶缺乏症、酪氨酸血症、脂质累积病、先天性非溶血性黄疸等。检测特异性酶或肝组织检查可确诊。

五、治疗常规

一般生理性黄疸无须治疗。病理性黄疸须积极去除病因，维持内环境的稳定，采用综合措施，降低血清中胆红素的水平，防止胆红素脑病的发生。

(一)一般治疗常规

保暖，早开奶，适当补充维生素；纠正缺氧、酸中毒，维持内环境稳定；避免应用可与胆红素竞争葡萄糖醛酸转换酶或清蛋白结合位点的药物，如磺胺类、水杨酸盐、维生素 K_3 和维生素 K_4、吲哚美辛等。

(二)用药常规

1.肝酶诱导剂

可诱导肝细胞微粒体使葡萄糖醛酸转移酶的合成增多，增加未结合胆红素与葡萄糖醛酸结合的能力，增加肝细胞 Y 蛋白的含量，加速胆红素代谢。

常用苯巴比妥钠，首次负荷量为10～15mg/kg肌内注射，8～12h后改用维持量5mg/(kg·d)，分2～3次口服，连用3～5d；也可加用尼可刹米100mg/(kg·d)，分2～3次口服，连用3～5d。

2.清蛋白

黄疸严重时，可给予清蛋白，每次1g/kg加葡萄糖10～20mL中静脉滴注，从而可减少游离的未结合胆红素，防止其透过血脑屏障对脑细胞的损害，预防核黄疸的发生。也可静脉滴注血浆10mL/kg。

3.纠正代谢性酸中毒

可给予5%碳酸氢钠2～3mL/kg稀释后静脉滴注，可提高血pH，利于未结合胆红素与清蛋白的结合。

4.金属卟啉

锡原卟啉、锌原卟啉、锡中卟啉、锌中卟啉等可抑制胆红素的产生，无毒性。

5.大剂量丙种球蛋白

可抑制吞噬细胞对致敏红细胞的破坏，多用于重症新生儿溶血病早期，用法为1g/kg，4～6h内静脉滴注，一般应用1次即可。

6.抗生素

黄疸由感染引起者，如新生儿败血症、化脓性脑膜炎等，可根据临床经验或细菌培养结果应用敏感的抗生素，但磺胺类、新霉素、氯霉素等可加重黄疸的药物不宜应用。

7.保肝药

黄疸由新生儿肝炎引发时，可加用保肝药，如葡醛内酯(肝泰乐)，用法25～50mg口服，每日2次，或联苯双酯每次0.5mg/kg口服，每日2～3次口服。也可静点用药，如甘利欣1.5mL/(kg·d)，或甘草酸(强力宁)1～1.5mL/(kg·d)，疗程均为10～14d。

(三)其他治疗

1.光疗

(1)工作原理：光疗是一种可降低血清未结合胆红素简单易行的方法。未结合胆红素可在光的作用下被转化为水溶性异构体，经胆汁或尿液排出，从而降低血清胆红素浓度。光疗主要作用于皮肤浅层组织，因此皮肤黄疸消退并不表明血清未结合胆红素正常。

(2)光疗方法：光源以蓝光最好(主峰波长425～475nm)。也可用白光(波长550～600nm)或绿光(波长510～530nm)。主要设备有光疗箱、光疗灯和光疗毯等。照射时以双面光疗为宜；上、下灯管距床面距离分别为40cm和20cm。

(3)光疗指征：适用任何原因引发的新生儿高未结合胆红素血症患儿。一般患儿血清总胆红素>205μmol/L(12mg/dL)，极低出生体重儿>103μmol/L(6mg/dL)，超低出生体重儿>85μmol/L(5mg/dL)考虑光疗；在患儿存在如低体温、低血糖、低蛋白血症、新生儿溶血病、窒息、缺氧、酸中毒及败血症等高危因素时，应适当放宽光疗指征，甚至有学者认为对超低出生体重儿生后即应给予预防性光疗。

(4)光疗时间：分连续照射和间歇照射，前者为连续照射24h，后者为照射10～12h后，间歇12～14h再照。临床具体如何应用，视病情而定。

(5)光疗注意事项:①蓝光灯管随使用时间延长,其功效逐渐降低,连续使用2000～2500h后需更换新灯管;遇治疗Rh溶血病等重度黄疸患儿时,应使用新灯管。②光疗箱要预热,温度达30℃左右时再放入患儿。③光照时,婴儿双眼要用不透光的纸片或布遮盖,以免视网膜损伤;会阴、肛门等外生殖器亦应遮盖保护。④光疗时不显性失水会增加,液体入量应增加15～20mL/(kg·d)。⑤光疗期间应密切监测血清胆红素浓度,可每12～24h测定1次,溶血病及血清胆红素水平已接近换血指征时,可每4～6h测定1次。光疗结束后还应再继续监测2d,必要时再次光疗。

(6)光疗不良反应:可出现发热、腹泻和皮疹等,大多不严重,可继续光疗;因蓝光分解,光疗超过24h后可出现体内核黄素缺乏,应进行短期补充,剂量为光疗时维生素B_2的含量,每次5mg,每日3次口服;光疗后改为口服维生素B_2每次5mg,每日1次,连用3d;当有肝功障碍的患儿血清结合胆红素>68μmol/L(4mg/dL)时,光疗可使皮肤呈现青铜色即出现青铜症,此时应停止光疗,停照后症状多可自行消退。此外,光疗时还应注意水分和钙剂的补充,出现抽搐、呼吸暂停等严重低钙表现时,应暂停光疗,积极纠正。

2.换血疗法

换血是治疗新生儿高胆红素血症最迅速的方法。对重症高未结合胆红素血症患儿,尤其是对重症母婴血型不合溶血病的患儿均有快速而有效的治疗效果。

(1)换血指征:换血疗法虽很有效,但其也存在一些不良反应,应用时要掌握一定指征:①产前已明确诊断为新生儿溶血病,出生时脐血胆红素>68μmol/L(4mg/dL),血红蛋白<120g/L,伴有水肿、肝脾肿大和心力衰竭者。②血清胆红素已达340～427μmol/L(20～25mg/dL),或胆红素每小时上升>8.6μmol/L(0.5mg/dL)。③不论胆红素水平高低,已有胆红素脑病的早期表现者,如萎靡、吸吮无力、反射减弱等。④早产儿、低出生体重儿并发缺氧、酸中毒、感染等情况时,换血指征宜适当放宽。

(2)换血方法:①血源:母O型、子A型或B型的ABO溶血病时,最好选用AB型血浆和O型红细胞的混合血液;Rh溶血病时,应选用Rh血型系统与母亲同型、ABO系统与患儿同型的血液。②换血途径:选用脐静脉和其他大静脉或外周动静脉进行换血。③换血量:一般为患儿血量的2倍,150～180mL/kg。

第二节　小儿肺炎

肺炎为小儿时期的常见病。引起肺炎的病因是细菌和病毒感染,病毒以呼吸道合胞病毒、腺病毒、流感病毒、副流感病毒为常见,细菌以肺炎链球菌、金黄色葡萄球菌、溶血链球菌、B型流感杆菌为常见。此外,霉菌、肺炎支原体、原虫、误吸异物及机体变态反应也是引起肺炎的病因。

目前,临床上尚无统一的肺炎分类方法,按病理分类可分为大叶性肺炎、支气管肺炎、间质性肺炎;按病原分类分为细菌性、病毒性、霉菌性、肺炎支原体性肺炎等。实际应用中若病原确定，即按确诊的病原分类，不能肯定病原时按病理形态分类。对上述两种分类方法诊断的肺炎还可按病程分类，病程在1～3个月为迁延性肺炎，3个月以上为慢性肺炎。

不同病因引起的肺炎，其临床表现的共同点为发热、咳嗽、呼吸急促或呼吸困难、肺部啰音，而其病程、病理特点、病变部位及体征、X线检查表现各有特点，现分述如下：

一、支气管肺炎

支气管肺炎是婴幼儿期最常见的肺炎，全年均可发病，以冬春寒冷季节多发，华南地区夏季发病为数亦不少。先天性心脏病、营养不良、佝偻病患儿及居住条件差、缺少户外活动或空气污染较严重地区的小儿均较易发生支气管肺炎。

（一）病因

支气管肺炎的病原微生物为细菌和病毒。细菌感染中大部分为肺炎链球菌感染，其他如葡萄球菌、溶血性链球菌、流感嗜血杆菌、大肠埃希菌、绿脓杆菌亦可致病，但杆菌类较为少见；病毒感染主要为腺病毒、呼吸道合胞病毒、流感病毒、副流感病毒的感染。此外，亦可继发于麻疹、百日咳等急性传染病。

（二）病理

支气管肺炎的病理改变因病原微生物不同可表现为两种类型：

1.细菌性肺炎

以肺泡炎症为主要表现。肺泡毛细血管充血，肺泡壁水肿，炎性渗出物中含有中性粒细胞、红细胞、细菌。病变侵袭邻近的肺泡呈小点片状灶性炎症，故又称为小叶性肺炎，此时间质病变往往不明显。

2.病毒性肺炎

以支气管壁、细支气管壁及肺泡间隔的炎症和水肿为主，局部可见单核细胞浸润。细支气管上皮细胞坏死，管腔被黏液和脱落的细胞、纤维渗出物堵塞，形成病变部位的肺泡气肿或不张。

上述两类病变可同时存在，见于细菌和病毒混合感染的肺炎。

（三）病理生理

由于病原体产生的毒素为机体所吸收，因而存在全身性毒血症。

(1)肺泡间质炎症使通气和换气功能均受到影响，导致缺氧和二氧化碳潴留。若肺部炎症广泛，机体的代偿功能不能缓解缺氧和二氧化碳潴留，则病情加重，血氧分压及氧饱和度下降，二氧化碳潴留加剧，出现呼吸功能衰竭。

(2)心肌对缺氧敏感，缺氧及病原体毒素两者作用可导致心肌劳损及中毒性心肌炎，使心肌收缩力减弱，又因缺氧、二氧化碳潴留引起肺小动脉收缩、右心排出阻力增加，可导致心力衰竭。

(3)中枢神经系统对缺氧十分敏感，缺氧和二氧化碳潴留致脑血管扩张、血管通透性增高，脑组织水肿、颅内压增高，表现有神态改变和精神症状，重症者可出现中枢性呼吸衰竭。

(4)缺氧可使胃肠道血管通透性增加，病原体毒素又可影响胃肠道功能，出现消化道症状，重症者可有消化道出血。

(5)肺炎早期由于缺氧，反射性地增加通气，可出现呼吸性碱中毒。机体有氧代谢障碍，酸性代谢产物堆积，加之高热，摄入水分和食物不足，均可导致代谢性酸中毒。二氧化碳潴留、血中 H^+ 浓度不断增加，pH 降低，产生呼吸性酸中毒。在酸中毒纠正时二氧化碳潴留改善，pH 上升，钾离子进入细胞内，血清钾下降，可出现低钾血症。

(四)临床表现

肺炎为全身性疾病，各系统均有症状。病情轻重不一，病初均有急性上呼吸道感染症状。

主要表现为发热、咳嗽、气急。发热多数为不规则型，热程短者数天，长者可持续 1～2 周；咳嗽频繁，婴幼儿常咳不出痰液，每在吃乳时呛咳，易引起乳汁误吸而加重病情；气急、呼吸频率增加至每分钟 40～60 次以上，鼻翼翕动、呻吟并有三凹征，口唇、鼻唇周围及指、趾端发绀，新生儿常口吐泡沫。肺部听诊早期仅为呼吸音粗糙，继而可闻及中、细湿啰音，哭闹时及吸气末期较为明显。病灶融合、肺实变时出现管状呼吸音。若一侧呼吸音降低伴有叩诊浊音时应考虑胸腔积液。体弱婴儿及新生儿的临床表现不典型，可无发热、咳嗽，早期肺部体征亦不明显，但常有呛乳及呼吸频率增快，鼻唇区轻度发绀。重症患儿可表现呼吸浅速，继而呼吸节律不齐，潮式呼吸或叹息样、抽泣样呼吸，呼吸暂停，发绀加剧等呼吸衰竭的症状。

1.循环系统

轻症出现心率增快，重症者心率增快可达 140～160 次/分以上，心音低钝，面色苍白且发灰，呼吸困难和发绀加剧。若患儿明显烦躁不安，肝脏短期内进行性增大，上述症状不能以体温升高或肺部病变进展解释，应考虑心功能不全。此外，重症肺炎尚有中毒性心肌炎、心肌损害的表现，或由于微循环障碍引起弥散性血管内凝血(DIC)的症状。

2.中枢神经系统

轻者可表现烦躁不安或精神萎靡，重者由于存在脑水肿及中毒性脑病，可发生痉挛、嗜睡、昏迷，重度缺氧和二氧化碳潴留可导致眼球结膜及视神经盘水肿、呼吸不规则、呼吸暂停等中枢性呼吸衰竭的表现。

3.消化系统

轻者胃纳减退、轻微呕吐和腹泻，重症者出现中毒性肠麻痹、腹胀，听诊肠鸣音消失，伴有消化道出血症状(呕吐咖啡样物并有黑便)。

(五)辅助检查

血白细胞总数及中性粒细胞百分比增高提示细菌性肺炎，病毒性肺炎时白细胞计数大多正常。

1.病原学检查

疑为细菌性肺炎，早期可做血培养，同时吸取鼻咽腔分泌物做细菌培养，若有胸腔积液可做穿刺液培养，这有助于细菌病原体的确定。疑病毒性肺炎可取鼻咽腔洗液做免疫荧光检查、免疫酶检测、病毒分离或双份血清抗体测定以确定病原体。

2.血气分析

对气急显著伴有轻度中毒症状的患儿，均应做血气分析。病程中还需进行监测，有助于及时给予适当处理，并及早发现呼吸衰竭的患儿。肺炎患儿常见的变化为低氧血症、呼吸性酸中毒或混合性酸中毒。

3.X 线检查

多见于双肺内带及心膈角区、脊柱两旁小斑片状密度增深影，其边缘模糊，中间密度较深，病灶互相融合成片，其中可见透亮、规则的支气管充气影，伴有广泛或局限性肺气肿。间质改变则表现两肺各叶纤细条状密度增深影，行径僵直，线条可互相交错或呈两条平行而中间透亮影称为双轨征；肺门区可见厚壁透亮的环状影为袖口征，并有间质气肿，在病变区内可见分布不均的小圆形薄壁透亮区。

(六)诊断与鉴别诊断

根据临床表现有发热、咳嗽、气急，体格检查肺部闻及中、细水泡音即可做出诊断，还可根据病程、热程、全身症状以及有无心功能不全、呼吸衰竭、神经系统的症状来判别病情轻重，结合 X 线片结果及辅助检查资料初步做出病因诊断。免疫荧光抗体快速诊断法可及时做出腺病毒、呼吸道合胞病毒等病原学诊断。

支气管肺炎应与肺结核及支气管异物相鉴别。肺结核及肺炎临床表现有相似之处，均有发热、咳嗽，粟粒性肺结核患者尚有气促、轻微发绀，但一般起病不如肺炎急，且肺部啰音不明显，X 线片有结核的特征性表现，结核菌素试验及结核接触史亦有助于鉴别。气道异物患儿有呛咳史，有继发感染或病程迁延时亦可有发热及气促，X 线片在异物堵塞部位出现肺不张及肺气肿，若有不透光异物影则可明确诊断。此外，尚需与较少见的肺含铁血黄素沉着症等相鉴别。

(七)治疗

1.护理

患儿应置于温暖舒适的环境中，室温保持在 20℃左右，湿度以 60％为佳，并保持室内空气流通。做好呼吸道护理，清除鼻腔分泌物、吸出痰液，每天 2 次做超声雾化使痰液稀释便于吸出，以防气道堵塞影响通气。配置营养适当的饮食并补充足够的维生素和液体，经常给患儿翻身、拍背、变换体位或抱起活动以便于分泌物排出及炎症吸收。

2.抗生素治疗

根据临床诊断考虑引起肺炎的可能病原体，选择敏感的抗菌药物进行治疗。抗生素主要用于细菌性肺炎或疑为病毒性肺炎但难以排除细菌感染者。根据病情轻重和患儿的年龄决定给药途径，对病情较轻的肺炎链球菌性肺炎和溶血性链球菌性肺炎、病原体未明的肺炎可选用青霉素肌内注射，对年龄小而病情较重的婴幼儿应选用两种抗生素静脉用药。疑为金黄色葡萄球菌感染的患儿选用青霉素 P_{12}、头孢菌素、红霉素，革兰氏阴性杆菌感染选用第三代头孢菌素或庆大霉素、阿米卡星、氨苄西林，绿脓杆菌肺炎选用羧苄西林阿米卡星或头孢类抗生素，支原体肺炎选用大环内酯类抗生素。一般宜在热降、症状好转、肺炎体征基本消失或 X 线片、胸透病变明显好转后 2～7d 才能停药。病毒性肺炎应用抗生素治疗无效，但合并或继发细菌感染需应用抗生素治疗。

3.对症处理

(1)氧疗：无明显气促和发绀的轻症患儿可不予氧疗，但需保持安静。烦躁不安、气促明显伴有口唇发绀的患儿应给予氧气吸入，经鼻导管或面罩、头罩给氧，一般氧浓度不宜超过 40％，氧流量 1～2L/min。

(2)心力衰竭的治疗:对重症肺炎出现心力衰竭时,除即给吸氧、镇静剂及适当应用利尿剂外,应给快速洋地黄制剂,可选用:①地高辛口服饱和量＜2岁为0.04～0.05mg/kg,＞2岁为0.03～0.04mg/kg,新生儿、早产儿为0.02～0.03mg/kg;静脉注射量为口服量的2/3～3/4。首次用饱和量的1/3～1/2量,余量分2～3次给予,每4～8h1次。对先天性心脏病及心力衰竭严重者,在末次给药后12h可使用维持量,为饱和量的1/5～1/4,分2次用,每12h1次。应用洋地黄制剂时应慎用钙剂。②毛花苷C(西地兰),剂量为每次0.01～0.015mg/kg,加入10%葡萄糖液5～10mL中静脉推注,必要时间隔2～3h可重复使用,一般用1～2次后改用地高辛静脉饱和量法,24h饱和。此外,亦可选用毒毛花苷K(毒毛旋花子甙K),饱和量0.007～0.01mg/kg,加入10%葡萄糖10～20mL中缓慢静脉注射。

(3)降温与镇静:对高热患儿应用物理降温,头部冷敷,冰袋或酒精擦浴。对乙酰氨基酚10～15mg/kg或布洛芬5～10mg/kg口服,亦可用安乃近5～10mg/kg肌内注射或口服,烦躁不安者应用镇静剂,氯丙嗪(冬眠灵)和异丙嗪(非那根)各0.5～1.0mg/kg,或用苯巴比妥(鲁米那)5mg/kg,肌内注射,亦可用地西泮(安定)每次0.2～0.3mg/kg(呼吸衰竭者应慎用)。

(4)祛痰平喘:婴幼儿咳嗽及排痰能力较差,除及时清除鼻腔分泌物及吸出痰液外,可用祛痰剂稀释痰液,用沐舒坦口服或乙酰半胱氨酸雾化吸入,亦可选用中药。对咳嗽伴气喘者应用氨茶碱、复方氯喘、爱纳灵等解除支气管痉挛。

(5)对因低钾血症引起腹胀患儿应纠正低钾,必要时可应用胃肠减压。

4.肾上腺皮质激素的应用

一般肺炎不需应用肾上腺皮质激素,尤其疑为金黄色葡萄球菌感染时不应使用,以防止感染播散。重症肺炎,有明显中毒症状或喘憋较甚者,可短期使用,选用地塞米松或氢化可的松,疗程不超过3～5d。

5.维持液体和电解质平衡

肺炎患儿应适当补液,按每天60～80mL/kg计算,发热、气促或入液量少的患儿应适当增加入液量,采用生理维持液(1∶4)均匀静脉滴注,适当限制钠盐。肺炎伴腹泻有重度脱水者应按纠正脱水计算量的3/4补液,速度宜稍慢。对电解质失衡的患儿亦应适当补充。

6.脑水肿的治疗

纠正缺氧,使用脱水剂减轻脑水肿,减低颅压。可采用20%甘露醇每次1.0～1.5g/kg,每4～6h静脉注射,或短程使用地塞米松每天5～10mg,一般疗程不超过3d。

7.支持治疗

对重症肺炎、营养不良、体弱患儿应用少量血或血浆做支持疗法。

8.物理疗法

病程迁延不愈者使用理疗,帮助炎症吸收。局部使用微波、超短波或红外线照射,每天1次,7～10d为1个疗程,或根据肺部炎症部位不同采用不同的体位拍击背部亦有利于痰液引流和分泌物排出。

二、腺病毒肺炎

腺病毒肺炎是小儿发病率较高的病毒性肺炎之一,其特点为重症患者多,病程长,部分患儿可留有后遗症。腺病毒上呼吸道感染及肺炎可在集体儿童机构中流行,出生6个月～2岁易发本病，我国北方发病率高于南方，病情亦较于南方为重。

1.病因

病原体为腺病毒，我国流行的腺病毒肺炎多数由3型及7型引起，但11、5、9、10、21型亦有报道。临床上7型重于3型。

2.病理

腺病毒肺炎病变广泛，表现为灶性或融合性、坏死性肺浸润和支气管炎，两肺均可有大片实变坏死，以两下叶为主，实变以外的肺组织可有明显气肿。支气管、毛细支气管及肺泡有单核细胞及淋巴细胞浸润，上皮细胞损伤，管壁有坏死、出血，肺泡上皮细胞显著增生，细胞核内有包涵体。

3.临床表现

潜伏期为3～8d，起病急骤，体温在1～2d内升高至39～40℃，呈稽留不规则高热，轻症者7～10d退热，重者持续2～3周。咳嗽频繁，多为干咳；同时出现不同程度的呼吸困难及阵发性喘憋。疾病早期即可呈现面色灰白、精神萎靡、嗜睡，伴有纳呆、恶心、呕吐、腹泻等症状，疾病到第1～2周可并发心力衰竭，重症者晚期可出现昏迷及惊厥。

肺部体征常在高热4～7d后才出现，病变部位出现湿啰音，有肺实变者出现呼吸音减低，叩诊呈浊音，明显实变期闻及管状呼吸音。肺部体征一般在病程第3～4周渐渐减少或消失，重症者至第4～6周才消失，少数病例可有胸膜炎表现，出现胸膜摩擦音。

部分患儿皮肤出现淡红色斑丘疹，肝、脾肿大，DIC时表现皮肤、黏膜、消化道出血症状。

4.辅助检查

早期胸部X线片无变化，一般在2～6d出现，轻者为肺纹理增粗或斑片状炎症影，重症可见大片状融合影，累及节段或整个肺叶，以两下肺为多见，轻者3～6周，重者4～12周病变才逐渐消失。部分患儿可留有支气管扩张、肺不张、肺气肿、肺纤维化等后遗症。

周围血常规在病变初期白细胞总数大多减少或正常，以淋巴细胞为主，后期有继发感染时白细胞及中性粒细胞可增多。

5.诊断

主要根据典型的临床表现、抗生素治疗无效、肺部X线片显示典型病变来诊断。病原学确诊要依据鼻咽洗液病毒检测、双份血清抗体测定，目前采用免疫荧光法及免疫酶技术作快速诊断有助于及时确诊。

6.治疗

对腺病毒肺炎尚无特效治疗方法，以综合治疗为主。对症治疗、支持疗法有镇静、退热、吸氧、雾化吸入，纠正心力衰竭，维持水、电解质平衡。若发生呼吸衰竭应及早进行气管插管，并使用人工呼吸机。有继发感染时应适当使用抗生素，早期患者可使用利巴韦林(三氮唑核苷)。

腺病毒肺炎病死率为5%～15%，部分患者易遗留迁延性肺炎肺不张、支气管扩张等后遗症。

三、金黄色葡萄球菌肺炎

金黄色葡萄球菌肺炎是儿科临床常见的细菌性肺炎之一，病情重，易发生并发症。由于耐药菌株的出现，治疗亦较为困难。全年均可发病，以冬春季为多。近年来发病率有下降。

1.病因与发病机制

病原菌为金黄色葡萄球菌,具有很强的毒力,能产生溶血毒素、血浆凝固酶、去氧核糖核酸分解酶、杀白细胞素。病原菌由人体体表或黏膜进入体内,由于上述毒素和酶的作用,使其不易被杀灭,并随血液循环播散至全身,肺脏极易被累及。尚可有其他迁徙病灶,亦可由呼吸道感染后直接累及肺脏导致肺部炎症。

2.病理

金黄色葡萄球菌肺炎好发于胸膜下组织,以广泛的出血坏死及多个脓肿形成特点。细支气管及其周围肺泡发生的坏死使气道内气体进入坏死区周围肺间质和肺泡,由于脓性分泌物充塞细支气管,成为活瓣样堵塞,使张力渐增加而形成肺大泡(肺气囊肿)。邻近胸膜的脓肿破裂出现脓胸、气胸或脓气胸。

3.临床表现

本病多见于婴幼儿,病初有急性上呼吸道感染的症状,或有皮肤化脓性感染。数日后突然高热,呈弛张型,新生儿或体弱婴儿可低热或无热。病情发展迅速,有较明显的中毒症状,面色苍白,烦躁不安或嗜睡,呼吸急促,咳嗽频繁伴有气喘,伴有消化道症状如纳呆、腹泻、腹胀,重者可发生惊厥或休克。

患儿有发绀、心率增快。肺部体征出现较早,早期有呼吸音减低或散在湿啰音,并发脓胸、脓气胸时表现呼吸音减低,叩诊浊音,语颤减弱。伴有全身感染时因播散的部位不同而出现相应的体征。部分患者皮肤有红色斑丘疹或猩红热样皮疹。

4.辅助检查

实验室检查白细胞总数及中性粒细胞均增高,部分婴幼儿白细胞总数可偏低,但中性粒细胞百分比仍高。痰液、气管吸出物及脓液细菌培养获得阳性结果,有助于诊断。

X线片早期仅为肺纹理增多,一侧或两侧出现大小不等、斑片状密度增深影,边缘模糊。随着病情进展可迅速出现肺大泡、肺脓肿、胸腔积脓、气胸、脓气胸。重者可有纵隔积气、皮下积气、支气管胸膜瘘。病变持续时间较支气管肺炎为长。

5.诊断与鉴别诊断

根据病史起病急骤,有中毒症状及肺部X线检查显示,一般均可做出诊断,脓液培养阳性可确诊病原菌。临床上需与肺炎链球菌、溶血性链球菌及其他革兰氏阴性杆菌引起的肺部化脓性病变相鉴别,主要依据病情和病程及病原菌培养阳性结果。

6.治疗

金黄色葡萄球菌肺炎一般的治疗原则与支气管肺炎相同,但由于病情均较重,耐药菌株增多,应选用适当的抗生素积极控制感染并辅以支持疗法。及早、足量使用敏感的抗生素,采用静脉滴注以维持适当的血浓度,选用青霉素P2或头孢菌素如头孢唑啉加用氨基糖苷类药物,用药后应观察3～5d,无效再改用其他药物。对耐甲氧西林或耐其他药物的菌株(MRSA)宜选用万古霉素。经治疗症状改善者,需在热降、胸片显示病变吸收后再巩固治疗1～2周才能停药。

并发脓胸需进行胸腔闭合引流,并发气胸当积气量少者可严密观察,积气量多或发生高压气胸应即进行穿刺排出气体或闭合引流。肺大泡常随病情好转而吸收,一般不需外科治疗。

四、衣原体肺炎

衣原体是一类专一细胞内寄生的微生物，能在细胞中繁殖，有独特的发育周期及独特的酶系统，是迄今为止最小的细菌，包括沙眼衣原体、鹦鹉热衣原体、肺炎衣原体和猪衣原体四种。其中，肺炎衣原体和沙眼衣原体是主要的人类致病源。鹦鹉热衣原体偶可从动物传给人，而猪衣原体仅能使动物致病。衣原体肺炎主要是指由沙眼衣原体和肺炎衣原体引起的肺炎，目前也有鹦鹉热衣原体引起肺炎的报道，但较为少见。

衣原体都能通过细菌滤器，均含有 DNA、RNA 两种核酸，具有细胞壁，含有核糖体，有独特的酶系统，许多抗生素能抑制其繁殖。衣原体的细胞壁结构与其他的革兰阴性杆菌相同，有内膜和外膜，但都缺乏肽聚糖或胞壁酸。衣原体种都有共同抗原成分脂多糖(LPS)和独特的发育周期，包括具有感染性、细胞外无代谢活性的原体(elementary body，EB)和无感染性、细胞内有代谢活性的网状体(reticular body，RB)。具有感染性的原体可通过静电吸引特异性的受体蛋白黏附于宿主易感细胞表面，被宿主细胞通过吞噬作用摄入胞质。宿主细胞膜通过空泡(vacuole)将 EB 包裹，接受环境信号转化为 RB。EB 经摄入 9～12h 后，即分化为 RB，后者进行二分裂，形成特征性的包涵体，约 36h 后，RB 又分化为 EB，整个生活周期为 48～72h。释放过程可通过细胞溶解或细胞排粒作用或挤出整个包涵体而离开完整的细胞。RB 在营养不足、抗生素抑制等不良条件下并不转化为 EB，从而不易感染细胞，这可能与衣原体感染不易清除有关。这一过程在不同衣原体种间存在着差异，是衣原体长期感染及亚临床感染的生物学基础。衣原体在人类致病上是与免疫相关的病理过程。人类感染衣原体后，诱发机体产生细胞和体液免疫应答，但这些免疫应答的保护作用不强，因此常造成持续感染、隐性感染及反复感染。衣原体在人类致病是与迟发型超敏反应相关的病理过程。有关衣原体感染所造成的免疫病理损伤，现认为至少存在两种情况：

①衣原体繁殖的同时合并反复感染，对免疫应答持续刺激，最终表现为迟发型超敏反应(DTH)；②衣原体进入一种特殊的持续体(PB)，PB 形态变大，其内病原体的应激反应基因表达增加，产生应激反应蛋白，而应激蛋白可参与迟发型超敏反应，且在这些病原体中可持续检到多种基因组。当应激条件去除，PB 可转换为正常的生长周期，如 EB。现发现宿主细胞感染愈合后，可像正常未感染细胞一样，当给予适当的环境条件，EB 可再度生长。有关这一衣原体感染的隐匿过程，尚待阐明。

(一)沙眼衣原体肺炎

沙眼衣原体(Chlamydia trachomatis，CT)用免疫荧光法可分为 12 个血清型，即 A～K 加 B_6 型，A、B、B_6、C 型称眼型，主要引起沙眼，D～K 型称眼－泌尿生殖型，可引起成人及新生儿包涵体结膜炎(副沙眼)、男性及女性生殖器官炎症、非细菌性膀胱炎、胃肠炎、心肌炎及新生儿肺炎、中耳炎、鼻咽炎和女婴阴道炎。

1.*发病机制*

所有沙眼衣原体感染均可趋向于持续性、慢性和不显性的形式。CT 主要是人类沙眼和生殖系统感染的病原，偶可引起新生儿、小婴儿和成人免疫抑制者的肺部感染。分娩时胎儿通过 CT 感染的宫颈可出现新生儿包涵体性结膜炎和新生儿肺炎。CT 主要经直接接触感染，使易感的无纤毛立方柱状或移行的上皮细胞(如结膜、后鼻咽部、尿道、子宫内膜和直肠黏膜)发生感染。常引起上皮细胞的淋巴细胞浸润性急性炎症反应。一次感染不能产生防止再感染的免疫力。

2.临床表现

活动性CT感染妇女分娩的婴儿有10%～20%出现肺炎。出生时CT可直接感染鼻咽部,以后下行至肺引起肺炎,也可由感染结膜的CT经鼻泪管下行到鼻咽部,再到下呼吸道。大多数CT感染表现为轻度上呼吸道症状,而症状类似流行性感冒,而肺炎症状相对较轻,某些患者表现为急性起病伴一过性的肺炎症状和体征,但大多数起病缓慢。上呼吸道症状可自行消退,咳嗽伴下呼吸道症状感染体征可在首发症状后数日或数周出现,使本病有一个双病程的表现。CT肺炎有非常特征性的表现,常见于6个月以内的婴儿,往往发生在1～3个月龄,通常在生后2～4周发病。但目前已经发现有生后2周即发病者。常起病隐匿,大多数无发热,起始症状通常是鼻炎,伴鼻腔黏液分泌物和鼻塞。随后发展为断续的咳嗽、也可表现为持续性咳嗽、呼吸急促,听诊可闻及湿啰音,喘息较少见。一些CT肺炎病例主要表现为呼吸增快和阵发性单声咳嗽。有时呼吸增快为唯一线索,约半数患儿可有急性包涵体结膜炎,可同时有中耳炎、心肌炎和胸腔积液。

与成熟儿比较,极低出生体重儿的CT肺炎更严重,甚至是致死性的,需要长期辅以机械通气,易产生慢性肺部疾病,从免疫力低下的CT下呼吸道感染患者体内,可在感染后相当一段时间仍能分离到CT,现发现毛细支气管炎患者CT感染比例较多,CT是启动抑或加重了毛细支气管炎症状尚待研究。已发现新生儿CT感染后,在学龄期发展为哮喘。对婴幼儿CT感染7～8年再进行肺功能测试,发现大多数表现为阻塞性肺功能异常。CT与慢性肺部疾病间的关系有待阐明。

3.实验室检查

CT肺炎患儿外周血的白细胞总数正常或升高,嗜酸性粒细胞计数增多,超过400/μL。CT感染的诊断为从结膜或鼻咽部等病损部位取材涂片或刮片(取材要带柱状上皮细胞,而不是分泌物)发现CT或通过血清学检查确诊。新生儿沙眼衣原体肺炎可同时取眼结膜刮屑物培养和(或)涂片直接进行荧光法检测沙眼衣原体。经吉姆萨染色能确定患者有否特殊的胞质内包涵体,其阳性率分别为:婴儿中可高达90%,成人包涵体结膜炎为50%,但在活动性沙眼患者中仅有10%～30%。对轻症患者做细胞检查无帮助。

早在20世纪60年代已经开展了CT的组织细胞培养,采用组织培养进行病原分离是衣原体感染诊断的金标准。一般都是将传代细胞悬液接种在底部放有玻片的培养瓶中,待细胞长成单层后,将待分离的标本种人。经在CO_2温箱中孵育并进行适当干预后再用异硫氰酸荧光素标记的CT特异性单克隆抗体进行鉴定。常用来观察细胞内形成特异的包涵体及其数目、CT感染细胞占细胞总数的百分率或折算成使50%的组织细胞出现感染病变的CT量(TCID50)等指标。研究发现,因为取材木杆中的可溶性物质可能对细胞培养有毒性作用。用以取样的拭子应该是塑料或金属杆,如果在24h内不可能将标本接种在细胞上,应保存在4℃或置－70℃储存待用。用有抗生素的培养基作为衣原体转运培养基能最大限度地提高衣原体的阳性率和减少其他细菌过度生长。培养CT最常用的细胞为用亚胺环己酮处理的McCoy或Hela细胞。离心法能促进衣原体吸附到细胞上。培养48～72h用CT种特异性免疫荧光单克隆抗体和姬姆萨或碘染色可查到胞浆内包涵体。

血清抗体水平的测定是目前应用最广泛的诊断衣原体感染的依据。

(1)衣原体微量免疫荧光法(micro－immunofluoresxence,MIF):是衣原体最敏感的血清学检测方法,最常作为回顾性诊断。该试验先用鸡胚或组织细胞培养衣原体,并进一步纯化抗原,将浓缩的抗原悬液加在一块载玻片上,按特定模式用抗原进行微量滴样。将患者的血清进行系列倍比稀释后加在抗原上,然后用间接免疫荧光方法测定每一种衣原体的特异抗原抗体反应。通用的诊断标准是:①急性期和恢复期的两次血清抗体滴度相差4倍,或单次血清标本的IgM抗体滴度≥1:16和(或)单次血清标本的IgG抗体滴度＞1:512为急性衣原体感染。②IgM滴度＞1:16且1:16＜IgG＜1:512为既往有衣原体感染。③单次或双次血清抗体滴度＜1:16为从未感染过衣原体。

(2)补体结合试验:可检测患者血清中的衣原体补体结合抗体,恢复期血清抗体效价较急性期增高4倍以上有确诊意义。

(3)酶联免疫吸附法(ELISA):可用于血清中CT抗体的检测,由于衣原体种间有交叉反应,不主张单独应用该方法检测血清标本。

微量免疫荧光法(micro－immunofluoresxence,MIF)检查衣原体类抗体是目前国际上标准的且最常用的衣原体血清学诊断方法,由于可检测出患儿血清中存在的高水平的非母体IgM抗体,尤其适用于新生儿和婴儿沙眼衣原体肺炎的诊断。由于不同的衣原体种间可能存在着血清学交叉反应,血清标本应同时检测三种衣原体的抗体并比较抗体滴度,以滴度最高的作为感染的衣原体种,但是不能广泛采用这种检查法。新生儿肺炎患者IgM增高,而结膜炎患儿则无IgM抗体增高。

分子生物学方法正成为诊断CT感染的主要技术手段之一,采用荧光定量聚合酶链反应技术(real time PCR)和巢式聚合酶链反应技术(nested PCR)是诊断CT感染的新途径,可早期快速、特异地检测出标本中的CT核酸。

4.影像学表现

胸片和肺CT表现为肺气肿伴间质或肺泡浸润影,多为间质浸润和肺过度充气,也可见支气管肺炎或网状、结节样阴影,偶见肺不张。

5.诊断

根据患儿的年龄、相对特异的临床症状以及X线非特异性征象,并有赖于从结膜或鼻咽部等分离到CT或通过血清学检查等实验室手段确定诊断。

6.鉴别诊断

(1)RSV肺炎:多见于婴幼儿,大多数病例伴有中高热,持续4～10d,初期咳嗽、鼻塞,常出现气促、呼吸困难和喘憋,肺部听诊多有细小或粗、中啰音。少数重症病例可并发心力衰竭。胸片多数有小点片状阴影,可有不同程度的肺气肿。

(2)粟粒性肺结核:多见于婴幼儿初染后6个月内,特别是3个月内,起病可急可缓,缓者只有低热和结核中毒症状,多数急性起病,症状以高热和严重中毒症状为主,常无明显的呼吸道症状,肺部缺乏阳性体征,但X线检查变化明显,可见在浓密的网状阴影上密度均匀一致的粟粒结节,婴幼儿病灶周围反应显著及易于融合,点状阴影边缘模糊,大小不一而呈雪花状,病变急剧进展可形成空洞。

(3)白色念珠菌肺炎:多发生在早产儿、新生儿、营养不良儿童、先天性免疫功能缺陷及长期使用抗生素、激素以及静脉高营养患者,常表现为低热、咳嗽、气促、发绀、精神萎靡或烦躁不安,胸部体征包括叩诊浊音和听诊呼吸音增强,可有管音和中小水泡音。X线检查有点状阴影、大片实变,少数有胸腔积液和心包积液,同时有口腔鹅口疮,皮肤或消化道等部位的真菌病。可同时与大肠埃希菌、葡萄球菌等共同致病。

7.治疗

治疗药物主要为红霉素,新生儿和婴儿的用量为红霉素每日 40mg/kg,疗程 2～3 周,或琥乙红霉素每日 40～50mg/kg,分 4 次口服,连续 14d;如果对红霉素不能耐受,度过新生儿期的小婴儿应立即口服磺胺类药物,可用磺胺异噁唑每日 100mg/kg,疗程 2～3 周;有报道应用阿莫西林、多西环素治疗,疗程 1～2 周;或有报道用氧氟沙星,疗程 1 周。但国内目前不主张此类药物用于小儿。

现发现,红霉素疗程太短或剂量太小,常使全身不适、咳嗽等症状持续数日。单用红霉素治疗的失败率是 10%～20%,一些婴儿需要第 2 个疗程的治疗。有研究发现阿奇霉素短疗程 20mg/(kg·d),每日顿服连续 3d 与红霉素连续应用 14d 的疗效是相同的。

此外,要强调呼吸道管理和对症支持治疗也很重要。

由于局部治疗不能消灭鼻咽部的衣原体,不主张对包涵体结膜炎进行局部治疗,这种婴儿仍有发生肺炎或反复发生结膜炎的危险。对 CT 引起的小婴儿结膜炎或肺炎均可用红霉素治疗 10～14d,红霉素用量为每日 50mg/kg,分 4 次口服。

对确诊为衣原体感染患儿的母亲(及其性伴)也应进行确定诊断和治疗。

(二)肺炎衣原体肺炎

肺炎衣原体(Chlamydia pneumoniae,CP)仅有一个血清型,称 TWAR 型,是 1986 年从患急性呼吸道疾病的大学生呼吸道中分离到的。目前认为 CP 是一个主要的呼吸道病原,CP 感染与哮喘及冠心病的发生存在着一定的关系。CP 在体内的代谢与 CT 相同,在微生物学特征上与 CT 不同的是,其原体为梨形,原体内没有糖原,主要外膜蛋白上没有种特异抗原。

CP 可感染各年龄组人群,不同地区 CP 感染 CAP 的比例是不同的,在 2%～19%波动,与不同人群和选用的检测方法不同有关。大多数研究选用的是血清学方法,儿童下呼吸道感染率的报道波动在 0～18%,一个对 3～12 岁采用培养方法的 CAP 多中心研究发现的 CP 感染率为 14%,而 MP 感染率是 22%,其中小于 6 岁组 CP 感染率是 15%。大于 6 岁组 CP 感染率是 18%,有 20%的儿童同时存在 CP 和 MP 感染,有报道 CP 感染镰状细胞贫血患者 10%～20%出现急性胸部综合征,10%支气管炎症和 5%～10%儿童出现咽炎。

1.发病机制

CP 广泛存在于自然界,但迄今感染仅见于人类。这种微生物能在外界环境生存 20～30h,动物实验证明:要直接植入才能传播,空气飞沫传播不是 CP 有效的传播方式。临床研究报道发现,呼吸道分泌物传播是其主要的感染途径,无症状携带者和长期排菌状态可能促进这种传播。其潜伏期较长,传播比较缓慢,平均潜伏期为 30d,最长可达 3 个月。感染没有明显的季节性,儿童时期其感染的性别差异不明显。现已发现,在军队、养老院等同一居住环境中出现人之间的CP传播和CP感染暴发流行。在某些家庭内CP的暴发流行中，婴幼儿往往首先发病，并占发患者数中的多数，甚至有时感染仅在幼儿间传播。初次感染多见于5～12岁小儿，但从抗体检查证明整个青少年期和成人期可以又有新的或反复感染，老年期达到顶峰，其中70%～80%血清为阳性反应。血清学流行病学调查显示学龄儿童抗体阳性率开始增加，青少年达30%～45%，提示存在无症状感染。大约在15岁前感染率无性别差异。15岁以后男性多于女性。流行周期为6个月到2～3年，有少数地方性流行报道。大概成年期感染多数是再感染，同时可能有多种感染。也有研究发现：多数家庭或集体成员中仅有一人出现CP感染，这说明不易发生传播。

在CP感染的症状期及无症状期均可由呼吸道检出CP。已经证明在症状性感染后培养阳性的时间可长达1年，无症状性感染时常见抗体反应阳性。尚不清楚症状的存在是否会影响病原的传播。与CT仅侵犯黏膜上皮细胞不同，CP可感染包括巨噬细胞、外周血细胞、动脉血管壁内皮细胞及平滑肌在内的几种不同的细胞。CP可在外周血细胞中存活并可通过血液循环及淋巴循环到达全身各部位。CP感染后，细胞中有关炎细胞因子IL－1、IL－8、IFN－α等以及黏附因子ICAM－1表达增多，并可诱导白细胞向炎症部位趋化，既可有利于炎症反应的局部清除，同时也会造成组织的损伤。

2.临床表现

青少年和年轻成人CP感染可以为流行性，也可为散发性，CP以肺炎最常见。青少年中约10%的肺炎、5%的支气管炎、5%的鼻窦炎和1%的喉炎和CP感染有关。Saikku等在菲律宾318名5岁以下的急性下呼吸道感染患者中，发现6.4%为急性CP感染，3.2%为既往感染。Hammerschlag等对下呼吸道感染的患者，经培养确定5岁以下小儿CP感染率为24%，5～18岁为41%，最小的培养阳性者仅为14个月大。CP感染起病较缓慢，早期多为上呼吸道感染症状，类似流行性感冒，常并发咽喉炎、声音嘶哑和鼻窦炎，无特异性临床表现。1～2周后上感症状逐渐减轻而咳嗽逐渐加重，并出现下呼吸道感染征象，肺炎患者症状轻到中等，包括发热，不适，头痛，咳嗽，常有咽炎，多数表现为咽痛、发热、咳嗽，以干咳为主，可出现胸痛、头痛、不适和疲劳。听诊可闻及湿啰音并常有喘鸣音。CP肺炎临床表现相差悬殊，可从无症状到致死性肺炎。儿童和青少年感染大部分为轻型病例，多表现为上呼吸道感染和支气管炎，肺炎患者较少。而成人则肺炎较多，尤其是在已有慢性疾病或CP(TWAR)重复感染的老年患者。CP在免疫力低下的人群可引起重症感染，甚至呼吸衰竭。

CP感染的潜伏期为15～23d，再感染的患者呼吸道症状往往较轻，且较少发展为肺炎。与支原体感染一样，CP感染也可引起肺外的表现，如结节性红斑、甲状腺炎、脑炎和Gullain－Barre综合征等。

CP可激发哮喘患者喘息发作，囊性纤维化患者病情加重，有报道从急性中耳炎患者的渗液中分离出CP，CP往往与细菌同时致病。有2%～5%的儿童和成人可表现为无症状呼吸道感染，持续1年或1年以上。

3.实验室检查

诊断CP感染的特异性诊断依据组织培养的病原分离和血清学检查。CP在经亚胺环己酮处理的HEP－2和HL细胞培养基上生长最佳。标本的最佳取材部位为鼻咽后部，如检查

CT 那样用金属丝从胸腔积液中也分离到该病原。有报道经胰酶和(或)乙二胺四乙酸钠(EDTA)处理后的标本 CP 培养的阳性率高。已有从胸腔积液中分离到 CP 的报道。

用荧光抗体染色可能直接查出临床标本中的衣原体,但不是非常敏感和特异。用 EIA 法可检测一些临床标本中的衣原体抗原,因 EIAs 采用的是多克隆抗体或属特异单克隆抗体,可同时检测 CP 和 CT。而微量免疫荧光法(MIF),可使用 CP 单一抗原,而不出现同时检测其他衣原体种。急性 CP 感染的血清学诊断标准为:患者 MIF 法双份血清 IgG 滴度 4 倍或 4 倍以上升高或单份血清 IgG 滴度≥1∶512;和(或)IgM 滴度≥1∶16 或以上,在排除类风湿因子所致的假阳性后可诊断为近期感染;如果 IgG≥1∶16 但≤1∶512 提示曾经感染。这一标准主要根据成人资料而定。肺炎和哮喘患者的 CP 感染研究显示有 50%测不到 MIF 抗体。不主张单独应用 IgG 进行诊断。IgG 滴度 1∶16 或以上仅提示既往感染。IgA 或其他抗体水平需双份血清进行回顾分析才能进行诊断,不能提示既往持续感染。

MIF 和补体结合试验方法敏感性在各种方法不一致,CDC 建议应严格掌握诊断标准。

由于与培养的结果不一致,不主张血清酶联免疫方法进行 CP 感染诊断,有关 CP 儿童肺炎和哮喘儿童 CP 感染的研究发现,有 50%儿童培养证实为 CP 感染,而并无血清学抗体发现。而且,单纯应用血清学方法不能进行临床微生物评价。

采用各种聚合酶链反应技术(PCR)如荧光定量 PCR 和 Nested PCR 等可早期快速并特异地进行 CP 感染的诊断,已有不少关于其应用并与培养和血清学方法进行对比的研究,有研究报道以 16SrRNA 特异靶序列为目的基因的荧光定量 PCR 方法诊断 CP 感染具有较好的特异性,操作较为简单,且能将标本中的病原体核酸量化,但目前尚无此 PCR 商品药盒。

4.影像学表现

开始主要表现为单侧肺泡浸润,位于肺段和亚段,可见于两肺的任何部位,下叶及肺的周边部多见。以后可进展为双侧间质和肺泡浸润。胸部 X 线表现多较临床症状重。胸片示肺叶浸润影,并可有胸腔积液。

5.诊断及鉴别诊断

临床表现上不能与 MP 等引起的非典型肺炎区分开来,听诊可发现啰音和喘鸣音,胸部影像常较患儿的临床表现重,可表现为轻度、广泛的或小叶浸润,可出现胸腔积液,可出现白细胞稍高和核左移,也可无明显的变化。培养是诊断 CP 感染的特异方法,最佳的取材部位是咽后壁标本,也可从痰、咽拭子、支气管灌洗液、胸腔积液等标本中取材进行培养。

CP 感染的表现与 MP 不好区分,CP 肺炎患者常表现为轻到中度的全身症状,如发热、乏力、头痛、咳嗽、持续咽炎,也可出现胸腔积液和肺气肿,重症患者常出现肺气肿。

MP 肺炎:多见于学龄儿童及青少年,婴幼儿也不少见,潜伏期 2～3 周,症状轻重不等,主要特点是持续剧烈咳嗽,婴幼儿可出现喘息,全身中毒症状相对较轻,可伴发多系统、多器官损害,X 线所见远较体征显著,外周血白细胞数大多数正常或增高,血沉增快,血清特异性抗体测定有诊断价值。

6.治疗

与肺炎支原体肺炎相似,但不同之处在于治疗的时间要长,以防止复发和清除存在于呼吸道的病原体。体外药物敏感试验显示四环素、红霉素及一些新的大环丙酯类(阿奇霉素和克拉红霉素)和喹诺酮类(氟嗪酸)抗生素有活性。对磺胺类耐药。首选治疗为红霉素,新生儿和婴儿的用量为红霉素每日 40mg/kg,疗程 2～3 周,一般用药 24～48h 体温下降,症状开始缓解。有报道单纯应用一个疗程,部分病例仍可复发,如果无禁忌,可进行第二疗程治疗。也可采用克拉霉素和阿奇霉素治疗,其中阿奇霉素的疗效要优于克拉霉素,用法为克拉霉素疗程 21d,阿奇霉素疗程 5d,也可应用利福平、罗红霉素、多西环素进行治疗。

有研究发现,选用红霉素治疗 2 周,甚至四环素或多西环素治疗 30d 者仍有复发病例。可能需要 2 周以上长期的治疗,初步资料显示 CP 肺炎患儿服用红霉素悬液 40～50mg/(kg·24h),连续 10～14d,可清除鼻咽部病原的有效率达 80%以上。克拉霉素每日 10mg/kg,分 2 次口服,连续 10d,或阿奇霉素每日 10mg/kg,口服 1d,第 2～5d 阿奇霉素每日 5mg/kg,对肺炎患者的鼻咽部病原的清除率达 80%以上。

(三)鹦鹉热衣原体肺炎

鹦鹉热衣原体(Chlamydia psittaci,CPs),CPs 和 CT 沙眼衣原体仅有 10%的 DNA 同源。可通过 CPs 包涵体不含糖原、包涵体形态和对磺胺类药物的敏感性与 CT 沙眼衣原体相鉴别。CPs 有多个不同的种,可感染大多数的鸟类和包括人在内的哺乳动物,目前认为 CPs 菌株至少有 5 个生物变种,单克隆抗体测定显示鸟生物变种至少有 4 个血清型,其中鹦鹉和火鸡血清型是美国鸟类感染的最重要血清型。

1.发病机制

虽然原先命名为鹦鹉热(psittacosis),实际上所有的鸟类,包括家鸟和野鸟均是 CPs 的天然宿主。对人类威胁最大的是家禽加工厂(特别是火鸡加工厂)、饲养鸽子和笼中宠鸟。近几年在美国通过对家禽喂含四环素的饲料和对进口鸟在检疫期用四环素治疗,这种感染率已经降低。这种病原体可存在于鸟排泄物、血、腹腔脏器和羽毛内。引起人类感染的主要机制大概是由于吸入干的排泄物,吸入粪便气溶胶、粪尘和含病原的动物分泌物是感染的主要途径。作为感染源的鸟类可无症状或表现拒食、羽毛竖立、无精打采和排绿水样便。受染的鸟类可以是无症状或仅有轻微症状,但在感染后仍能排菌数月。易患鹦鹉热的高危人群包括养鸟者、鸟的爱好者、宠物店的工作人员。人类感染常见于长期或密切接触者,但据报道约 20%的鹦鹉热患者无鸟类接触史。但是在家禽饲养场发生鹦鹉热流行时,也有仅接触死家禽、切除死禽内脏者发病。已有报道人类发生反复感染者可持续携带病原体达 10 年之久。

鹦鹉热几乎只是成人的疾病,可能因为小儿接触鸟类或加工厂或在家庭内接触的可能性较少。

病原体吸入呼吸道,经血液循环侵入肝、脾等单核－吞噬细胞系统,在单核吞噬细胞内繁殖后,再血行播散至肺和其他器官。肺内病变常开始于肺门区域,血管周围有炎症反应,并向周围扩散小叶性和间质性肺炎,以肺叶或肺段的下垂部位最为明显,细支气管及支气管上皮引起脱屑和坏死。早期肺泡内充满中性粒细胞及水肿渗出液,不久即被多核细胞所代替,病变部位可产生实变及少量出血,肺实变有淋巴细胞浸润,可出现肺门淋巴结肿大。有时产生胸膜炎症反应。肝脏可出现局部坏死,脾常肿大,心、肾、神经系统以及消化道均可受累产生病变。

有猜测存在人与人之间的传播,但尚未证实。

2.临床表现

鹦鹉热既可以是呼吸道感染，也可以是以呼吸系统为主的全身性感染。儿童鹦鹉热的临床表现可从无症状感染到出现肺炎、多脏器感染不等。潜伏期平均为15d，一般为5～21d，也可长达4周。起病多隐匿，病情轻时如流感样，也可突然发病，出现发热、寒战、头痛、出汗和其他许多常见的全身和呼吸道症状，如不适无力、关节痛、肌痛、咯血和咽炎。发热第一周可达40℃以上，伴寒战和相对缓脉，常有乏力，肌肉关节痛，畏光，鼻出血，可出现类似伤寒的玫瑰疹，常于病程1周左右出现咳嗽，咳嗽多为干咳，咳少量黏痰或痰中带血等。肺部很少有阳性体征，偶可闻及细湿啰音和胸膜摩擦音，双肺广泛受累者可有呼吸困难和发绀。躯干部皮肤可见一过性玫瑰疹。严重肺炎可发展为谵妄、低氧血症甚至死亡。头痛剧烈，可伴有呕吐，常被疑诊为脑膜炎。

3.实验室检查

白细胞常不升高，可出现轻度白细胞升高，同时可有门冬氨酸氨基转移酶(谷丙转氨酶)、碱性磷酸酶和胆红素增高。

有报道25%鹦鹉热患者存在脑膜炎，其中半数脑脊液蛋白增高(400～1135mg/L)，未见脑脊液中白细胞增加。

4.影像学表现

CPs肺炎胸片常有异常发现，肺部主要表现为不同程度的肺部浸润，如弥散性支气管肺炎或间质性肺炎，可见由肺门向外周放射的网状或斑片状浸润影，多累及下叶，但无特异性。单侧病变多见，也可双侧受累，肺内病变吸收缓慢，偶见大叶实变或粟粒样结节影及胸膜渗出。可出现胸腔积液。肺内病变吸收缓慢，有报道治疗7周后有50%的患者病灶不能完全吸收。

5.诊断

由于临床表现各异，鹦鹉热的诊断困难。与鸟类的接触史非常重要，但20%的鹦鹉热患者接触史不详。尚无人与人之间传播的证据。出现高热、严重头痛和肌痛症状的肺炎患者，结合患者有鸟接触史等阳性流行病学资料和血清学检查确定诊断。

从胸腔积液和痰中可培养出病原体，CPs与CP、CT的培养条件是相同的，由于其潜在的危险，鹦鹉热衣原体除研究性实验室外一般不能培养。

实验室检查诊断多数是靠特异性补体结合性抗体检测。特异性补体结合试验或微量免疫荧光试验阳性，恢复期(发病第2～3周)血清抗体效价比急性期增高4倍或单次效价为1∶32或以上即可确定诊断。诊断的主要方法是血清补体结合试验，是种特异性的。

补体结合(complement fixation，CF)抗体试验不能区别是CP还是CPs，如小儿抗体效价增高，更多可能是CP感染的血清学反应。

CDC认为鹦鹉热确诊病例需要符合临床疾病过程、鸟类接触病史，采用以下三种方法之一进行确定：呼吸道分泌物病原学培养阳性；相隔2周血CF抗体4倍上升或MIF抗体4倍以上升高；MIF单份血清IgM抗体滴度大于或等于16。

可疑病例必须在流行病学上与确诊病例密切相关，或症状出现后单份CF或MIF抗体在1∶32以上。由于MIIF也用于诊断CP感染，用MIF检测可能存在与其他衣原体种或细菌感染间的交叉反应，早期针对鹦鹉热采用四环素进行治疗，可减少抗体反应。

6.鉴别诊断

(1)MP肺炎:多见于学龄儿童及青少年,婴幼儿也不少见,潜伏期2～3周,症状轻重不等,主要特点是持续剧烈咳嗽,婴幼儿可出现喘息,全身中毒症状相对较轻,可伴发多系统、多器官损害,X线所见远较体征显著,外周血白细胞数大多数正常或增高,血沉增快,血清特异性抗体测定有诊断价值。

(2)结核病:小儿多有结核病接触史,起病隐匿或呈现慢性病程,有结核中毒症状,肺部体征相对较少,X线所见远较体征显著,不同类型结核有不同特征性影像学特点,结核菌素试验阳性、结核菌检查阳性,可较早出现全身结核播散病灶等明确诊断。

(3)真菌感染:不同的真菌感染的临床表现多样,根据患者有无免疫缺陷等基础疾患、长期应用抗生素、激素等病史、肺部影像学特征、病原学组织培养、病理等检查,经试验和诊断性治疗明确诊断。

7.治疗

CPs对四环素、氯霉素和红霉素敏感,但不主张四环素在8岁以下小儿使用。新生儿和婴儿的用量为红霉素每日40mg/kg,疗程2～3周。也有采用新型大环内酯类抗生素,应注意鹦鹉热的治疗显效较慢,发热等临床症状一般要在48～72h方可控制,有报道红霉素和四环素这两种抗生素对青少年的用量为每日2g,用7～10d或热退后继续服用10d。复发者可进行第二个疗程,发生呼吸衰竭者,需氧疗和进一步机械呼吸治疗。

多西环素100mg bid或四环素500mg qid在体温正常后再继续服用10～14d,对危重患者可用多西环素4.4mg/(kg·d)每12h口服1次,每日最大量是100mg。对9岁以下不能用四环素的小儿,可选用红霉素500mg Po qid。由于初次感染往往并不能产生长久的免疫力,有治疗2个月后病情仍复发的报道。

五、支原体肺炎

(一)病因

支原体是细胞外寄生菌,属暗细菌门、柔膜纲、支原体目、支原体科(Ⅰ、Ⅱ)、支原体属(Ⅰ、Ⅱ)。支原体广泛寄居于自然界,迄今已发现支原体有60余种,可引起动物、人、植物等感染。支原体的大小介于细菌与病毒之间,是能独立生活的病原微生物中最小者,能通过细菌滤器,需要含胆固醇的特殊培养基,在接种10d后才能出现菌落,菌落很小,病原直径为125～150nm,与黏液病毒的大小相仿,含DNA和RNA,缺乏细胞壁,呈球状、杆状、丝状等多种形态,革兰染色阴性。目前肯定对人致病的支原体有3种,即肺炎支原体(mycoplasma pneumoniae,MP)、解脲支原体及人型支原体。其中肺炎支原体是人类原发性非典型肺炎的病原体。

(二)流行病学

MP是儿童时期肺炎或其他呼吸道感染的重要病原之一。本病主要通过呼吸道飞沫传染。全年都有散发感染,秋末和冬初为发病高峰季节,每2～6年可在世界范围内同时发生流行。MP感染的发病率各地报道差异较大,一般认为MP感染所致的肺炎在肺炎总数中所占的比例可因年龄、地区、年份以及是否为流行年而有所不同。

(三)发病机制

直接损害:肺炎支原体缺乏细胞壁,且没有其他与黏附有关的附属物,故其依赖自身的细胞膜与宿主靶细胞膜紧密结合。当肺炎支原体侵入呼吸道后,借滑行运动定位于纤毛毡的隐窝内,以其尖端特殊结构(即顶器)牢固的黏附于呼吸道黏膜上皮细胞的神经氨酸受体上,抵抗黏膜纤毛的清除和吞噬细胞的吞噬。与此同时,MP会释放有毒代谢产物,如氨、过氧化氢、蛋白酶及神经毒素等,从而造成呼吸道黏膜上皮的破坏,并引起相应部位的病变,这是MP的主要致病方式。P1被认为是肺炎支原体的主要黏附素。免疫学发病机制:人体感染MP后体内先产生IgM,后产生IgG、SIgA。由于MP膜上的甘油磷脂与宿主细胞有共同抗原成分,感染后可产生相应的自身抗体,形成免疫复合物,如在出现心脏、神经系统等并发症的患者血中,可测到针对心肌、脑组织的抗体。另外,人体感染MP后炎性介质、酸性水解酶、中性蛋白水解酶和溶酶体酶、氧化氢等产生增加,导致多系统免疫损伤,出现肺及肺外多器官损害的临床症状。

肺炎支原体多克隆激活B淋巴细胞,产生非特异的与支原体无直接关联的抗原和抗体,如冷凝集素的产生。比较而言,肺炎支原体引起非特异性免疫反应比特异的免疫反应明显。

由于肺炎支原体与宿主细胞有共同抗原成分,可能会被误认为是自身成分而允许寄生,逃避了宿主的免疫监视,不易被吞噬细胞摄取,从而得以长时间寄居。

肺炎支原体肺炎的发病机制尚未完全阐明,目前认为肺炎支原体的直接侵犯和免疫损伤均存在,是二者共同作用的结果,但损害的严重程度及作用时间长短不清。

(四)病理表现

支原体肺炎主要病理表现为间质性肺炎和细支气管炎,有些病例病变累及肺泡。局部黏膜充血、水肿、增厚,细胞膜损伤,上皮细胞纤毛脱落,有淋巴细胞、嗜酸性粒细胞、中性粒细胞、巨噬细胞浸润。

(五)临床表现

潜伏期2～3周,高发年龄为5岁以上,婴幼儿也可感染,目前认为肺炎支原体感染有低龄化趋势。起病一般缓慢,主要症状为发热、咽痛和咳嗽。热度不一,可呈高热、中等度热或低热。咳嗽有特征性,病程早期以干咳为主,呈阵发性,较剧烈,类似百日咳,影响睡眠和活动。后期有痰,黏稠,偶含少量血丝。支原体感染可诱发哮喘发作,一些患儿伴有喘息。若并发中等量以上胸腔积液,或病变广泛尤其以双肺间质性浸润为主时,可出现呼吸困难。婴幼儿的临床表现可不典型,多伴有喘鸣和呼吸困难,病情多较严重,可发生多系统损害。肺部体征少,可有呼吸音减低,病程后期可出现湿性啰音,肺部体征与症状以及影像学表现不一致,为支原体肺炎的特征。我们在临床上发现,肺炎支原体可与细菌、病毒混合感染,尤其是与肺炎链球菌、流感嗜血杆菌、EB病毒等混合感染,使病情加重。

(六)影像学表现

胸部X线表现如下:①间质病变为主;局限性或普遍性肺纹理增浓,边界模糊有时伴有网结状阴影或较淡的斑点阴影,或表现单侧或双侧肺门阴影增大,结构模糊,边界不清,可伴有肺门周围斑片阴影。②肺泡浸润为主:病变的大小形态差别较大,以节段性浸润常见,其内可夹杂着小透光区,形如支气管肺炎。也可呈肺段或大叶实变,发生于单叶或多叶,可伴有胸膜积液。③混合病变:同时有上两型表现。由于支原体肺炎的组织学特征是急性细支气管炎,胸部

CT除上述表现外,可见网格线影、小叶中心性结节、树芽征以及支气管管壁增厚、管腔扩张。树芽征表现反映了有扩大的小叶中心的细支气管,它们的管腔为黏液、液体所嵌顿。在HRCT上除这些征象外,还可见马赛克灌注、呼气时空气潴留的气道阻塞。

重症支原体肺炎可发生坏死性肺炎,胸部CT强化扫描后可显示坏死性肺炎。影像学完全恢复的时间长短不一,有的肺部病变恢复较慢,病程较长,甚至发生永久性损害。国外文献报道以及临床发现,在相当一部分既往有支原体肺炎病史的儿童中,HRCT上有提示为小气道阻塞的异常表现,包括马赛克灌注、支气管扩张、支气管管壁增厚、血管减少,呼气时空气潴留,病变多累及两叶或两叶以上,即遗留BO或单纯支气管扩张征象,其部位与全部急性期时胸片所示的浸润区位置一致,这些异常更可能发生于支原体抗体滴度较高病例。

难治性或重症支原体肺炎:根据我们的病例资料分析,肺炎支原体肺炎的临床表现、病情轻重、治疗反应以及胸部X线片表现不一。一些病例发病即使早期应用大环内酯类抗生素治疗,体温持续升高,剧烈咳嗽,胸部X线片示一个或多个肺叶高密度实变、不张或双肺广泛间质性浸润,常并发中量胸腔积液,支气管镜检查发现支气管内黏稠分泌物壅塞,或伴有坏死黏膜,病程后期亚段支气管部分或完全闭塞,致实变、肺不张难于好转,甚至出现肺坏死,易遗留闭塞性细支气管炎和局限性支气管扩张。双肺间质性改变严重者可发生肺损伤和呼吸窘迫,并可继发间质性肺炎。这些病例为难治性或重症支原体肺炎。

(七)实验室检查

目前国内外采用的MP诊断方法主要包括经典的培养法、血清学抗体检测和核酸检测方法。MP的分离培养和鉴定可客观反映MP感染的存在,作为传统的检测手段,至今仍是支原体鉴定的金标准。其缺点是费时耗力,由于MP对培养条件要求苛刻,生长缓慢,做出判定需3～4周。当标本中MP数量极少、培养基营养标准不够或操作方法不当时,均会出现假阴性。由于MP培养困难、花费时间长,多数实验室诊断均采用血清学方法,如补体结合试验(complement fixation test,CFT或CF)、颗粒凝集试验(particle agglutination test,PAT或PA)、间接血凝试验(indirect hemagglutination test,IHT)和不同的ELISA法等。近年多采用颗粒凝集法(PA)测定MP抗体,值得注意其所测得的抗体90%为MP IgM,但也包含了10%左右的MP IgG,PA法阳性为滴度>1∶80。除MP IgM外还可检测MP IgA抗体,其出现较IgM稍晚,但持续时间长,特异性强,测定MP IgA可提高MP感染诊断的敏感性和特异性。

PCR的优点在于可检测经过处理用于组织学检测的组织,或已污染不能进行分离培养的组织。只需一份标本,1日内可完成检测,与血清学方法比较,可检测更早期的感染,并具有高敏感性的优势,检测标本中的支原体无须是活体。已有报道将实时PCR(real time PCR)技术应用于MP感染诊断,该技术将PCR的灵敏性和探针杂交的特异性合二为一,是目前公认的准确性和重现性最好的核酸分子技术。Matezou等应用此方法在痰液中检测MP,发现22% MP IgM阴性的MP感染病例。笔者认为如果将实时PCR和EIA检测MP IgM相结合,则在MP感染急性期可达到83%阳性检出率。Daxboeck等对29例MP感染致CAP患者的血清用实时PCR技术与常规PCR技术作对比研究显示:所有标本常规PCR均阴性,但实时PCR检出15例MP感染(52%阳性率),该研究不仅证明实时PCR的敏感性,更对传统观念做了修正,即MP感染存在支原体血症。

(八)诊断

血清 IgG 抗体呈 4 倍以上升高或降低,同时 MP 分离阳性者,有绝对诊断意义。血清 IgM 抗体阳性伴 MP 分离阳性者,也可明确 MP 感染诊断。如仅有 4 倍以上抗体改变或下降至原来的 1/4,或 IgM 阳性(滴度持续>1∶160),推测有近期感染,应结合临床表现进行诊断。目前国内在阳性标准上并不统一,这直接影响到对 MP 流行病学的评估和资料间的比较。

(九)鉴别诊断

1.细菌性肺炎

重症支原体肺炎患儿影像学表现为大叶实变伴胸腔积液,外周血中性粒细胞升高,CRP 明显升高,与细菌性肺炎难于鉴别。支原体肺炎的肺泡炎症与间质炎症常混合存在,即在大片实变影周围或对侧有网点状、网结节状阴影,常有小叶间隔增厚、支气管血管束增粗和树芽征等间质性改变,这在细菌性肺炎少见。另外,支原体肺炎的胸腔积液检查常提示白细胞轻度升高,以淋巴细胞为主。病原学检查如支原体抗体阳性,痰液和胸腔积液细胞培养是可靠的鉴别诊断依据。

2.肺结核

浸润性肺结核见于年长儿,临床表现为发热、咳嗽,肺部体征不多,重者可出现肺部空洞和支气管播散。支气管播散表现为小叶中心结节、树芽征、支气管壁增厚、肺不张等征象。由于浸润性肺结核和支原体肺炎的发病年龄、临床和影像表现相似,二者易混淆。鉴别点如下:浸润性肺结核出现支气管播散表现病程相对较长,起病缓慢,浸润阴影有空洞形成。支原体肺炎支原体抗体阳性,而浸润性肺结核 PPD 皮试阳性、痰液结核分枝杆菌检查阳性。支原体肺炎经大环内酯类抗生素有效。另外,因支原体肺炎可引起肺门淋巴结肿大,易误诊为原发性肺结核,但原发性肺结核除肺门淋巴结肿大外,往往伴有气管或支气管旁淋巴结肿大,并彼此融合、PPD 皮试阳性。支原体肺炎也可引起双肺类似粟粒样阴影,易误诊为急性血行播散性肺结核,但支原体肺炎粟粒阴影的大小、密度、分布不均匀,肺纹理粗乱、增多或伴网状阴影,重要的鉴别依据仍是 PPD 皮试、支原体抗体检测以及对大环内酯类抗生素的治疗反应。

(十)治疗

小儿 MPP 的治疗与一般肺炎的治疗原则基本相同,宜采用综合治疗措施。包括一般治疗、对症治疗、抗生素、糖皮质激素等。

1.抗生素

大环内酯类抗生素、四环素类抗生素、氟喹诺酮类等,均对支原体有效,但儿童主要使用的是大环内酯类抗生素。

大环内酯类药物中的红霉素仍是治疗 MP 感染的主要药物,红霉素对消除支原体肺炎的症状和体征明显,但消除 MP 效果不理想,不能消除肺炎支原体的寄居。常用为 50mg/(kg·d),轻者可分次口服,重症可考虑静脉给药,疗程一般主张不少于 2～3 周,停药过早易于复发。红霉素对胃肠道刺激大,并可引起血胆红素及转氨酶升高,以及有耐药株产生的报道。

近年来使用最多的不是红霉素而是阿奇霉素,阿奇霉素在人的细胞内浓度高而在细胞外浓度低。阿奇霉素口服后 2～3h 达血药峰质量浓度,生物利用率为 37%,具有极好的组织渗透性,组织水平高于血药浓度 50～100 倍,而血药浓度只有细胞内水平的 1/10,服药 24h 后巨噬细胞内阿奇霉素水平是红霉素的 26 倍，在中性粒细胞内为红霉素的 10 倍。其剂量为 10mg/(kg·d)，1 次/日。

文献中有许多关于治疗 MPP 的疗效观察文章，有学者认为红霉素优于阿奇霉素；有学者认为希舒美(阿奇霉素)可代替红霉素静脉滴注；有学者认为克拉霉素在疗程、依从性、不良反应上均优于阿奇霉素；也有学者认为与红霉素比较，阿奇霉素可作为治疗 MPP 的首选药物，但目前这些观察都不是随机、双盲、对照研究，疗效标准几乎都是临床症状的消失，无病原清除率的研究。

2.肾上腺糖皮质激素的应用

目前认为在支原体肺炎的发病过程中，有支原体介导的免疫损伤参与，因此，对重症 MP 肺炎或肺部病变迁延而出现肺不张、支气管扩张、BO 或有肺外并发症者，可应用肾上腺皮质激素治疗。根据国外文献以及临床总结，糖皮质激素在退热、促进肺部实变吸收，减少后遗症方面有一定作用。可根据病情，应用甲泼尼龙、氢化可的松、地塞米松或泼尼松。

3.支气管镜治疗

根据临床观察，支原体肺炎病程中呼吸道分泌物黏稠，支气管镜下见黏稠分泌物阻塞支气管，常并发肺不张。因此，有条件者，可及时进行支气管镜灌洗。

4.肺外并发症的治疗

目前认为并发症的发生与免疫机制有关。因此，除积极治疗肺炎、控制 MP 感染外，可根据病情使用激素，针对不同并发症采用不同的对症处理办法。

第三节　婴幼儿腹泻病

婴幼儿腹泻病(diarrhea disease)，是一组由多病原、多因素引起的以腹泻为主要临床表现的消化道疾病。近年来本病发病率及病死率已明显降低，但仍是婴幼儿的重要常见病和死亡病因。2 岁以下多见，约半数为 1 岁以内。

一、病因

(一)易感因素

(1)婴幼儿期生长发育快，所需营养物质相对较多，胃肠道负担重，经常处于紧张的工作状态，易发生消化功能紊乱。

(2)消化系统发育不成熟，胃酸和消化酶分泌少，消化酶活性低，对食物质和量的变化耐受力差；胃内酸度低，胃排空较快，对进入胃内的细菌杀灭能力弱。

(3)血清免疫球蛋白(尤以 IgM 和 IgA)和肠道分泌型 IgA 均较低。

(4)正常肠道菌群对入侵的病原体有拮抗作用，而新生儿正常肠道菌群尚未建立，或因使用抗生素等引起肠道菌群失调，易患肠道感染。

(5)人工喂养：母乳中含有大量体液因子(SIgA、乳铁蛋白)、巨噬细胞和粒细胞、溶菌酶、溶酶体，有很强的抗肠道感染作用。家畜乳中虽有某些上述成分，但在加热过程中被破坏，而且人工喂养的食物和食具极易受污染，故人工喂养儿肠道感染发生率明显高于母乳喂养儿。

（二）感染因素

1.肠道内感染

肠道内感染可由病毒、细菌、真菌、寄生虫引起，以前两者多见，尤其是病毒。

（1）病毒感染：人类轮状病毒（human rotavirus）是婴幼儿秋冬季腹泻的最常见的病原；诺沃克病毒（Norwalk virus）多侵犯儿童及成人；其他如埃可病毒、柯萨奇病毒、腺病毒、冠状病毒等都可引起肠道内感染。

（2）细菌感染（不包括法定传染病）。

1）大肠埃希菌：①致病性大肠埃希菌：近年来由此菌引起的肠炎已较少见，但仍可在新生儿室流行。②产毒性大肠埃希菌：是较常见的引起肠炎的病原。③出血性大肠埃希菌：可产生与志贺菌相似的肠毒素而致病。④侵袭性大肠埃希菌：可侵入结肠黏膜引起细菌性痢疾样病变和临床症状。⑤黏附集聚性大肠埃希菌：黏附于下段小肠和结肠黏膜而致病。

2）空肠弯曲菌：又名螺旋菌或螺杆菌，是肠炎的重要病原菌，可侵入空肠、回肠、结肠。有些菌株可产生肠毒素。

3）耶尔森菌：为引起肠炎较常见的致病菌。

4）其他细菌和真菌：鼠伤寒杆菌、变形杆菌、绿脓杆菌和克雷白杆菌等有时可引起腹泻，在新生儿较易发病。长期应用广谱抗生素引起肠道菌群失调，可诱发白色念珠菌、金葡菌、难辨梭状芽孢杆菌、变形杆菌、绿脓杆菌等引起的肠炎。长期用肾上腺皮质激素使机体免疫功能下降，易发生白色念珠菌或其他条件致病菌肠炎。

（3）寄生虫感染：如梨形鞭毛虫、结肠小袋虫等。

2.肠道外感染

患中耳炎、上呼吸道感染、肺炎、肾盂肾炎、皮肤感染、急性传染病等可出现腹泻。肠道外感染的某些病原体（主要是病毒）也可同时感染肠道引起腹泻。

（三）非感染因素

1.饮食因素

①喂养不当可引起腹泻，多为人工喂养儿。②过敏性腹泻，如对牛奶或大豆过敏而引起腹泻。③原发性或继发性双糖酶（主要为乳糖酶）缺乏或活性降低，肠道对糖的消化吸收不良而引起腹泻。

2.气候因素

腹部受凉使肠蠕动增加，天气过热使消化液分泌减少，而由于口渴、吃奶过多，增加消化道负担而致腹泻。

3.精神因素

精神紧张致胃肠道功能紊乱，也可引起腹泻。

二、发病机制

导致腹泻的机制有：①渗透性腹泻：因肠腔内存在大量不能吸收的具有渗透活性的物质而引起的腹泻。②分泌性腹泻：肠腔内电解质分泌过多而引起的腹泻。③渗出性腹泻：炎症所致的液体大量渗出而引起的腹泻。④动力性腹泻：肠道运动功能异常而引起的腹泻。但临床上不少腹泻并非由某种单一机制引起，而是在多种机制共同作用下发生的。

(一)非感染性腹泻

由于饮食量和质不恰当，食物消化、吸收不良，积滞于小肠上部，致酸度减低，肠道下部细菌上窜并繁殖(即内源性感染)，使消化功能更加紊乱。在肠内可产生小分子短链有机酸，使肠腔内渗透压增高，加之食物分解后腐败性毒性产物刺激肠道，使肠蠕动增加，而致腹泻。

(二)感染性腹泻

1.细菌肠毒素作用

有些肠道致病菌分泌肠毒素，细菌不侵入肠黏膜组织，仅接触肠道表面，一般不造成肠黏膜组织学损伤。肠毒素抑制小肠绒毛上皮细胞吸收 Na^+，Cl^- 及水，促进肠腺分泌 Cl^-，使肠液中 Na^+、Cl^-、水分增加，超过结肠的吸收限度而导致腹泻，排大量无脓血的水样便，并可导致脱水、电解质紊乱。

2.细菌侵袭肠黏膜作用

有些细菌可侵入肠黏膜组织，造成广泛的炎症反应，如充血、水肿、炎症细胞浸润、溃疡、渗出。大便初为水样，后以血便或黏冻状大便为主。大便常规检查与菌痢相同。可有高热、腹痛、呕吐、里急后重等症状。

3.病毒性肠炎

轮状病毒颗粒侵入小肠绒毛的上皮细胞，小肠绒毛肿胀缩短、脱落，绒毛细胞毁坏后其修复功能不全，使水、电解质吸收减少，而导致腹泻。肠腔内的糖类分解吸收障碍，又被肠道内细菌分解，产生有机酸，增加肠内渗透压，使水分进入肠腔而加重腹泻。轮状病毒感染仅有肠绒毛破坏，故粪便镜检阴性或仅有少量白细胞。

三、临床表现

(一)各类腹泻的临床表现

1.轻型腹泻

多为饮食因素或肠道外感染引起。每天大便多在 10 次以下，呈黄色或黄绿色，稀糊状或蛋花汤样，有酸臭味，可有少量黏液及未消化的奶瓣。大便镜检可见大量脂肪球。无中毒症状，精神尚好，无明显脱水、电解质紊乱。多在数日内痊愈。

2.重型腹泻

多由肠道内感染所致。有以下 3 组症状。

(1)严重的胃肠道症状：腹泻频繁，每日大便 10 次以上，多者可达数十次。大便水样或蛋花汤样，有黏液，量多，倾泻而出。粪便镜检有少量白细胞。伴有呕吐，甚至吐出咖啡渣样物。

(2)全身中毒症状：发热，食欲低下，烦躁不安，精神萎靡，嗜睡，甚至昏迷、惊厥。

(3)水、电解质、酸碱平衡紊乱症状。

1)脱水：由于吐泻丧失体液和摄入量减少所致。由于体液丢失量的不同及水与电解质丢失的比例不同，可造成不同程度，不同性质的脱水。

2)代谢性酸中毒：重型腹泻都有代谢性酸中毒，脱水越重酸中毒也越重，原因是：①腹泻时，大量碱性物质如 Na^+、K^+ 随大便丢失。②进食少和肠吸收不良，使脂肪分解增加，产生大量中间代谢产物——酮体。③失水时血液变稠，血流缓慢，组织缺氧引起乳酸堆积和肾血流量不足，排酸保碱功能低下。

3)低钾血症：胃肠道分泌液中含钾较多，呕吐和腹泻可致大量失钾；腹泻时进食少，钾的入量不足；肾脏保钾的功能比保留钠差，在缺钾时，尿中仍有一定量的钾排出；由于以上原因，腹泻患儿都有不同程度的缺钾，尤其是久泻和营养不良者。但在脱水、酸中毒未纠正前，体内钾的总量虽然减少，而血钾多数正常。

其主要原因是：①血液浓缩。②酸中毒时钾从细胞内向细胞外转移。③尿少使钾排出量减少。随着脱水、酸中毒的纠正，血钾被稀释，输入的葡萄糖合成糖原使钾从细胞外向细胞内转移；同时由于利尿后钾排出增加，腹泻不止时从大便继续失钾，因此血钾继续降低。

4)低钙和低镁血症：进食少，吸收不良，由大便丢失钙、镁，使体内钙、镁减少，但一般为轻度缺乏。久泻或有活动性佝偻病者血钙低。但在脱水时，由于血液浓缩，体内钙总量虽低，而血钙浓度不低；酸中毒可使钙离子增加，故可不出现低钙症状。脱水和酸中毒被纠正后，血液稀释，离子钙减少，可出现手足搐搦和惊厥。极少数久泻和营养不良者，偶见低镁症状，故当输液后出现震颤、手足搐搦或惊厥，用钙治疗无效时，应想到可能有低镁血症。

3.迁延性和慢性腹泻

病程连续超过2周者称迁延性腹泻，超过2个月者称慢性腹泻。多与营养不良和急性期未彻底治疗有关，以人工喂养儿多见。凡迁延性腹泻，应注意检查大便中有无真菌孢子和菌丝及梨形鞭毛虫。应仔细查找引起病程迁延和转为慢性的原因。

(二)不同病因所致肠炎的临床特点

1.轮状病毒肠炎

又称秋季腹泻。多发生在秋冬季节。多见于6个月至2岁小儿，起病急，常伴发热和上呼吸道感染症状，多先有呕吐，每日大便10次以上甚至数十次，量多，水样或蛋花汤样，黄色或黄绿色，无腥臭味，常出现水及电解质紊乱。近年报道，轮状病毒感染亦可侵犯多个脏器，偶可产生神经系统症状，如惊厥等；50%左右患儿血清心肌酶谱异常，提示心肌受累。本病为自限性疾病，病程多为3～8d。大便镜检偶见少量白细胞。血清抗体一般在感染后3周上升。

2.三种类型大肠埃希菌肠炎

(1)致病性大肠埃希菌肠炎：以5～8月份多见。年龄多小于1岁，起病较缓，大便每日5～10次，黄绿色蛋花汤样，量中等，有霉臭味和较多黏液。镜检有少量白细胞。常有呕吐，多无发热和全身症状。重者可有脱水、酸中毒及电解质紊乱。病程1～2周。

(2)产毒性大肠埃希菌肠炎：起病较急。重者腹泻频繁，大便量多，呈蛋花汤样或水样，有黏液，镜检偶见白细胞。可发生脱水、电解质紊乱、酸中毒。也有轻症者。一般病程5～10d。

(3)侵袭性大肠埃希菌肠炎：起病急，高热，腹泻频繁，大便黏冻状，含脓血。常有恶心、呕吐、腹痛，可伴里急后重。全身中毒症状严重，甚至休克。临床症状与大便常规化验不能与菌痢区别，需做大便细菌培养加以鉴别。

3.鼠伤寒沙门菌小肠结肠炎

鼠伤寒沙门菌小肠结肠炎是小儿沙门菌感染中最常见者。全年均有发生，以6～9月发病率最高。年龄多为2岁以下，小于1岁者占1/2～1/3。很多家禽、家畜、鼠、鸟、冷血动物是自然宿主。蝇、蚤可带菌传播。经口感染。起病较急，主要症状为腹泻，有发热、厌食、呕吐、腹痛等。大便一般每日6～10次,重者每日可达30次以上。大便初为黄绿色稀水便或黏液便,病程迁延时呈深绿色黏液脓便或脓血便。大便镜检有多量白细胞及红细胞。轻症排出数次不成形大便后即痊愈。腹泻频繁者迅速出现严重中毒症状、明显脱水及酸中毒,甚至发生休克和DIC。少数重者呈伤寒败血症症状,并出现化脓灶。一般病程2～4周。

4.金黄色葡萄球菌肠炎

多因长期应用广谱抗生素引起肠道菌群失调,使耐药的金葡菌在肠道大量繁殖,侵袭肠壁而致病。腹泻为主要症状,轻症日泻数次,停药后即逐渐恢复。重症腹泻频繁,大便有腥臭味,水样,黄或暗绿似海水色,黏液较多,有假膜出现,少数有血便,伴有腹痛和中毒症状,如发热、恶心、呕吐、乏力、谵妄,甚至休克。大便镜检有大量脓细胞和成簇的革兰氏阳性球菌。大便培养有金葡菌生长,凝固酶阳性。

5.真菌性肠炎

多见于2岁以下,常为白色念珠菌所致。主要症状为腹泻,大便稀黄,有发酵气味,泡沫较多,含黏液,有时可见豆腐渣样细菌块(菌落),偶见血便。大便镜检可见真菌孢子和假菌丝,真菌培养阳性,常伴鹅口疮。

四、实验室检查

(一)轮状病毒检测

1.电镜检查

采集急性期(起病3d以内)粪便的滤液或离心,上清液染色后电镜检查,可查见该病毒。

2.抗体检查

(1)补体结合反应:以轮状病毒阳性大便作抗原,作补体结合试验,阳性率较高。

(2)酶联免疫吸附试验(ELISA):能检出血清中IgM抗体。较补体结合法更敏感。

(二)细菌培养

可从粪便中培养出致病菌。

(三)真菌检测

(1)涂片检查:从大便中找真菌,发现念珠菌孢子及假菌丝则对诊断有帮助。

(2)可做培养和病理组织检查。

(3)免疫学检查。

五、诊断和鉴别诊断

根据发病季节、病史(包括喂养史和流行病学资料)、临床表现和大便性状可以做出临床诊断。必须判定有无脱水(程度和性质)、电解质紊乱和酸碱失衡。积极寻找病因。需要和以下疾病鉴别。

(一)生理性腹泻

多见于6个月以下婴儿,外观虚胖,常有湿疹。生后不久即腹泻,但除大便次数增多外,无其他症状,食欲好,生长发育正常,到添加辅食后便逐渐转为正常。

(二)细菌性痢疾

常有接触史,发热、腹痛、脓血便、里急后重等症状及大便培养可资鉴别。

(三)坏死性肠炎

中毒症状严重,腹痛、腹胀、频繁呕吐、高热。大便初为稀水黏液状或蛋花汤样,后为血便或"赤豆汤样"便,有腥臭味,隐血强阳性,重症常有休克。腹部X线检查有助于诊断。

六、治疗

治疗原则为:调整饮食,预防和纠正脱水,合理用药,加强护理,防治并发症。

(一)饮食疗法

应强调继续饮食,满足生理需要。轻型腹泻停止喂不易消化的食物和脂肪类食物。吐泻严重者应暂时禁食,一般不禁水。禁食时间一般不超过4～6h。母乳喂养者继续哺乳,暂停辅食。人工喂养者可先给米汤、稀释牛奶、脱脂奶等。

(二)护理

勤换尿布,冲洗臀部,预防上行性泌尿道感染和红臀。感染性腹泻注意消毒隔离。

(三)控制感染

病毒性肠炎不用抗生素,以饮食疗法和支持疗法为主。非侵袭性细菌所致急性肠炎除对新生儿、婴儿、衰弱儿和重症者使用抗生素外,一般也不用抗生素。侵袭性细菌所致肠炎一般需用抗生素治疗。水样便腹泻患儿多为病毒及非侵袭性细菌所致,一般不用抗生素,应合理使用液体疗法,选用微生态制剂和黏膜保护剂。如伴有明显中毒症状不能用脱水解释者,尤其是对重症患儿、新生儿、小婴儿和衰弱患儿(免疫功能低下)应选用抗生素治疗。

黏液、脓血便患者多为侵袭性细菌感染,应根据临床特点,针对病原经验性选用抗菌药物,再根据大便细菌培养和药敏试验结果进行调整。针对大肠埃希菌、空肠弯曲菌、耶尔森菌、鼠伤寒沙门菌所致感染选用庆大霉素、卡那霉素、氨苄西林、红霉素、氯霉素、头孢霉素、诺氟沙星、环丙沙星、呋喃唑酮、复方新诺明等均可有疗效,但有些药如诺氟沙星、环丙沙星等喹诺酮类抗生素小儿一般禁用,卡那霉素、庆大霉素等氨基糖苷类抗生素又可致使耳聋或肾损害,故6岁以下小儿禁用。金黄色葡萄球菌肠炎、假膜性肠炎、真菌性肠炎应立即停用原使用的抗生素,根据症状可选用万古霉素、新青霉素、利福平、甲硝唑或抗真菌药物治疗。

(四)液体疗法

1.口服补液

世界卫生组织推荐的口服补液盐(ORS)可用于腹泻时预防脱水以及纠正轻、中度患儿的脱水。新生儿和频繁呕吐、腹胀、休克、心肾功能不全等患儿不宜口服补液。补液步骤除无扩容阶段外,与静脉补液基本相同。

(1)补充累积损失:轻度脱水约为50mL/kg,中度脱水为80～100mL/kg,在8～12h内服完。

(2)维持补液阶段:脱水纠正后将ORS溶液加等量水稀释后使用。口服液量和速度根据大便量适当增减。

2.静脉补液

中度以上脱水或吐泻严重或腹胀者需静脉补液。

(1)第一天(24h)补液。

1)输液总量:包括补充累积损失量、继续损失量及生理需要量。按脱水程度定累积损失量，按腹泻轻重定继续损失量，将3项加在一起概括为以下总量，可适用于大多数病例，轻度脱水90～120mL/kg，中度脱水120～150mg/kg，重度脱水约150～180mL/kg。

2)溶液种类：按脱水性质而定。补充累积损失量等渗性脱水用1/2～2/3张含钠液，低渗性脱水用2/3张含钠液，高渗性脱水用1/3张含钠液，补充继续损失量用1/2～1/3张含钠液，补充生理需要量用1/4～1/5张含钠液。根据临床表现判断脱水性质有困难时，可先按等渗性脱水处理。

3)补液步骤及速度：主要取决于脱水程度和继续损失的量及速度。

扩容阶段：重度脱水有明显周围循环障碍者首先用2∶1等张含钠液(2份生理盐水+1份1.4%$NaHCO_3$液)20mg/kg(总量不超过300mL)，于30～60min内静脉注射或快速点滴，以迅速增加血容量，改善循环功能和肾功能。

以补充累积损失量为主的阶段：在扩容后根据脱水性质选用不同溶液(扣除扩容液量)继续静脉补液。

中度脱水无明显周围循环障碍者不需扩容，可直接从本阶段开始。本阶段(8～12h)滴速宜稍快，一般为每小时8～10mL/kg。

维持补液阶段：经上述治疗，脱水基本纠正后尚需补充继续损失量和生理需要量。输液速度稍放慢，将余量于12～16h内滴完，一般约每小时5mL/kg。

各例病情不同，进水量不等，尤其是大便量难以准确估算，故需在补液过程中密切观察治疗后的反应，随时调整液体的成分、量和滴速。

4)纠正酸中毒：轻、中度酸中毒一般无须另行纠正，因在输入的溶液中已有一部分碱性液，而且经过输液后循环和肾功能改善，酸中毒随即纠正。对重度酸中毒可另加碳酸氢钠等碱性液进行纠正。

5)钾的补充：一般患儿按3～4mmol/(kg·d)[相当于氯化钾200～300mg/(kg·d)]，缺钾症状明显者可增至4～6mmol/(kg·d)[相当于氯化钾300～450mg/(kg·d)]。必须在肾功能恢复较好(有尿)后开始补钾。含钾液体绝对不能静脉推注。若患儿已进食，食量达正常一半时，一般不会缺钾。

6)钙和镁的补充：一般患儿无须常规服用钙剂。对有营养不良或佝偻病者应早给钙。在输液过程中如出现抽搐，可给10%葡萄糖酸钙5～10mL静脉缓注，必要时重复使用。若抽搐患儿用钙剂无效，应考虑低血镁的可能，可测血清镁，用25%硫酸镁每次0.1mL/kg，深部肌内注射，每6h一次，每日3～4次，症状缓解后停用。

(2)第二天以后(24h后)的补液：经过24h左右的补液后，脱水、酸中毒、电解质紊乱已基本纠正。以后的补液主要是补充生理需要量和继续损失量，防止发生新的累积损失，继续补钾，供给热量。一般生理需要量按60～80mL/(kg·d)，用1/5张含钠液补充；继续损失量原则上丢多少补多少，如大便量一般，可在30mL/(kg·d)以下，用1/2～1/3张含钠液补充。生理需要量和继续损失量可加在一起于12～24h内匀速静点。无呕吐者可改为口服补液。

(五)对症治疗

1.腹泻

对一般腹泻患儿不宜用止泻剂，应着重病因治疗和液体疗法。仅在经过治疗后一般状态好转、中毒症状消失，而腹泻仍频者，可用鞣酸蛋白、碱式碳酸铋、氢氧化铝等收敛剂。微生态疗法有助于肠道正常菌群的生态平衡，有利于控制腹泻。常用制剂有双歧杆菌、嗜酸乳酸杆菌和粪链球菌制剂。肠黏膜保护剂如蒙脱石粉能吸附病原体和毒素，维持肠细胞的吸收和分泌功能，增强肠道屏障功能，阻止病原微生物的攻击。

2.腹胀

多为肠道细菌分解糖产气而引起，可肌内注射新斯的明，肛管排气。晚期腹胀多因缺钾，宜及早补钾预防。若因中毒性肠麻痹所致腹胀除治疗原发病外可用酚妥拉明。

3.呕吐

多为酸中毒或全身中毒症状，随着病情好转可逐渐恢复。必要时可肌内注射氯丙嗪。

第四节　幼儿急疹

一、概述

幼儿急疹是由人类疱疹病毒－6 引起的婴幼儿急性发热性皮肤病。临床以急性发热起病、持续数日、热退疹出为特征。多发生于春秋季，无性别差异。同义名有急性发疹前发热、第六种病 及婴儿玫瑰疹。

二、临床表现

(1)皮损为细小密集的玫瑰色斑丘疹或斑疹。有时如麻疹或风疹样，1d 内可出齐，1～2d 内全部消退，无脱屑和色素沉着。

(2)皮疹好发于颈部和躯干部，少数可波及面和四肢，鼻、颊及肘膝以下的部位不易发生。

(3)突发高热，体温达 39℃或更高，一般全身情况良好，3～4d 后高热退而发疹。

(4)偶有上呼吸道及胃肠道症状，甚至惊厥。

(5)颈部及枕后淋巴结肿大。

三、诊断要点

(1)6 个月至 2 岁的婴幼儿好发，骤起高热，热退出疹，一般情况良好，病程短暂。

(2)高热时血白细胞总数明显减少，中性粒细胞减少，淋巴细胞增高，最高可达 90%以上。

(3)间接免疫荧光法及免疫酶法检测到人类疱疹病毒－6 型的特异性 IgG、IgM；外周血淋巴细胞分离到人类疱疹病毒－6 型。

四、鉴别诊断

(一)麻疹

发热 3～4d 时按先后顺序在发际、颈部、面部、躯干和四肢出现红色斑丘疹，出疹时高热不退，伴有明显的卡他症状，颊黏膜有麻疹黏膜斑，全身感染中毒症状较重，疹退后脱屑并留有色素沉着。不典型麻疹则应注意流行病学和病原学检测。

(二)风疹

发病 1～2d 出现，迅速由面部、颈部波及躯干、四肢，一天内累及全身，但掌跖大多无疹。

皮疹呈浅红色斑疹、斑丘疹或丘疹,枕部、颈后淋巴结显著肿大。多具流行趋势。

(三)药疹

有些药物引发的皮疹,分布范围较广泛,部分融合,停用药物后皮疹可消退。

五、治疗方案及原则

(一)一般治疗

注意休息,多饮水,饮食以流质或半流质为主。

(二)对症治疗

高热时予以乙酰氨基酚等退热剂或物理降温。可用苯巴比妥预防高热惊厥发生。

(三)抗病毒治疗

由于ES患儿大多数预后良好,感染后机体产生的干扰素能有效地抑制HHV-6的复制,临床大多不使用抗病毒药物。

(四)局部治疗

可用炉甘石洗剂加冰片适量外涂,每日4～6次。

参考文献

[1]刘霞,等.临床实用内科疾病诊断与治疗[M].北京:科学技术文献出版社,2021.
[2]刘剑.临床综合内科诊疗学[M].长春:吉林大学出版社,2021.
[3]万小强,等.实用临床内科诊疗技术[M].哈尔滨:黑龙江科学技术出版社,2021.
[4]马路,等.临床内科疾病诊断与治疗[M].天津:天津科学技术出版社,2021.
[5]刘彩丽,等.内科疾病诊断思维与治疗[M].北京:中医古籍出版社,2021.
[6]汪立鑫,等.新编临床外科学[M].长春:吉林大学出版社,2021.
[7]宗海涛,等.实用外科疾病临床新诊疗[M].西安:西安交通大学出版社,2021.
[8]王泽民,等.现代临床外科疾病诊疗技术[M].长春:吉林科学技术出版社,2021.
[9]罗丽萍.新编妇产科疾病临床指南[M].昆明:云南科技出版社,2020.
[10]吕满义.临床妇产科诊疗学[M].武汉:湖北科学技术出版社,2021.
[11]苏翠红.妇产科常见病诊断与治疗要点[M].北京:中国纺织出版社有限公司,2021.
[12]吴超,等.现代临床儿科疾病诊疗学[M].郑州:河南大学出版社,2021.
[13]冯仕品,等.儿科常见病诊断与治疗[M].济南:山东大学出版社,2021.
[14]颜丽霞,等.儿科临床实践[M].长春:吉林科学技术出版社,2020.
[15]郝菊美,等.现代儿科疾病诊疗[M].沈阳:沈阳出版社,2020.
[16]牟丽萍,等.儿科常见病诊断与治疗[M].北京:科学出版社,2020.

参考文献

[illegible]